M000187633

TERAPIA
CETOGÉNICA

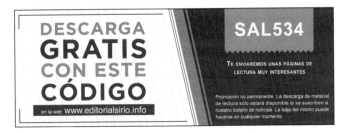

La información contenida en este libro se basa en las investigaciones y experiencias personales y profesionales del autor y no debe utilizarse como sustituto de una consulta médica. Cualquier intento de diagnóstico o tratamiento deberá realizarse bajo la dirección de un profesional de la salud. La editorial no aboga por el uso de ningún protocolo de salud en particular, pero cree que la información contenida en este libro debe estar a disposición del público. La editorial y el autor no se hacen responsables de cualquier reacción adversa o consecuencia producidas como resultado de la puesta en práctica de las sugerencias, fórmulas o procedimientos expuestos en este libro. En caso de que el lector tenga alguna pregunta relacionada con la idoneidad de alguno de los procedimientos o tratamientos mencionados, tanto el autor como la editorial recomiendan encarecidamente consultar con un profesional de la salud.

Título original: KETONE THERAPY. THE KETOGENIC CLEANSE AND ATI-AGING DIET
Traducido del inglés por Elsa Gómez Belastegui
Diseño de portada: Editorial Sirio, S.A.
Maquetación y diseño de interior: Toñi F. Castellón

© de la edición original
2017, Bruce Fife

© de la presente edición
EDITORIAL SIRIO, S.A.
C/ Rosa de los Vientos, 64
Pol. Ind. El Viso
29006-Málaga
España

www.editorialsirio.com
sirio@editorialsirio.com

I.S.B.N.: 978-84-17399-02-3
Depósito Legal: MA-1140-2018

Impreso en Imagraf Impresores, S. A.
c/ Nabucco, 14 D - Pol. Alameda
29006 - Málaga

Impreso en España

Puedes seguirnos en Facebook, Twitter, YouTube e Instagram.

Dr. Bruce Fife

TERAPIA CETOGÉNICA

La limpieza y la dieta
de rejuvenecimiento cetogénicas

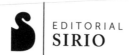

EDITORIAL
SIRIO

ÍNDICE

UNA DIETA MILAGROSA

P ara mucha gente, el doctor Fred Hatfield es un modelo de salud y bienestar. Ha sido tres veces campeón mundial de levantamiento de peso y es cofundador y presidente de la Asociación Internacional de Ciencias del Deporte, así como fundador de la revista *Men's Fitness* y autor de sesenta libros sobre entrenamiento deportivo, acondicionamiento físico y salud. Sirvió en la Marina estadounidense y es doctor en ciencias del deporte. Y, además, es un superviviente del cáncer: «Los médicos me dieron tres meses de vida, por un cáncer con metástasis que se había extendido a todo el sistema óseo –dice–. ¡Tres meses! Tres médicos diferentes me dijeron lo mismo».

Fred sufría un tipo de osteosarcoma –cáncer de huesos– de crecimiento rápido. Se planteaban como posibles tratamientos la cirugía o la quimioterapia, pero aun así las probabilidades de supervivencia a largo plazo eran prácticamente nulas. Fred tenía entonces sesenta y nueve años.

Su esposa, Gloria, rememora la experiencia: «Es espantoso, tremendamente espantoso oír que al hombre al que quieres le quedan solo tres meses de vida y que no vas a volver a verlo».

Pero él no estaba dispuesto a que el cáncer tomara las riendas de su vida. Empezó a indagar sobre terapias alternativas y se topó con la dieta cetogénica. Dejó de tomar azúcar, dulces y féculas y empezó a consumir más —muchas más— grasas saludables, como aceite de coco, mantequilla orgánica, aceite de oliva, aguacates, frutos secos e incluso beicon. Las verduras con bajo contenido en hidratos de carbono, como el brócoli, las espinacas y los espárragos, sustituyeron a los alimentos ricos en carbohidratos —pan, arroz y pasta— que solía comer. No solo no pasaba hambre, sino que comía en abundancia, hasta quedar satisfecho. La dieta constaba principalmente de alimentos básicos, naturales e integrales: «Los productos de la dieta cetogénica se venden en cualquier supermercado y son muy fáciles de preparar —dice Gloria—. La dieta consiste en comer alimentos sin azúcar y evitar la comida basura».

Para asombro de todos, surtió efecto: «¡El cáncer había desaparecido! —exclama—. Del todo. Hasta el día de hoy, no ha vuelto a haber ni rastro de él». Han transcurrido ya cinco años, y Fred sigue llevando una vida sana y muy activa.

La admirable recuperación de Fred no fue sin embargo una sorpresa para el doctor Dominic D'Agostino, profesor adjunto del Departamento de Farmacología y Fisiología Moleculares de la Facultad de Medicina de la Universidad del Sur de Florida, que trabaja en la elaboración y comprobación de terapias nutricionales metabólicas, entre las cuales se encuentra la dieta cetogénica, que según ha descubierto D'Agostino tiene unos efectos de lo más impresionantes. Ha observado, por ejemplo, que al eliminarse los hidratos de carbono de la dieta de los ratones de laboratorio, superaban una metástasis altamente agresiva mejor aún que si se los trataba con quimioterapia. Y esta dieta no solo es eficaz para el cáncer; está demostrando su eficacia en el tratamiento de una diversidad de trastornos metabólicos, incluidos la diabetes y la demencia senil. Tan convencido está D'Agostino de los beneficios de la dieta cetogénica que así es como se alimenta el 95 % del tiempo.

«El médico se quedó estupefacto al ver los resultados —señala el paciente Kevin Benjamin—. Me dijo: "Lo que sea que estés haciendo, sigue haciéndolo"». Kevin es un hombre esbelto de 85 kilos, con una tensión arterial y un nivel de glucosa en sangre normales; un hombre notablemente distinto del Kevin de hace solo unos años: obeso —de 126 kilos— y diabético. El resultado de la prueba de hemoglobina glucosilada (HbA1c) —análisis de sangre que muestra el nivel de glucosa en sangre a lo largo de un periodo de tres meses— era alarmantemente alto. Un resultado de 5,7 o inferior se considera normal, y uno de 6,5 o superior indica diabetes. El de Kevin era ni más ni menos que de 12,7, lo que equivale a una glucemia en ayunas de 318 mg/dl (17,7 mmol/l); y esto, con ayuda de medicación para reducir los niveles de glucosa. Un valor tan elevado indica que la diabetes no se está tratando como es debido, y aumenta enormemente el riesgo de complicaciones tan serias como la pérdida permanente de visión, insuficiencia renal, cardiopatías o una neuropatía periférica, que podría terminar en gangrena y en la amputación de los pies.

Las dietas bajas en hidratos de carbono que había probado en el pasado no habían surtido ningún efecto, y los medicamentos que tomaba no le servían de mucho, pero estaba tan desesperado que decidió tomar medidas drásticas: una dieta cetogénica alta en grasas. Los resultados fueron asombrosos. Adelgazó 42 kilos, los valores de la HbA1c descendieron a un nivel normal y pudo dejar todos los medicamentos que tomaba. En la actualidad, ni es obeso ni se le considera diabético. Lleva alimentándose así desde hace cinco años y tiene la intención de mantener esta dieta indefinidamente: «Estoy totalmente dispuesto a comer así el resto de mi vida —afirma Kevin—. Si algo se puede decir, es que disfruto con la comida más de lo que he disfrutado nunca».

Aunque se ha culpado a las grasas de ser una de las causas principales de la obesidad y la diabetes, muchos expertos aseguran actualmente que una dieta cetogénica alta en grasas y baja en hidratos de carbono puede de hecho revertir estos trastornos: «Las dietas cetogénicas estimulan la pérdida de peso —sostiene el doctor Eric Westman, experto en obesidad y director de la Duke Lifestyle Medicine Clinic—. A mis pacientes les digo: "No tengas miedo a las grasas. Come grasas en abundancia, puesto que te harán sentir lleno"». El doctor Westman hace que todos sus pacientes diabéticos o con sobrepeso sigan la dieta cetogénica, baja en hidratos de carbono, y, en solo unas semanas, muestran una pérdida sustancial de peso o pueden abandonar por completo los tratamientos para la diabetes gracias a la mejoría que han experimentado sus niveles de glucosa en sangre.

Los diabéticos que dependían de la insulina no necesitan seguir inyectándosela al cabo de entre una y cuatro semanas. Los pacientes ven resultados que no habían conseguido jamás con ninguna otra dieta o programa de adelgazamiento. «No hay paciente más feliz que el que deja de necesitar insulina cuando se le había dicho que tendría diabetes para siempre», señala Westman. John es un ejemplo de lo que puede lograrse con la dieta cetogénica. Llevaba inyectándose insulina desde hacía veinticinco años. Cuando llegó por primera vez a la consulta del doctor Westman, se inyectaba 180 unidades de insulina al día, pesaba 123 kilos y la HbA1c reflejaba un valor de 10,8. Al cabo de una semana de seguir la dieta cetogénica, pudo reducir la dosis diaria de insulina a 80 unidades, y al cabo de cuatro semanas suspendió por completo las inyecciones. En doce semanas adelgazó casi 10 kilos y los valores de hemoglobina glucosilada descendieron a un razonable 7,3. A diferencia de lo que había experimentado con la típica dieta de adelgazamiento baja en grasas, no tenía constantes retortijones de hambre ni ansia por determinados alimentos, sino que disfrutaba saboreando alimentos ricos en grasas, como beicon, huevos, filetes, chuletas y sabrosos estofados y guisos, además de hortalizas y frutas bajas en hidratos de carbono, y nunca pasaba hambre. Las comidas lo dejaban lleno y satisfecho. No tenía en absoluto la sensación de estar a dieta, perdía peso sin esfuerzo y la glucemia descendió a niveles que no había tenido desde hacía años. John no es un caso aislado, sino un típico ejemplo de los magníficos resultados que se consiguen con una dieta cetogénica. «Es tan sensacional –dice el doctor Westman– que la gente no se lo cree», al menos hasta que ellos mismos hacen la prueba.

Los efectos de la dieta cetogénica son particularmente impresionantes en lo que se refiere a la salud cerebral. Tengas la edad que tengas, la dieta puede hacerte estar más alerta e impedir la pérdida de memoria y el deterioro de la capacidad cognitiva asociados con el envejecimiento; tanto es así que esta dieta ha demostrado su eficacia incluso para revertir los efectos de dolencias cerebrales degenerativas tan serias como el alzhéimer o el párkinson o de una embolia cerebral. En realidad no es de extrañar que la dieta cetogénica haya resultado de utilidad para tratar casos de este tipo, ya que en su origen se elaboró expresamente para tratar otro trastorno cerebral: la epilepsia. Desde su puesta en práctica a principios del siglo XX, la dieta cetogénica ha demostrado ser notablemente eficaz en todas las formas de epilepsia, incluso en los casos de resistencia más patente a los medicamentos. Los pacientes que siguen la dieta cetogénica entre seis y veinticuatro meses ven reducirse de modo drástico las crisis, y estos resultados son perdurables. Muchos se curan por completo y no vuelven a sufrir otro episodio convulsivo nunca más.

La dieta cetogénica ha demostrado su utilidad para tratar toda una diversidad de dolencias, entre ellas:

- epilepsia
- depresión
- migrañas
- alzhéimer
- párkinson
- esclerosis lateral amiotrófica

- enfermedad de Huntington
- ictus
- traumatismo cerebral
- esclerosis múltiple
- autismo
- trastornos del sueño
- diabetes tipos 1 y 2
- síndrome metabólico
- insuficiencia cardíaca
- obesidad/sobrepeso
- enfermedad por reflujo gastroesofágico
- enfermedad de Crohn
- colitis ulcerosa
- síndrome de colon irritable
- cáncer
- efectos secundarios de la quimioterapia y la radioterapia
- exposición a sustancias tóxicas
- glaucoma
- degeneración macular
- psoriasis
- artritis reumatoide
- fibromialgia

Pese a ser una lista más que notable, en realidad supone solo una relación parcial de los beneficios potenciales que acompañan a la dieta cetogénica; se sigue investigando y se le siguen encontrando aún más aplicaciones. Mucha gente está empezando a descubrir su eficacia en el tratamiento de dolencias de las que todavía no se ha hecho una investigación formal en un entorno clínico o de laboratorio.

La dieta cetogénica es un plan de alimentación rico en grasas, bajo en hidratos de carbono y moderado en proteínas que provoca una transformación, ya que hace que el cuerpo, en lugar de quemar azúcares, empiece a quemar grasas como principal fuente de combustible. Este cambio metabólico tiene un efecto drástico para la salud: los factores de riesgo asociados con las enfermedades crónicas desaparecen; como consecuencia de ello, los medicamentos utilizados para tratar las dolencias dejan de ser necesarios y puede interrumpirse el tratamiento. Es como pulsar el botón de reinicio en el ordenador y eliminar de golpe la mayoría de los problemas de salud, y empezar de nuevo con la salud intacta y una renovada pasión por la vida.

La ingesta de hidratos de carbono se mantiene al mínimo a fin de que el cuerpo se movilice y utilice las grasas almacenadas para obtener energía, proceso en el cual el hígado convierte parte de esas grasas en un tipo especial de combustible denominado *cuerpos cetónicos* o *cetonas*. En circunstancias normales, tenemos muy pocas cetonas circulando por la sangre, pero al comenzar la dieta cetogénica, su número puede aumentar hasta alcanzar un nivel terapéutico. Se ha dicho que las cetonas son un «supercombustible» para el cuerpo, pues le proporcionan una fuente de energía más potente y eficiente que la glucosa. Cuando el organismo utiliza cetonas y grasas para su funcionamiento, se producen cambios: se normaliza la tensión arterial, mejoran los niveles de colesterol y triglicéridos, descienden los niveles de glucosa e insulina, se equilibran las hormonas y las afecciones crónicas se desvanecen. La terapia de cetonas emplea la fuerza de este combustible para revitalizar el cuerpo, y, gracias a ello, se consigue que muchas enfermedades crónicas den marcha atrás. Los resultados han demostrado ser tan asombrosos que a menudo se la llama la «dieta milagrosa».

A causa de su enorme éxito, se ha hecho mucha publicidad de ella en los últimos años. Pero no se trata de una dieta en boga, de una moda pasajera. Esta dieta tiene más de noventa años, y, a lo largo de ese tiempo, miles de personas han conseguido tratar con éxito todo tipo de problemas de salud. Los resultados se han documentado meticulosamente en numerosos estudios durante todos estos años, y ha demostrado ser muy efectiva y carecer de efectos contraproducentes. Sin embargo, en los últimos tiempos ha despertado un renovado interés, y ese interés se debe a que hoy es más fácil de poner en práctica y mucho más apetitosa que en el pasado.

La dieta cetogénica clásica que se creó inicialmente para tratar la epilepsia era muy complicada. Los pacientes tenían que ingerir hasta un 90% de las calorías en forma de grasas y limitar la ingesta de carbohidratos a un 2% de las calorías. Era necesario pesar y calcular la cantidad exacta de cada gramo de grasa, carbohidrato y proteína de cada comida, y el total de calorías estaba estrictamente delimitado. Era una dieta difícil de organizar y más difícil aún de comer. Requería de la supervisión de médicos y dietistas especializados, así como de clases de cocina en las que los pacientes y sus familiares aprendían a preparar las comidas de acuerdo con especificaciones muy precisas. A menos que no quedara otro remedio, no era mucha la gente que se atenía a la dieta durante demasiado tiempo.

Sin embargo, gracias al descubrimiento de que el aceite de coco contiene un particular grupo de ácidos grasos (triglicéridos de cadena media) de naturaleza cetogénica, la dieta se ha vuelto mucho más fácil de seguir y muchísimo más apetitosa. Al añadir aceite de coco a la dieta cetogénica, puede reducirse significativamente la ingesta total de grasas y aumentarse la cantidad de hidratos de carbono y proteínas. Esta nueva dieta cetogénica de triglicéridos de cadena media puede elevar las cetonas en sangre hasta niveles terapéuticos generando muchas menos incomodidades que la dieta clásica pero ofreciendo los mismos resultados. No nos obliga a pesar y medir cada partícula de comida ni a limitar estrictamente la ingesta total de calorías; lo importante es limitar la ingesta total de hidratos de carbono y asegurarnos de que ingerimos una abundante cantidad de grasas saludables. Es tan fácil que cualquiera puede hacerlo sin necesidad de formación especializada ni de supervisión médica, aunque si se tiene un problema médico de gravedad es conveniente consultar a un profesional de la salud.

Hay mucha confusión e información tergiversada sobre la dieta cetogénica, especialmente en Internet. Buena parte de la información es engañosa o está equivocada de principio a fin. Aunque se trate de una dieta baja en hidratos de carbono, no todas las dietas bajas en hidratos de carbono son cetogénicas. No es una dieta sustancialmente carnívora. La ingesta de proteínas es modesta, no mayor que la correspondiente a la forma de comer habitual, y a menudo bastante menor. No es una dieta paleolítica, aunque puede serlo. Puede ser incluso vegetariana, si así se desea. Las grasas proporcionan la fuente principal de calorías en esta dieta, grasas que provienen de una diversidad de alimentos: aliños para ensaladas, mantequilla, nata, mahonesa, queso, carnes grasas, beicon, huevos, frutos secos, coco y aguacates. No obstante, ciertos aceites vegetales, como veremos en los capítulos siguientes, no deben usarse jamás. Los dulces y los alimentos feculentos están descartados o reducidos al mínimo. Las comidas no giran en torno a la carne, sino a hortalizas bajas en carbohidratos, como brócoli, calabacín, espárragos, coliflor, lechuga y pepino, que generalmente constituyen el grueso de las comidas. Una dieta cetogénica es en realidad una dieta de base vegetal, suplementada con ácidos grasos saludables y fuentes de proteína apropiadas, de la que quedan excluidos todos los tipos de comida basura, que contribuyen a deteriorar la salud. Te sorprenderá ver que es más nutritiva y mucho más saludable que ninguna dieta que hayas probado nunca.

Algunos utilizan la dieta cetogénica como medida temporal para conseguir una meta, como bajar de peso, mejorar la calidad química de la sangre, eliminar las toxinas acumuladas o reducir el riesgo de enfermedad crónica. Otros la adoptan como medio para superar a largo plazo enfermedades graves y conservar la salud. La dieta cetogénica que se describe en este libro es un plan de alimentación carente de riesgos y altamente nutritivo que puede mantenerse toda la vida.

2

LAS CETONAS:
EL SUPERCOMBUSTIBLE
DE NUESTRO CUERPO

EL AYUNO TERAPÉUTICO Y LA DIETA CETOGÉNICA

La dieta cetogénica lleva utilizándose aproximadamente desde 1920. Tiene su origen en el ayuno terapéutico, que en las primeras décadas del siglo XX era una forma popular de tratamiento para muchas dolencias crónicas. Los pacientes ayunaban, sin ingerir nada excepto agua, hasta treinta días y a veces incluso más. La terapia del ayuno se utilizaba para remediar toda una diversidad de trastornos de difícil tratamiento, entre ellos problemas digestivos, artritis y cáncer. En muchos casos, un ayuno prolongado resultaba muy beneficioso.

Una de las dolencias que respondían particularmente bien a la terapia del ayuno era la epilepsia. Ayunar durante un periodo de entre dos y cuatro semanas reducía la frecuencia de los episodios convulsivos, y los efectos duraban hasta mucho después de terminado el ayuno. En algunos casos se producía una curación definitiva.

Uno de los más enérgicos defensores de la terapia del ayuno para el tratamiento de la epilepsia fue el doctor Hugh Conklin, un osteópata de Wisconsin (Estados Unidos), que recomendaba ayunar entre dieciocho y veinticinco días. Trató a cientos de enfermos de epilepsia con su «dieta a agua» y consiguió un índice de curación del 90% en la población infantil y del 50% en la población adulta.

El eminente pediatra neoyorquino H. Rawle Geyelin fue testigo presencial del éxito de Conklin y probó la terapia en treinta y seis de sus pacientes, de edades comprendidas entre los tres años y medio y los treinta y cinco años, y obtuvo resultados similares. Tras ayunar durante veinte días, el 87% de sus pacientes no volvieron a tener una crisis epiléptica. En 1921, Geyelin presentó sus hallazgos en la reunión anual de la Asociación Médica Estadounidense, celebrada en Boston, y marcó así el comienzo de la terapia del ayuno como tratamiento oficial para la epilepsia.

En los años veinte del pasado siglo, cuando el fenobarbital y el bromuro eran los únicos medicamentos anticonvulsivos en circulación, oír que el ayuno podía curar la epilepsia era muy alentador, de modo que los informes desataron un aluvión de investigaciones clínicas y estudios.

Gracias a la terapia del ayuno, muchos enfermos de epilepsia no volvían a sufrir convulsiones durante años, o incluso en su vida. En el caso de otros, la cura era solo temporal y duraba uno o dos años. Entre la población infantil, se producía una remisión definitiva de las crisis en un 18% de los casos. Repetir el ayuno volvía a suspenderlas, pero no estaba garantizado durante cuánto tiempo. Al parecer, los ayunos prolongados daban lugar a resultados más definitivos, pero había pacientes a los que ayunar durante el tiempo necesario para obtener una curación duradera les resultaba impracticable; porque podemos dejar de comer, pero solo durante cierto tiempo. Así que empezaron a investigarse formas de imitar los efectos metabólicos y terapéuticos del ayuno pero permitiendo a los pacientes ingerir suficientes nutrientes para poder mantener «el ayuno» durante periodos más largos, con la esperanza de lograr un índice de curación más alto. El resultado fue la creación de la dieta cetogénica.

En condiciones normales, nuestro organismo quema glucosa para obtener energía. Durante el ayuno, cuando no se ingieren ni glucosa ni alimentos que puedan convertirse en glucosa, son las grasas almacenadas en el cuerpo las que le aportan la energía que necesita: el hígado convierte una parte de estas grasas en compuestos solubles en agua (betahidroxibutirato, acetoacetato y acetona), conocidos conjuntamente como cuerpos cetónicos o, simplemente, cetonas. Lo habitual es que el cerebro utilice glucosa para satisfacer sus necesidades de energía; pero si no hay glucosa disponible, la única fuente de combustible alternativa que puede usar son las cetonas. Otros órganos y tejidos corporales pueden obtener energía de las grasas, pero el cerebro no: debe disponer o de glucosa o de cetonas. En realidad, las cetonas son una fuente más concentrada y eficiente de energía que la glucosa, y una producción más eficiente de energía le permite al cerebro funcionar mejor. Las cetonas son además neuroprotectoras, lo cual significa que, en un cerebro alimentado con ellas, la disfunción o el cortocircuito provocado por la epilepsia se neutraliza, y este órgano puede así reconfigurarse gradualmente y curarse.

El elevado nivel de cetonas producido en la sangre durante el ayuno puede duplicarse con solo restringir el consumo de hidratos de carbono (almidón y azúcar), principal fuente de glucosa en nuestra dieta habitual. El hidrato de carbono está compuesto por moléculas de glucosa y de otros azúcares que el cuerpo convierte en glucosa. El almidón y el azúcar están presentes en todos los vegetales, pero son más abundantes en los cereales, las frutas y las hortalizas feculentas, como las patatas y las legumbres. La fibra dietética, que se considera también un carbohidrato, no aporta glucosa, ya que nuestro cuerpo no tiene las enzimas necesarias para descomponerla, de modo que las moléculas de glucosa contenidas en la fibra se quedan trabadas mientras esta viaja por el tracto digestivo. La carne y los huevos contienen una cantidad insignificante de hidratos de carbono. Las grasas, prácticamente ninguna.

La dieta cetogénica fue ideada para reducir drásticamente la ingesta de hidratos de carbono y reemplazar las calorías de estos por grasas. Era importante restringir asimismo el consumo de proteínas, pues una parte de ellas podía convertirse en glucosa. La dieta cetogénica es por tanto muy baja en carbohidratos, alta en grasas y con una cantidad adecuada, pero no excesiva, de proteínas; y da preferencia a los carbohidratos con alto contenido en fibra sobre aquellos ricos en almidón o azúcar. Es una dieta que aporta justo la cantidad de proteínas necesarias y los nutrientes y calorías suficientes para sustentar el desarrollo, la reparación y la manutención.

En la dieta cetogénica clásica creada en la segunda década del siglo XX, la proporción en peso de las grasas y de la combinación de proteínas e hidratos de carbono es de 4 a 1 (3 a 1 en niños y adolescentes), lo que significa que cada comida contiene cuatro veces más grasas que hidratos de carbono y proteínas combinados. En 1 g de grasa hay 9 calorías, y hay 4 calorías en cada gramo de proteína y en cada gramo de carbohidrato. Una dieta ordinaria sin restricciones consta de alrededor de un 30% de grasas, un 15% de proteínas y un 55% de hidratos de carbono. La proporción de 4 a 1 característica de la dieta cetogénica equivale a obtener un 90% de las calorías de las grasas, un 8% de las proteínas y un 2% de los hidratos de carbono. El consumo de hidratos de carbono está restringido a entre 10 y 15 g al día, y están excluidos de la dieta la mayoría de los cereales, frutas y hortalizas altos en carbohidratos, como el pan, el maíz, los plátanos y las patatas. Inicialmente, el consumo total de calorías se redujo a entre un 80 y un 90% de las que se estiman necesarias en una dieta habitual, pensando que esto elevaría el nivel de cetonas; no fue demasiado problemático, ya que las cetonas tienden a reducir el hambre, por lo cual los pacientes pueden comer menos y aun así sentirse saciados. En cuanto al consumo de líquidos, se redujo a un 80% de las necesidades diarias normales con la misma intención, pero la falta de líquidos tenía como resultado un mayor riesgo de que se formaran piedras en los riñones. Con el tiempo se vio que restringir la ingesta de líquidos no reportaba ningún beneficio y la práctica se interrumpió.

Dado que cada caloría de grasa, proteína y carbohidrato estaba calculada y era medida luego con precisión, era necesario que el paciente terminara toda la comida que tenía en el plato y no comiera absolutamente nada más, a fin de mantener la proporción de 4 a 1 o de 3 a 1. Cualquier refrigerio que tomara a lo largo del día debía incorporarse al cómputo total de calorías diario y atenerse a la misma proporción; por consiguiente, requería una gran inversión de tiempo y esfuerzo preparar las comidas y tentempiés.

En 1921, el doctor Russell Wilder, de la Clínica Mayo, acuñó la denominación *dieta cetogénica* para designar una forma de alimentación que producía altos niveles de cetonas en la sangre gracias al consumo de una dieta alta en grasas y baja en hidratos de carbono. Fue el primero en utilizar la dieta cetogénica para tratar la epilepsia. Posteriormente, su colega, el pediatra Mynie Peterman, formularía la dieta cetogénica clásica, con su característica proporción de 4 a 1. La dieta de Peterman aportaba 1 g diario de proteína por kilo de peso corporal, entre 10 y 15 g de hidratos de carbono, y el resto de las calorías se obtenían de las grasas. Peterman documentó varios efectos positivos de la dieta, como una mejoría del estado de alerta, el comportamiento y el sueño, además del control sobre las convulsiones. La dieta demostró ser todo un éxito, particularmente entre la población infantil. Peterman informó en 1925 de que el 95 % de los pacientes a los que había estudiado tenían un mayor control de las crisis epilépticas y el 60 % habían dejado de sufrirlas por completo, lo cual es una extraordinaria tasa de curación para una enfermedad que hasta hacía muy poco se consideraba incurable.

La dieta, sin embargo, no estaba exenta de inconvenientes. A cierto número de pacientes les resultaba demasiado difícil de preparar y poco apetitosa, y los niños a menudo se negaban demasiado pronto a seguir con ella; como consecuencia, muchos no la mantenían el tiempo suficiente para lograr resultados satisfactorios. Hasta un 20% de los pacientes no la toleraban y abandonaban el tratamiento. En 1938 se puso a la venta un nuevo medicamento anticonvulsivo, la fenitoína (Dilantin). Tomar una pastilla era mucho más fácil que tener que preocuparse por preparar y comer una dieta específica, de modo que las investigaciones pronto se centraron en intentar descubrir nuevos medicamentos, mientras que la dieta cetogénica fue ignorada en gran medida, y utilizada solo como último recurso para tratar casos muy graves que no respondían a la terapia farmacológica. Hasta 1970 no renacería el interés por la dieta cetogénica.

LOS TCM Y LAS CETONAS DEL COCO

En los años sesenta del pasado siglo se descubrió que el hígado podía convertir fácilmente en cetonas cierto grupo de ácidos grasos denominado *triglicéridos de cadena media* (TCM) independientemente de cuáles fueran los niveles de glucosa en sangre o de qué otros alimentos se consumieran en la dieta. Se podía hacer que los niveles de cetonas en sangre aumentaran de un modo significativo con solo consumir una fuente de TCM, sin ayunar ni atenerse a una dieta cetogénica.

Los TCM no están presentes en la mayoría de los alimentos, y por tanto son escasos en una dieta típica. La mayor fuente natural de TCM es el coco, con diferencia. El aceite de coco está compuesto principalmente de este tipo de ácidos grasos. Con solo consumirlo, los niveles de cetonas en sangre aumentan, incluso aunque la dieta contenga hidratos de carbono. Se vio que ingiriendo una cantidad suficiente de aceite de coco (de dos a tres cucharadas) podía elevarse la cantidad de cetonas en sangre hasta alcanzar un nivel moderadamente terapéutico. Estas cetonas son idénticas a las que produce el hígado a partir de las grasas almacenadas. A veces se las denomina *cetonas del coco*, para especificar que se han producido a partir de la ingesta de una fuente de TCM. Y se vio también que combinar el aceite de coco con una dieta cetogénica aumentaba el nivel de cetonas aún más e intensificaba los efectos terapéuticos de la dieta.

A la vista de que el aceite de coco está compuesto de TCM en un 63%, los investigadores concluyeron que si eran capaces de producir un aceite que contuviera un mayor porcentaje de TCM, la dieta cetogénica mejoraría todavía más. Mediante un proceso de destilación, los ácidos grasos individuales que componen el aceite de coco pueden separarse y recombinarse después para producir un aceite compuesto por TCM en su totalidad. El producto resultante se ha denominado *aceite de TCM*; se conoce también como *aceite de coco fraccionado*.

En 1971, Peter Huttenlocher elaboró una dieta cetogénica en la que el 60% de las calorías provenían del aceite de TCM. Esto permitía ingerir más proteínas y tres o cuatro veces más hidratos de carbono que en la dieta cetogénica clásica. El consumo total de grasas podía reducirse, ya que ahora debía obtenerse de ellas no el 90% de las calorías, sino solo el 70% (el 60% del aceite de TCM y un 10% de otras grasas), a lo que se sumaban un 20% de proteínas y un 10% de hidratos de carbono para redondear la dieta.

Aunque a veces el aceite de TCM se incorporaba a la comida, con frecuencia se consumía mezclado con al menos el doble de su volumen de leche desnatada, fría y bebida durante las comidas. Huttenlocher lo probó en doce niños y adolescentes que padecían un tipo grave de epilepsia caracterizado por episodios convulsivos difíciles de tratar. La mayoría de ellos experimentaron una mejoría, tanto en el control de las crisis como en el estado de alerta, y se obtuvieron unos resultados similares a los de la dieta cetogénica clásica. La dieta cetogénica con TCM se considera más nutritiva que la clásica y da a los pacientes la opción de comer más proteínas y carbohidratos, lo cual se traduce en una mayor variedad de alimentos y formas de preparar la comida, que hacen la dieta mucho más apetitosa.

No obstante, a pesar de todas las ventajas de la dieta cetogénica con TCM, había ciertos inconvenientes. Consumir demasiado aceite de TCM podía producir náuseas, vómitos y diarrea. Muchos pacientes tenían que abandonar la dieta porque no toleraban estos efectos secundarios. Se vio entonces que una dieta cetogénica con TCM modificada, que utiliza una combinación de TCM y otros ácidos grasos, resultaba más tolerable. Esta es la que actualmente se usa en muchos hospitales.

Mucha gente no tolera demasiado bien un exceso de aceite de TCM puro, por lo cual se añadieron otros ácidos grasos (denominados *triglicéridos de cadena larga* (TCL) a fin de paliar los síntomas. Curiosamente, el aceite de coco no modificado contiene un 37% de TCL, por lo cual se consigue lo mismo con él que combinando el aceite de TCM con una fuente de TCL; y el aceite de coco se tolera mucho mejor que el aceite de TCM y es mucho más versátil y útil en la preparación de los alimentos. Una dieta cetogénica que utilice como base el aceite de coco es exactamente igual de efectiva que la dieta cetogénica con TCM modificada.

En los años noventa del siglo XX el doctor Robert Atkins publicó un libro que sería un auténtico éxito, *La nueva revolución dietética del Dr. Atkins*, en el que promocionaba una dieta para adelgazar y mejorar la salud. En ella establecía cuatro fases. La primera y más restrictiva limitaba el consumo total de carbohidratos a 20 g diarios. Se trataba de una fase de inducción que solo debía durar un par de semanas, antes de pasar a la segunda fase, en la que se permitía consumir más carbohidratos. No había restricciones en cuanto a las grasas o proteínas que se podían comer. En la fase inicial de la dieta, la mayoría de la gente entraba en un estado de *cetosis*, un estado metabólico en el que el cuerpo quema una mayor cantidad de grasas y cetonas que de glucosa. Quienes la probaban decían notar una mejoría –por ejemplo en el control de las convulsiones epilépticas– semejante a la que producían la dieta cetogénica clásica o la dieta con TCM modificada, mucho más restrictivas. La dieta Atkins demostraba que era posible entrar en cetosis con solo reducir la ingesta total de hidratos de carbono y comer grasas en abundancia, sin tener que preocuparse por combinar el porcentaje exacto de grasas, proteínas y carbohidratos en todas y cada una de las comidas. Mientras el consumo diario de estos tres nutrientes se mantuviera dentro de unos límites razonables, se podían incorporar variaciones en cada comida, lo cual hacía que la dieta fuera mucho más manejable y no requiriera de la supervisión constante de un dietista especializado.

Con los años se descubrió que, dado que los triglicéridos de cadena media son cetogénicos por naturaleza, es posible entrar en un estado moderado de cetosis con solo restringir la ingesta de carbohidratos a un máximo de 50 g diarios y obtener de las grasas, principalmente de grasas ricas en TCM, al menos el 50% de las calorías totales. Este tipo de dieta cetogénica es útil para perder peso y para problemas de salud leves. Podía conseguirse un mayor grado de cetosis con una reducción de los carbohidratos, un aumento de las grasas y una restricción de las proteínas, y es en tal caso una dieta más apropiada para el tratamiento de afecciones serias, como la epilepsia o el alzhéimer, que requieren preferiblemente un nivel de cetonas más alto.

¿NO CONLLEVA NINGÚN RIESGO SEGUIR UNA DIETA ALTA EN GRASAS?

En la dieta cetogénica, hasta el 90% de las calorías provienen de las grasas. No se trata solo de una dieta alta en grasas; la dieta cetogénica es extremadamente alta en grasas. La Asociación Estadounidense del Corazón y otras organizaciones han recomendado durante años reducir el consumo de grasas a fin de que aporten como máximo el 30% de las calorías diarias. Hacen esta recomendación fundamentándose principalmente en la ya anticuada hipótesis de los lípidos, que vincula el consumo de grasas con las enfermedades cardiovasculares, y dando por descontado que ingerir mucho más de un 30% de grasas afectaría al corazón. La dieta cetogénica, tan extremadamente alta en grasas, se está utilizando desde hace más de noventa años. Durante la mayor parte de ese tiempo, sus seguidores han consumido prioritariamente grasas saturadas –el tipo de grasas que los dietistas insisten en que debemos evitar– y, sin embargo, al cabo de casi un siglo de aplicación y después de que literalmente miles de pacientes hayan consumido una dieta que contenía entre un 60 y un 90% de grasas durante periodos prolongados (durante años, de hecho), no se ha sabido de nadie que haya sufrido como consecuencia un ataque cardíaco o una embolia. En realidad, ha ocurrido justo lo contrario: la gente se ha curado, ha vencido una enfermedad que era de otro modo incurable y ha experimentado a la vez muchos otros beneficios adicionales.

A muchos les preocupa que con una dieta como esta los niveles de colesterol en sangre se disparen. Este no debe ser motivo de preocupación. Los estudios del colesterol en pacientes que siguen la dieta cetogénica muestran que, en general, los niveles de colesterol total suelen aumentar. Ahora bien, el colesterol total no es un indicador fiable de riesgo cardiovascular, puesto que en este valor están incluidos tanto el colesterol denominado bueno como el malo. El aumento de colesterol total derivado de la dieta se debe en su mayor parte a un incremento del colesterol bueno, el tipo de colesterol que según se cree nos protege de las enfermedades cardiovasculares. Los estudios han mostrado repetidamente que quienes siguen una dieta cetogénica tienen una proporción mayor de colesterol HDL (bueno) y menor de colesterol LDL (malo), lo cual indica un riesgo reducido de enfermedad cardiovascular.[1-3] Lo lógico es que si la dieta cetogénica tan alta en grasas resultara perjudicial, ¡se habría visto claramente tras casi un siglo de aplicación clínica!

En la actualidad empieza a ser cada vez más evidente que tener el colesterol bajo entraña un riesgo mucho mayor de padecer ciertos problemas de salud que tener el colesterol alto. Un nivel bajo de colesterol, por debajo de los 160 mg/dl (4,1 mmol/l), se ha asociado con un mayor riesgo de cáncer, embolia, autismo, depresión, ansiedad, suicidio, párkinson, demencia senil y otros problemas neurológicos.[4-18] Se está demostrando que el colesterol bajo puede ser mucho más preocupante que el alto.

Aunque las compañías farmacéuticas siguen insistiendo en los peligros de tener el colesterol alto y fomentan el uso de medicamentos para reducirlo, los médicos que están al tanto de los descubrimientos más recientes de la medicina han dejado de prestar demasiada atención al colesterol total, y se fijan en el HDL, en la proporción de colesterol (la relación colesterol total/HDL) y en los niveles de triglicéridos como indicadores de riesgo de enfermedad cardiovascular.

Pese al aumento del colesterol total que produce la dieta cetogénica, no hay evidencia de que una dieta alta en grasas sea perjudicial para el corazón o las arterias. En el mayor estudio analítico llevado a cabo hasta la fecha sobre la seguridad y la eficacia de la dieta cetogénica, no se vio que esta hubiera causado ningún daño ni a corto ni a largo plazo: los efectos eran todos positivos.[19] «Siempre habíamos sospechado que la dieta cetogénica era relativamente segura a largo plazo; ahora tenemos la certeza —decía el doctor Eric Kossof, neurólogo del hospital universitario Johns Hopkins que participó en el estudio—. Los resultados de este estudio deberían poner fin a algunas de las dudas acuciantes sobre si la dieta cetogénica es segura o no a largo plazo».

La ausencia de riesgos de las dietas altas en grasas lleva demostrándose en realidad desde hace miles de años. Hay una serie de poblaciones que tradicionalmente han sobrevivido y prosperado con un régimen alimentario en el que entre el 60 y el 90 % de las calorías se obtenían de las grasas. La más destacada, quizá, sea la inuit. Los inuit vivían en el Ártico, desde Alaska hasta Groenlandia, donde la vegetación comestible era escasa. La dieta inuit tradicional no contenía prácticamente ningún hidrato de carbono una vez concluida la lactancia (pues la leche contiene algún carbohidrato), y este pueblo se alimentaba exclusivamente de carne y grasa el resto de su vida. A pesar de ello, los primeros exploradores del Ártico describieron a los primitivos inuit como un pueblo fuerte y sano, que no conocía enfermedades de la civilización como las cardiopatías, la diabetes, el alzhéimer y el cáncer y que alcanzaba una edad comparable a la de los norteamericanos y europeos contemporáneos. Lo mismo puede decirse de los pueblos nativos de las llanuras norteamericanas antes de la llegada de los colonos blancos, de los nativos de Siberia (buriatos, yakutos, tártaros, samoyedos, tunguses y chukchis entre otros) y de los masáis de África, que prosperaron todos con una dieta extraordinariamente alta en grasas. No es solo que tuvieran una dieta alta en grasas, sino una dieta alta en grasas saturadas y colesterol, y sin embargo no conocían las enfermedades coronarias. Incluso hoy en día, aquellos que han mantenido las dietas tradicionales altas en grasas siguen sin conocer ninguna de las enfermedades degenerativas tan comunes en la sociedad occidental. Las dietas altas en grasas han aguantado el paso del tiempo y han demostrado ser no solo seguras, sino terapéuticas.

EL SUPERCOMBUSTIBLE DE NUESTRO CUERPO

Siempre tenemos algunas cetonas circulando en la corriente sanguínea, sean cuales sean los niveles de glucosa en sangre. Son una fuente normal de energía en nuestro cuerpo y, de hecho, son esenciales para nuestra supervivencia. Fue precisamente esa capacidad para producir cetonas lo que hizo posible que nuestros antepasados sobrevivieran en un mundo en el que la disponibilidad de alimentos era esporádica y dependía del éxito de la caza.

Los efectos metabólicos de las cetonas son de particular importancia para el metabolismo del cerebro. Hace tiempo se creía que el cerebro dependía de la glucosa como única fuente de energía, creencia que nos condujo a la «paradoja del hambre». Vamos a explicarla. Cuando el cuerpo está privado de alimento, moviliza la grasa almacenada y libera ácidos grasos, que pueden satisfacer alternativamente sus necesidades energéticas a falta de glucosa. Sin embargo, los ácidos grasos no esterificados no pueden atravesar la barrera sanguínea cerebral, o hematoencefálica, y por tanto al cerebro le resulta imposible acceder directamente a ellos como fuente de energía. Y dado que el cerebro es el órgano más importante del cuerpo, puesto que dirige la función de prácticamente todos los demás órganos, su supervivencia es de suma importancia. De modo que para preservar la función cerebral en situaciones de falta de alimento, las proteínas se degradan y convierten en glucosa expresamente para alimentarlo. Gran parte de esta proteína proviene del tejido muscular.

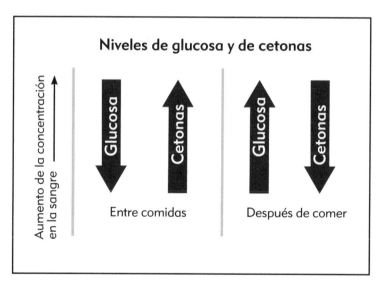

Los niveles de glucosa en sangre descienden entre comidas y durante el ayuno. Para mantener cubiertas las constantes necesidades energéticas del cuerpo, al descender los niveles de glucosa en sangre el hígado incrementa la producción de cetonas, cuyo nivel en sangre aumenta. Después de comer, como los niveles de glucosa en sangre empiezan a subir, el hígado deja de producir cetonas, y su nivel en sangre desciende. De este modo, el cerebro siempre tiene a su disposición o glucosa o cetonas para satisfacer sus necesidades de energía.

El problema es que el cerebro humano adulto necesita entre 100 y 150 g de glucosa diarios. La privación calórica total provoca la excreción urinaria de entre 4 y 9 g de nitrógeno al día, lo cual indica que se destruyen a diario entre 25 y 55 g de proteínas, una cantidad que podría aportar entre 17 y 32 g de glucosa diarios, pero que dista mucho de los 100 o 150 g al día que necesita el cerebro.[20]

Si el cerebro dependiera de la glucosa como única fuente de energía, en momentos de hambruna el hígado tendría que producir de 100 a 150 g diarios de glucosa, y esto requeriría que se descompusieran entre 172 y 259 g de proteína al día: un ritmo de catabolismo proteico insostenible, que provocaría la muerte en diez días aproximadamente. Y aquí está la paradoja. Hay gente que ha ayunado, sin ingerir nada excepto agua, durante mucho más tiempo que ese. Los ayunos, tanto espirituales como terapéuticos, han durado tradicionalmente entre treinta y cuarenta días. Una persona de peso normal puede sobrevivir entre cincuenta y siete y setenta y tres días sin ingerir ningún alimento,[21] y una con mucho sobrepeso puede sobrevivir hasta un año entero sin comer.

Esta paradoja inquietó a los investigadores durante años, hasta que George Cahill y sus colegas del Instituto Médico Howard Hughes ataron cabos y llegaron a la conclusión de que las cetonas podrían procurarle al cerebro un combustible alternativo en periodos de ayuno o privación de alimento.[22] La paradoja del hambre quedó resuelta. En cuanto los niveles de glucosa en sangre descienden, se activa en el hígado la producción de cetonas. Los niveles de cetonas empiezan a aumentar pocas horas después de que nos saltemos una comida, y siguen aumentando hasta que vuelve a haber una fuente de glucosa (hidratos de carbono o proteínas) disponible. Las cetonas aportan entre un 2 y un 6% de la energía total que necesita el cuerpo tras una noche de ayuno, y se incrementan hasta cubrir aproximadamente el 40% de las necesidades energéticas después de ayunar tres días. La cetosis es un estado metabólico normal en el que el cuerpo depende principalmente de las cetonas y los ácidos grasos para satisfacer sus necesidades energéticas; y este es nuestro estado metabólico normal cuando ayunamos. Se precisan de tres a cinco días de ayuno absoluto, lo que tarda en agotarse por completo la glucosa almacenada en el hígado en forma de glucógeno, para entrar en plena cetosis. Durante un ayuno prolongado, un hígado sano puede producir hasta 180 g de cuerpos cetónicos al día, una cantidad más que suficiente para alimentar al cerebro y salvarle la vida al tejido muscular magro; es decir, las cetonas impiden que el cuerpo se devore a sí mismo a fin de procurarse la glucosa necesaria para mantener vivo al cerebro.

De esta manera, la carga de sustentar la vida durante la privación de alimento recae sobre las espaldas de la grasa almacenada, y no sobre el músculo.

La mayor parte de las células del cuerpo pueden utilizar cetonas como fuente de energía, pero estas se producen con el propósito prioritario de alimentar al cerebro en ausencia de la glucosa adecuada. Fue este proceso de producción de cetonas en periodos de privación lo que hizo posible que nuestros antepasados sobrevivieran entre una cacería y otra, en invierno o en épocas de hambruna.

El ayuno se ha utilizado desde hace mucho tiempo tanto para la iluminación espiritual como con fines terapéuticos, pues la cetosis es un estado metabólico más eficiente y que presenta muchos beneficios para la salud. Por eso se utilizó en el pasado para tratar dolencias de difícil solución, como la epilepsia, e, incluso en nuestros días, las investigaciones han demostrado que el ayuno y la restricción calórica tienen un efecto antienvejecimiento y regenerador de la salud. El inconveniente del ayuno terapéutico y la restricción calórica prolongada es que no pueden ser indefinidos, ya que, a la larga, la falta de calorías y nutrientes puede tener efectos perjudiciales (una función inmunitaria reducida, falta de energía, cicatrización lenta, problemas de crecimiento y bajos niveles hormonales). La dieta cetogénica resuelve el problema. Emula los efectos metabólicos y terapéuticos del ayuno a la vez que procura los nutrientes suficientes para mantener la buena salud y, en el caso de los niños, el crecimiento y el desarrollo adecuados. El estado de cetosis que se consigue manipulando la ingesta de nutrientes, como hace la dieta cetogénica, se denomina *cetosis nutricional*.

Las cetonas no son simplemente un combustible alternativo para el cerebro; son un «supercombustible» de alto octanaje para este órgano. Aportan más energía que la glucosa y que los ácidos grasos; producen un 25% más de energía que la glucosa al tiempo que reducen el gasto de oxígeno.

Las cetonas son una fuente de energía rápida y de fácil acceso para nuestras células. A diferencia de la glucosa o de los ácidos grasos, no necesitan insulina para introducirse en la célula y llegar a las mitocondrias, donde se convierten en energía. Esto es especialmente crucial en el caso de células defectuosas que son insensibles a la insulina (es decir, resistentes a la insulina), pues la glucosa necesita de esta hormona para llegar a su interior, pero las cetonas no, lo cual significa que pueden procurar una intensa energía vital a las células que sufren insulinorresistencia.[23]

Por otra parte, una de las consecuencias desafortunadas de convertir la glucosa en energía es la producción de los destructivos radicales libres. Son como los gases que expele el tubo de escape del coche cuando el motor quema la gasolina. En el caso de nuestras células, esos gases son los radicales libres. Las células sanas y debidamente nutridas están preparadas no obstante para esto, y llevan consigo una reserva de antioxidantes protectores que neutralizan los radicales libres y reducen así el daño que pudieran causar. Sin embargo, cuando la energía se produce utilizando cetonas en lugar de glucosa, la necesidad de oxígeno es mucho menor, y esto reduce notablemente la formación de radicales libres y conserva esos preciosos antioxidantes. Las cetonas actúan como un combustible de alto octanaje, de alta calidad, que permite una combustión limpia que produce pocas sustancias de desecho y procura más energía. En alguien que tenga problemas de salud crónicos, las reservas de antioxidantes están tan agotadas que los radicales libres de procedencia diversa campan a sus anchas, lo cual propicia las inflamaciones y la degeneración.[24]

Muchos investigadores piensan que los radicales libres son una de las principales causas de envejecimiento. Contribuyen al deterioro de los tejidos asociado con la edad y pueden llegar a destruir o dañar el ADN celular y contribuir así a la aparición del cáncer. Un exceso de radicales libres actúa bien como causa, o bien como factor coadyuvante de la progresión de la mayoría de las enfermedades infecciosas y crónicas y del malestar asociado con ellas.

Prácticamente todas las células y órganos del cuerpo pueden hacer uso de las cetonas. Casi todo estado patológico, localizado en el cerebro o en otro lugar del organismo, conlleva una inflamación descontrolada y una utilización deficiente del oxígeno y la glucosa; y las cetonas mejoran la utilización del oxígeno y calman la inflamación, con lo cual ofrecen potencial protección contra un gran número de dolencias. Además, influyen en la expresión génica, y de este modo son capaces de aumentar la producción de antioxidantes e intensificar la resistencia al estrés y a otras influencias dañinas.

Toda enfermedad es una enfermedad celular. Piénsalo un momento: si todas las células de tu cuerpo se encontraran fuertes y sanas, ¿cómo estarías? La respuesta obvia es: sano. Unas células sanas, que funcionan correctamente, crean órganos sanos que tienen un funcionamiento correcto, así como unas células defectuosas o enfermas crean órganos defectuosos o enfermos, que dan como resultado una persona enferma. Las cetonas aportan a las células una rápida y potente fuente de energía utilizando menos oxígeno y produciendo muchos menos radicales libres. Las células reciben de ellas la inyección de energía que precisan para satisfacer sus necesidades energéticas y cumplir adecuadamente su función. Gracias a las cetonas, los niveles de esos antioxidantes protectores se mantienen altos, y la actividad celular es enormemente eficaz. Las células cerebrales y nerviosas funcionan mejor, las células cardíacas son más eficientes y, de hecho, todas las células del cuerpo que utilizan cetonas trabajan mejor: las cetonas transforman las células ordinarias en células supereficientes. El metabolismo celular se dinamiza. Aumenta la eficiencia general. Las cetonas mejoran, por ejemplo, el funcionamiento y eficiencia del músculo cardíaco, lo cual se traduce en un incremento de la presión y el caudal hidráulicos de hasta un 28%.[23] Activan ciertos genes que favorecen la salud y provocan que los genes que promueven las inflamaciones y la mala salud se desactiven. Una célula de estilo Clark Kent, un tanto tímida, se transforma gracias a ellas en «Supercélula», al intensificarse de inmediato sus propios mecanismos de autoconservación y autocuración. La capacidad de esta Supercélula para combatir cualquier influencia perjudicial, como las toxinas y el estrés, se fortalece y sus posibilidades de sobrevivir en condiciones desfavorables se incrementan. Su productividad crece también. No es de extrañar que al parecer los cuerpos cetónicos sean tan beneficiosos para la salud.

LA CETOACIDOSIS

Existe una gran confusión, tanto entre los profesionales de la medicina como entre los ciudadanos de a pie, sobre la dieta cetogénica y la cetosis. Muchos médicos han expresado sus dudas sobre la utilización de la cetosis nutricional, por temor a que pueda generar acidosis —un pH de la sangre excesivamente bajo (demasiado ácido)—. Su preocupación nace de haber observado a veces un desequilibrio potencialmente mortal, denominado *cetoacidosis*, en pacientes con diabetes tipo 1 que seguían un tratamiento deficiente. Las cetonas son levemente acidificantes. La presencia de una cantidad excesiva de ellas puede acidificar la sangre y producir cetoacidosis, e incluso provocar en el paciente un coma diabético. Los médicos oyen hablar de la cetoacidosis en la facultad, pero no oyen hablar demasiado de la cetosis nutricional ni de la dieta cetogénica, y por eso tienden a entender que cualquier nivel de cetosis es una alarmante señal de cetoacidosis y a menudo previenen a sus pacientes contra los peligros de la dieta cetogénica.

Diga lo que diga tu médico o leas lo que leas en Internet, seguir una dieta cetogénica no provoca cetoacidosis. La cetosis nutricional no es igual, ni parecida siquiera, a la cetoacidosis diabética. La primera es una condición metabólica normal del cuerpo que puede manipularse con la dieta; la segunda es un estado de enfermedad que generalmente se presenta solo en casos incontrolados de diabetes tipo 1.

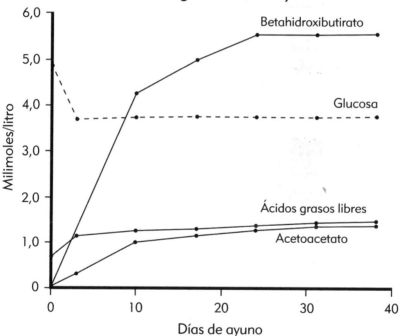

Niveles de glucosa, ácidos grasos y cetonas en sangre durante el ayuno

Concentraciones de betahidroxibutirato, glucosa, ácidos grasos libres y acetoacetato que circulan en la corriente sanguínea de un hombre obeso, pero por lo demás normal, en un ayuno de cuarenta días. Inicialmente, el nivel de glucosa en sangre disminuye, pero rápidamente se nivela y mantiene una concentración estable durante todo el ayuno sin causar hipoglucemia. El betahidroxibutirato aumenta con rapidez y cubre la mayoría de las necesidades energéticas del cuerpo. Fíjate en que nunca supera los 6 mmol/l, ni siquiera tras cuarenta días de ayuno.
Fuente: Cahill, G. F. y Veech, R. L. «Ketoacids? Good Medicine?», *Transactions of the American Clinical and Climatological Association* 2003, n. 114, pp. 149-163.

Para transportar la glucosa de la sangre a las células se necesita insulina, y quienes tienen diabetes tipo 1 son incapaces de producir la cantidad adecuada, por lo cual necesitan inyectársela con regularidad. La cetoacidosis puede producirse después de una comida alta en carbohidratos. Sin una inyección de insulina, la glucosa no puede entrar en las células, y sus niveles en sangre pueden elevarse peligrosamente. El problema no es solo la toxicidad de ese alto nivel de glucosa, sino que además, sin ella, las células del cuerpo empiezan literalmente a morirse de hambre. Se trata de una situación muy grave que afecta al cerebro, el corazón, los pulmones y todos los demás órganos. Para impedir la muerte inminente, el cuerpo activa el estado de emergencia y empieza a bombear cetonas en el torrente sanguíneo a un ritmo frenético, a fin de procurar a las células el combustible que necesitan para sobrevivir. Porque las células pueden absorber las cetonas sin necesidad de insulina. Y dado que ninguna célula puede acceder a la glucosa, se siguen bombeando cetonas continuamente en la corriente sanguínea como fuente de combustible alternativa, hasta que los niveles de cetonas son tan altos que la sangre se acidifica y da lugar a un estado de acidosis.

La cetoacidosis se presenta solo en pacientes diabéticos de tipo 1 que no reciben el tratamiento adecuado y, en muy raras ocasiones, en casos de alcoholismo agudo. En una persona no diabética, no puede provocarla la dieta en sí. Se trata de una condición anormal que indica un estado de enfermedad. Por el contrario, la cetosis nutricional es un estado fisiológico normal del que no se conocen consecuencias médicas dañinas. Lo normal es que tengamos cierto nivel de cetonas en la sangre (0,1 mmol/l o menos), el cual asciende a 0,2 mmol/l tras ayunar una noche o saltarnos una comida. Las dietas cetogénicas, bajas en hidratos de carbono, producen unos niveles de cetonas en sangre de entre 1 y 2 mmol/l, y un periodo prolongado de ayuno total puede elevar esos niveles a entre 5 y 7 mmol/l. Este es el nivel máximo que alcanzan por medio de la manipulación dietética, ya que el cuerpo regula meticulosamente su producción. En la cetoacidosis, en cambio, los niveles de cetonas pueden llegar a superar los 20 mmol/l. El cuerpo es perfectamente capaz de moderar los efectos que producen las cetonas a los niveles que alcanzan durante el ayuno,[25] pero cuando superan los 20 mmol/l, escapan a las capacidades de control corporales.

Desgraciadamente, las viejas creencias y prejuicios son difíciles de desterrar. Incluso los médicos y dietistas continúan interpretando equivocadamente la cetosis nutricional y considerándola consecuencia de la acidosis diabética. ¡He oído incluso decir que las cetonas son «venenos» que matan las células! Nada más lejos de la realidad, como veremos en el siguiente apartado.

LOS EFECTOS TERAPÉUTICOS DE LAS CETONAS

Aunque tradicionalmente las cetonas se han considerado solo un combustible alternativo a la glucosa, su papel excede con mucho al de servir de mera fuente de energía. Numerosos testimonios personales, así como muchos estudios recientes, han demostrado que las cetonas de por sí son capaces de reportar muchos de los beneficios que se derivan de la dieta cetogénica.

De esto se puede deducir que las cetonas en sí tienen un potente efecto saludable, con independencia de la dieta cetogénica, y que muchos de los beneficios que se atribuyen a esta dieta se deben, al menos en parte, a ellas. Así lo evidencian igualmente datos que muestran que el uso de los aceites de coco y de TCM intensifica los efectos de la dieta cetogénica y que, incluso utilizados por sí solos, estos aceites han resultado de gran eficacia para tratar algunas enfermedades.

Los ésteres cetónicos se han empleado en las investigaciones para incrementar los niveles de cetonas en sangre sin necesidad de someterse a una dieta cetogénica. Parece ser que la propia acción de las cetonas puede reducir los niveles de glucosa e insulina. En un estudio llevado a cabo con ratones, cuando el 30% de las calorías dietéticas obtenidas de los almidones se sustituyeron por ésteres cetónicos, la glucosa disminuyó alrededor de un 50%, de 5 a 2,8 mmol/l, y la insulina descendió de 0,54 a 0,26 mg/ml.[26] La sensibilidad a la insulina aumenta (es decir, la resistencia a la insulina disminuye). Como veíamos, las cetonas tienen la facultad de emular algunos de los efectos de la insulina.[27]

Se ha observado que las cetonas reducen los procesos inflamatorios y el estrés oxidativo y que pueden disminuir los efectos dañinos de la hipoxia (deficiencia de oxígeno).[28-29] Además, estimulan la producción de dos enzimas antioxidantes protectoras, superóxido dismutasa y la catalasa, así como la de la metalotioneína, proteína que se cree que protege contra el estrés oxidativo y la toxicidad de los metales pesados.[30]

Potencialmente, uno de los mayores beneficios de la terapia de cetonas podría ser el tratamiento de aquellas dolencias o circunstancias que afectan al cerebro. Este órgano tiene una necesidad vital de oxígeno para funcionar correctamente. Depende de él hasta tal punto que, aunque su volumen representa solo un 2% de la masa corporal, consume hasta un 20% del oxígeno. Por consiguiente, las células cerebrales son extremadamente sensibles a la privación de oxígeno. Cuando se produce esta privación, algunas de ellas empiezan a morir en menos de cinco minutos, lo cual provoca una lesión cerebral o la muerte. La hipoxia puede estar causada por asfixia, envenenamiento con monóxido de carbono, un paro cardíaco (ataque al corazón), atragantamiento, ahogamiento, estrangulación, embolia, una tensión arterial muy baja o una sobredosis de fármacos o drogas. Pues bien, las cetonas impiden los efectos dañinos de la hipoxia al optimizar el suministro de oxígeno. En un estudio en el que se administraron cetonas por vía intravenosa, y los niveles de cetonas en sangre ascendieron a 2,16 mmol/l (el nivel correspondiente aproximadamente a dos días de ayuno), el suministro de sangre al cerebro aumentó en un 39%, lo cual mejoró la circulación y la disponibilidad de oxígeno.[31] Numerosos estudios muestran que las cetonas protegen al cerebro de los daños provocados por la interrupción del suministro de oxígeno.[32-34]

Las cetonas mejoran la actividad de los factores neurotróficos derivados del cerebro (FNDC), pequeñas proteínas que realizan una actividad protectora y sustentadora de las neuronas.[35] El papel que desempeñan estas proteínas es crucial para la supervivencia y el funcionamiento neuronales. Los FNDC regulan el desarrollo neuronal, las funciones metabólicas asociadas como la síntesis de proteínas y la capacidad de la neurona para crear neurotransmisores que transporten las señales químicas que hacen posible la comunicación interneuronal.

Las cetonas aportan además los lípidos, que son componentes esenciales de la estructura neuronal,[36] y contribuyen así a la regeneración o reparación de las células cerebrales dañadas y a la síntesis de células nuevas. Esto es enormemente alentador porque significa que las cetonas podrían procurar los medios para revertir gran parte de los daños causados por una diversidad de trastornos neurológicos.

Las alteraciones en el metabolismo de la glucosa son un problema de base que tienen en común las enfermedades neurodegenerativas. Pero las cetonas proporcionan una fuente de energía alternativa —y más eficiente— que sortea las vías metabólicas de producción de energía a partir de la glucosa y aportan así a las neuronas la energía vital que necesitan para funcionar correctamente y crear el ambiente propicio para la curación. Los cuerpos cetónicos son de hecho los sustratos óptimos para la síntesis de los lípidos neuronales; en otras palabras, las cetonas inducen la reparación y reproducción de las células cerebrales.

Se ha visto que las cetonas protegen al cerebro de la formación de los depósitos de betaamiloide característicos del alzhéimer, así como de los defectos en el metabolismo de la glucosa y el deterioro cognitivo asociados con esta enfermedad tanto en seres humanos como en animales.[37-39] Asimismo, pueden actuar igual que los inhibidores de la histona deacetilasa, compuestos farmacológicos utilizados desde hace mucho en psiquiatría y neurología por su efecto estabilizador y antiepiléptico, y que más recientemente se han usado para tratar el cáncer y las enfermedades inflamatorias.[40]

La dieta cetogénica ha recibido bastante atención como posible tratamiento dietético para el cáncer. Es potencialmente capaz de matar de hambre a las células cancerosas, ya que estas se alimentan de azúcar (glucosa en sangre), sustancia que se ve reducida en esta dieta, lo cual obliga al cuerpo a depender no ya del azúcar, sino de las cetonas. El cáncer necesita azúcar para sobrevivir y no puede servirse de las cetonas para producir energía; como consecuencia, las células cancerosas básicamente se mueren de hambre. Este efecto responde a la reducción drástica de hidratos de carbono en la dieta y la consiguiente alteración que experimenta el cuerpo, que empieza a utilizar las grasas almacenadas para obtener energía.

Pero, además, las cetonas por sí solas pueden reducir el crecimiento y la viabilidad de un tumor incluso en presencia de un elevado nivel de glucosa; por tanto, su acción antitumoral va más allá de la simple negación de azúcar a las células tumorales. En los estudios en los que se han utilizado ratones con cáncer metastásico sistémico, un suplemento de cetonas ha sido capaz de prolongarles la vida independientemente de cuáles fueran los niveles de glucosa en sangre o el consumo calórico.[41] En parte, esto se debe a que por su propia naturaleza las cetonas interfieren en la capacidad de las células cancerosas para absorber la glucosa y convertirla en energía y contribuyen así a restaurar la apoptosis —la muerte celular programada— de dichas células.[42] Las cetonas aumentan asimismo la sensibilidad de las células cancerosas a la radiación y la quimioterapia y reducen los efectos secundarios adversos asociados con estos tratamientos,[43-44] razón por la cual se recomienda el uso de la dieta cetogénica o las cetonas en conjunción con los tratamientos habituales a modo de terapias complementarias.

Una de las características más interesantes de las cetonas es que tienen la facultad de realizar actividades de señalización, y esto les permite, entre otras cosas, influir en la expresión génica; es decir, pueden hacer que unos genes estén más activos y otros menos. La importancia de esto es la posibilidad de alterar el modo en que responden las células a los factores internos y medioambientales que afectan a la salud. La activación de ciertos genes puede incrementar la resistencia al estrés y los mecanismos de autorreparación, estimular la producción de antioxidantes e incluso alargarnos la vida.[45-47]

LOS EFECTOS TERAPÉUTICOS DEL ACEITE DE COCO

Los beneficios de usar el aceite de coco como fuente principal de grasas en la dieta cetogénica son múltiples. Consumirlo intensifica la formación de cuerpos cetónicos, lo cual nos permite alcanzar y mantener niveles terapéuticos de cetonas en sangre con una dieta menos restrictiva. Podemos ingerir más proteínas e hidratos de carbono y menos grasas totales y conseguir el mismo efecto que con la dieta cetogénica clásica. La ventaja obvia es poder comer una mayor diversidad de alimentos. Las comidas son más fáciles de preparar, mucho más nutritivas y sabrosas y nos dejan más satisfechos.

Dado que sus triglicéridos de cadena media se convierten en cetonas, el aceite de coco proporciona todos los efectos terapéuticos de las cetonas descritos en el apartado anterior. Muchos de esos efectos se han documentado en estudios con animales y con seres humanos a los que se ha administrado aceite de coco o de TCM.[48-53] Los efectos de las cetonas derivadas del coco pueden empezar a notarse tras ingerir solo una cucharada (15 ml) de aceite de coco; sin embargo, se ha visto que con una dosis diaria total de tres a cinco cucharadas (45 a 75 ml) se consigue una efectividad óptima.

Pero además del efecto cetogénico de los triglicéridos de cadena media presentes en el aceite de coco, podemos disfrutar también de todos los beneficios derivados del aceite de coco en sí y que no son propios de ninguna otra grasa dietética. Los TCM están compuestos por un tipo especial de ácidos grasos denominados *ácidos grasos de cadena media* (AGCM). Una de las características más destacadas de los AGCM es su capacidad para matar bacterias dañinas, virus, hongos y parásitos, lo que significa que procuran cierto grado de protección contra las infecciones sistémicas.[54-57] Han demostrado su eficacia para destruir toda una diversidad de microorganismos causantes de enfermedades, por ejemplo de los géneros *Streptococcus mutans*, *Neisseria gonorrhoeae*, *Helicobacter pylori* y *Candida albicans*. Un rasgo interesante de los AGCM es que no destruyen todos los microorganismos; al parecer a la mayoría de los microbios inofensivos los dejan en paz. Esto es una ventaja, pues significa que el aceite de coco no dañará a las bacterias intestinales que son aliadas nuestras y necesarias para el buen funcionamiento digestivo. Como resultado, el ecosistema microbiano del aparato digestivo mejora, lo cual significa que mejora la función digestiva. Algunos profesionales de la salud creen que toda enfermedad comienza en el tracto digestivo, es decir, que todo problema de salud es consecuencia de un desequilibrio en el entorno intestinal: los microorganismos perjudiciales generan mala salud. Pero el aceite de coco puede restablecer el equilibrio intestinal y normalizar la función digestiva.

Aquellos que tienen problemas digestivos debidos a una incapacidad para digerir completamente las grasas pueden beneficiarse del consumo de aceite de coco. El aceite se digiere con mucha más facilidad que otras grasas. Quienes tienen problemas de vesícula, o a quienes se les ha extirpado la vesícula biliar, no digieren bien las grasas. Un exceso de grasas en la dieta les produce dolor de estómago, digestiones pesadas y diarrea, por lo cual es prácticamente imposible que adopten una dieta cetogénica, en la que ha de obtenerse de las grasas entre el 60 y el 90% del aporte calórico total. Sin embargo, utilizar aceite de coco ayuda a que esa gran cantidad de grasas se tolere mucho mejor y evita las reacciones adversas.

Las grasas ralentizan el vaciado del estómago, lo que significa que los alimentos permanecen en él más tiempo. Como consecuencia, la sensación de hambre se demora; pero aún más importante es que los alimentos permanecen más tiempo bañados en los ácidos gástricos y en contacto con las enzimas digestivas, y gracias a esto la digestión es más completa de lo habitual y obtenemos más vitaminas, minerales y fitonutrientes que mejoran nuestro estado nutricional. Todas las grasas favorecen la absorción de nutrientes, pero el aceite de coco ha demostrado ser más eficaz para extraerlos de los alimentos que ninguna otra grasa dietética.[58-59] Añadir aceite de coco a las comidas nos permite extraer de los alimentos la máxima cantidad de nutrientes, por lo cual resulta más nutritivo que otras grasas.

Los triglicéridos de cadena media se descomponen con más rapidez y facilidad que los de cadena larga. A diferencia de estos, los TCM no necesitan ayuda de las enzimas pancreáticas ni de la bilis para degradarse y digerirse, y por tanto son una fuente rápida de energía y nutrición que no agota las reservas enzimáticas del cuerpo. Una vez degradados, estos ácidos grasos se utilizan prioritariamente para producir energía, y no para almacenarse en forma de grasa corporal.[60] Se ha observado que, comparado con otros aceites vegetales, el de coco procura una mayor nutrición a los niños desnutridos y favorece así el crecimiento y un rápido aumento de peso.[61]

Además, el aceite de coco puede ayudar a prevenir la pérdida de minerales del sistema óseo y la osteoporosis, debido en parte a que facilita la absorción del calcio, el magnesio y otros minerales y también a que nos protege del estrés oxidativo que contribuye a la pérdida de minerales.[62-63]

Se ha demostrado que los TCM y el aceite de coco ayudan a adelgazar, y por eso se han recomendado para tratar la obesidad. Los triglicéridos de cadena media intensifican la termogénesis y la oxidación de las grasas, lo cual facilita la pérdida de peso. En diversos estudios clínicos, el aceite de coco ha demostrado su eficacia para reducir la grasa abdominal,[64] lo cual es importante porque la obesidad abdominal es uno de los marcadores del *síndrome metabólico*, una serie de trastornos que incrementan el riesgo de ataque cardíaco, derrame cerebral y diabetes. Se dice que alguien padece el síndrome metabólico si presenta tres de estas cinco anomalías: obesidad abdominal, tensión arterial alta, un elevado nivel de glucosa en sangre, niveles altos de triglicéridos y niveles bajos de colesterol HDL, condiciones todas ellas que, como se ha demostrado, mejoran gracias a los TCM.[65-66]

Al igual que las cetonas, los ácidos grasos de cadena media pueden entrar en las células sin necesidad de insulina, y pueden atravesar asimismo la barrera hematoencefálica y alimentar las células cerebrales. En el tracto digestivo, las células que recubren las paredes del intestino pueden absorberlos con facilidad y utilizarlos como fuente de energía, lo cual refuerza la salud y la función intestinales. Por esta razón, que se suma a sus efectos antiinflamatorios, los TCM pueden remediar los trastornos del intestino. En los estudios de laboratorio se ha visto que el aceite de coco protege a los animales de las úlceras y la colitis inducidas por sustancias químicas.[67-69]

El aceite de coco contribuye además a la salud del hígado. Se ha demostrado que nos protege de una inflamación grasa del hígado debida o no al alcoholismo.[70-71] El efecto es radical. En ratones aquejados de una afección hepática de naturaleza alcohólica, los TCM han sido capaces de reducir la inflamación y el estrés oxidativo y de revertir los daños del hígado, incluso sin haberse interrumpido la administración de alcohol.[72] El aceite de coco ha demostrado ser igualmente efectivo para proteger al hígado de las drogas y las toxinas bacterianas que se sabe que perjudican al hígado.[73-74]

Se ha observado que los dos ácidos grasos más importantes del aceite de coco —los ácidos láurico y mirístico— inhiben la enzima que contribuye al agrandamiento de la próstata. Los estudios revelan que el aceite de coco protege de la hiperplasia prostática benigna con más eficacia incluso que el *saw palmetto* o palma enana americana, una planta medicinal muy alabada por sus efectos anti-hiperplásicos.[75-76]

Del mismo modo, el aceite de coco ayuda a reducir el dolor y la inflamación asociados con la artritis inducida por métodos químicos en los animales de laboratorio y a revertir los síntomas de la artritis en seres humanos.[77-78] Ha demostrado también su utilidad en la prevención y el tratamiento del deterioro dental y la gingivitis.[79-80]

La alta concentración de ácidos grasos saturados y sus efectos antioxidantes hacen que el aceite de coco sea muy estable a altas temperaturas y en contacto con el oxígeno, por lo cual tiene un plazo de caducidad relativamente largo y es excelente para cocinar. A diferencia de los aceites vegetales poliinsaturados e incluso monoinsaturados, el de coco no se oxida con facilidad al calentarse a temperaturas de cocinado normales. Es uno de los aceites más seguros de usar para cocinar los alimentos.

Los beneficios asociados al aceite de coco se deben a varios de sus componentes, como los TCM y los polifenoles, así como a la alta concentración y la singular mezcla de ácidos grasos saturados. La suma total de estos y otros beneficios es exclusiva del aceite de coco; ningún otro aceite alimentario, ni siquiera el de TCM, tiene cualidades similares. En contra de lo que aseguran algunos autores, el aceite de TCM no es equivalente, mucho menos superior, al aceite de coco. Trataremos el tema con más detalle en el capítulo 3.

Como ves, el aceite de coco es mucho más que una simple fuente de triglicéridos de cadena media o una fuente alimentaria de cetonas. En mi libro *El coco cura: cómo prevenir y curar numerosos problemas de salud con esta maravillosa fruta,*[*] hago un examen más detallado de los efectos que tiene para la salud el aceite de coco. Por todas las razones que acabo de exponer, este aceite puede mejorar

---

[*] Versión en castellano publicada por Editorial Sirio.

considerablemente los resultados de la dieta cetogénica y debería ser el aceite que se empleara por excelencia en ella.

Me gustaría subrayar que aunque las cetonas, los TCM y el aceite de coco son altamente beneficiosos y pueden utilizarse sin adoptar necesariamente la dieta cetogénica, cuando se combinan con ella se intensifican los efectos. Reducir la ingesta de azúcar e hidratos de carbono y aumentar el consumo de grasas saludables puede tener un drástico efecto positivo en los niveles de glucosa e insulina en sangre que no es posible reproducir simplemente incluyendo suplementos dietéticos cetogénicos o TCM en la dieta. El tema se tratará con más detalle en el capítulo 4.

LAS CETONAS EXÓGENAS

Tradicionalmente, el único modo posible de elevar los niveles de cetonas en sangre era con el ayuno, una dieta cetogénica o el consumo de una fuente de ácidos grasos de cadena media, como los aceites de coco o de TCM. Sin embargo, en los últimos años se han introducido en el mercado los suplementos dietéticos de cetonas, que no son triglicéridos de cadena media sino sales cetónicas, compuestas de betahidroxibutirato combinado con potasio o calcio para facilitar la absorción, las cuales elevan directamente los niveles de cetonas en sangre. Este es el tipo de cetonas que se usan actualmente en todos los suplementos dietéticos comerciales. Los investigadores utilizan una forma de cetonas diferente, denominada *ésteres cetónicos*, en los que el betahidroxibutirato está unido a un alcohol, pero que en la actualidad se usan exclusivamente en las investigaciones. A diferencia de las cetonas endógenas, es decir, producidas en el cuerpo por la acción del hígado, a estos productos se les da el nombre de *cetonas exógenas* porque tienen su origen en una fuente ajena al organismo.

La ventaja de los suplementos de cetonas es que ofrecen una fuente de cetonas casi instantánea, sin necesidad de cambiar la dieta o de consumir grandes cantidades de aceite de TCM o de coco, y sus beneficios para la salud son idénticos a los de las cetonas endógenas descritos en este capítulo. A mucha gente le resulta más fácil disolver una cucharada de cetonas en un vaso de agua o de zumo y bebérselo que efectuar cambios drásticos en la dieta o tomarse varias cucharadas de aceite de TCM. Otra ventaja es que no provocan malestar, como ocurre cuando se consume aceite de TCM o de coco en grandes cantidades. Las cetonas exógenas permiten elevar las cetonas en sangre hasta niveles terapéuticos con una sola dosis disuelta en un poco de agua, niveles que normalmente perduran varias horas seguidas y que es posible mantener el día entero con solo tomar dos o tres dosis a distintas horas.

Claro está que las cetonas exógenas tienen algunas desventajas; las principales son su elevado precio y que tienen un sabor espantoso. He oído decir en más de una ocasión que tomarlas es como beber queroseno. Coincido plenamente; por eso algunas marcas añaden aromatizantes y edulcorantes a sus productos para hacerlos más gratos al paladar. Hay quien ha expresado su preocupación por que las sales cetónicas puedan provocar un desequilibrio de los electrolitos y opina por tanto que tal vez sea conveniente ingerir una solución electrolítica si orinamos con demasiada frecuencia tras ingerirlas. Aunque un suplemento de cetonas nos ofrecerá los mismos beneficios que las cetonas, no nos reportará los excepcionales beneficios de los TCM descritos en el apartado sobre los efectos terapéuticos del aceite de coco.

Una de las principales ventajas de la dieta cetogénica es la ingesta restringida de hidratos de carbono, que da lugar a niveles más bajos de glucosa e insulina en sangre y reduce la formación de productos finales de glicación avanzada. Esto significa que tomar un suplemento de cetonas no es lo mismo que seguir una dieta cetogénica. Se podrían consumir cetonas pero, no obstante, seguir con una dieta alta en hidratos de carbono, tomar demasiado azúcar o ingerir demasiadas calorías, todo lo cual anularía algunos de los efectos beneficiosos de una dieta cetogénica. Es muy fácil incorporar la costumbre de tomar un suplemento sin tener que cambiar los malos hábitos de alimentación. Pero precisamente uno de los beneficios de *hacerse cetogénico* es romper con los malos hábitos y adicciones, por ejemplo con la adicción al azúcar, y nos sentiremos menos motivados a cambiar de hábitos alimentarios si, en su lugar, podemos hacer algo tan fácil como tomar un «cetosuplemento».

Si tienes diabetes, cáncer, alzhéimer o algún otro trastorno metabólico, es esencial para tu salud que sigas una dieta baja en carbohidratos. Si continúas comiendo azúcar y dulces, no es fácil que los suplementos de cetonas eliminen sus efectos negativos: el azúcar altera la regulación de la glucosa y la insulina, deprime el sistema inmunitario, daña las proteínas, acelera el envejecimiento de los tejidos y la producción de radicales libres y altera el microbioma intestinal creando un ambiente muy poco saludable, por mencionar solo algunos de sus efectos poco gratos. En estas circunstancias, tomar un suplemento de cetonas probablemente no ayude a impedir o revertir una enfermedad degenerativa más de lo que ayudaría tomar un suplemento vitamínico. Los suplementos de vitaminas pueden sernos útiles, pero no previenen contra la diabetes, el cáncer ni ninguna enfermedad degenerativa; para eso tenemos que cambiar la dieta. Como su propio nombre indica, un *suplemento* tiene la función de suplementar una buena dieta, no de reemplazarla. Las cetonas exógenas pueden sernos útiles, pero sobre todo si las combinamos con una dieta equilibrada, baja en carbohidratos o cetogénica.

Los suplementos de cetonas son todavía un producto nuevo y no se han realizado aún estudios sobre sus posibles efectos secundarios o su eficacia a largo plazo. Aunque parecen ser relativamente inofensivos, en realidad no sabemos qué efectos pueden tener con el tiempo si se combinan con la típica dieta alta en carbohidratos o baja en grasas, ni hay tampoco ninguna garantía de que puedan atribuírseles todos los beneficios de la dieta cetogénica descritos en este libro. En mi experiencia personal, por lo que he visto en un número considerable de pacientes, me atrevería a decir que los efectos terapéuticos de la suplementación de cetonas disminuyen con el uso continuado y en presencia de una dieta alta (o normal) en hidratos de carbono. Por esta razón, podría ser beneficioso utilizar los suplementos solo periódica o cíclicamente, pero no de forma continua.

NUESTRA DIETA ANCESTRAL

Exceptuando posiblemente el caso de ciertas enfermedades muy serias, como la epilepsia y el alzhéimer, la cetosis cíclica parece ser más ventajosa en muchos aspectos que mantener una cetosis continuada durante un periodo prolongado. En realidad, se trata de un ciclo natural que el ser humano ha experimentado a lo largo de su historia. Nuestros antepasados lejanos llevaban una existencia de extremos: pasaban del festín a la hambruna. Cuando la caza se daba bien y los productos vegetales maduraban y abundaban, comían hasta saciarse. Durante el invierno o en épocas de hambruna, o cuando no había caza, a menudo ayunaban. Lo habitual era que pasaran del consumo abundante de alimentos a la privación, con varios grados intermedios. Naturalmente, habría épocas en que no tendrían qué comer y épocas en que habrían de conformarse con una sola comida frugal al día, sin otro recurso muchas veces que los restos de carne o grasa de la cacería anterior. Estos periodos se prolongarían en ocasiones días o semanas, en cuyo caso nuestros antepasados entrarían de un modo natural en estado de cetosis. Luego, cuando volvieran a disponer de caza o alimentos ricos en hidratos de carbono, comerían hasta estar satisfechos y su cuerpo se adaptaría de nuevo a quemar glucosa. De este modo, experimentarían continuamente ciclos de cetosis y no cetosis.

Ni siquiera en las sociedades agrícolas, en las que se almacenaban los cereales y otros productos para los meses de invierno, estaba garantizado el suministro continuo de alimentos. Las cosechas podían arruinarse, y a menudo se arruinaban. Hasta que a principios del siglo XX la tecnología agilizó el transporte, la producción y la conservación de los alimentos, no dispusimos de comida en abundancia todo el año. Sin embargo, aunque la tecnología nos permitió por una parte disponer de alimentos, muchos de ellos fueron sufriendo alteraciones: empezaron a procesarse, refinarse y combinarse con aditivos químicos, azúcares, edulcorantes y otra diversidad de sustancias que fueron reduciendo notablemente el contenido nutricional de los productos, además de introducir en ellos muchas sustancias nocivas para la salud. Como consecuencia, aunque por primera vez en la historia humana disponíamos de abundantes alimentos en cualquier época del año, su valor nutritivo era mucho menor que el de los alimentos naturales de nuestros antepasados. Obteníamos una gran cantidad de calorías, pero nos nutrían mucho menos, y el resultado fue que las enfermedades degenerativas crónicas empezaron a proliferar.

Para recuperar la salud y detener esta epidemia de enfermedades degenerativas, mucha gente ha propuesto volver al tipo de dieta ancestral compuesta por alimentos naturales integrales. Hay quienes han planteado como solución retornar al tipo de alimentación que era habitual antes del procesamiento moderno de los alimentos y basar la dieta en productos agrícolas, lácteos, cereales y carnes frescos de producción orgánica. Otros abogan por retornar a una dieta más primitiva, la de nuestros antepasados paleolíticos, adaptándola a los productos de los que disponemos en la actualidad aunque ciñéndonos a los tipos de alimentos que se cree que tenían a su alcance estos antepasados nuestros. Quienes adoptan estas dietas ancestrales aseguran, en su mayoría, haber notado una mejoría sustancial de su estado general de salud. Y la mejoría podría ser mucho mayor si emularan igualmente con más fidelidad los hábitos alimentarios de nuestros ancestros.

Lo que les falta a estas dietas ancestrales y paleolíticas modernas, y que formó parte integral de las dietas originales durante generaciones, es la alternancia sistemática de ciclos de cetosis y no cetosis. Debido a la irregularidad de los periodos de abundancia de alimentos en épocas remotas, una auténtica dieta ancestral debería incluir periodos de cetosis. Para tratar las enfermedades crónicas más comunes, lo ideal es combinar cíclicamente una dieta cetogénica de alimentos integrales con una dieta saludable, paleolítica o baja en hidratos de carbono, para conseguir óptimos resultados.

HECHOS PROBADOS
SOBRE LAS GRASAS

LAS GRASAS SON BUENAS PARA LA SALUD

Uno de los rasgos distintivos de la dieta cetogénica es el consumo de un alto porcentaje de grasas. Y teniendo en cuenta que las grasas constituyen entre un 60 y un 90% del total de calorías que se consumen, es importante el tipo de grasas que elijamos. No todas las grasas son iguales. Algunas favorecen la buena salud y otras pueden perjudicarla. Las grasas inadecuadas pueden contrarrestar muchos de los beneficios de la dieta cetogénica y hacerla menos útil y ventajosa, e incluso provocar algunos problemas de salud. De hecho, algunos de los efectos secundarios adversos que a veces la gente dice experimentar cuando adopta la dieta cetogénica se derivan indudablemente de ingerir grasas de tipo inadecuado.

La publicidad y la propaganda destinadas a salvaguardar los intereses del mercado han influenciado y distorsionado peligrosamente la concepción que tenemos de las grasas dietéticas. Se nos aconseja que reduzcamos al mínimo la ingesta de grasas para perder peso o estar sanos, y además se nos cuenta que algunas grasas son beneficiosas y otras son perjudiciales. Las grasas saturadas se llevan la palma de las críticas y se las culpa de contribuir prácticamente a todos los problemas de salud que sufre la humanidad, mientras que se alaba la bondad de los aceites vegetales poliinsaturados, la margarina y las mantecas vegetales. La verdad es que la mayoría de las grasas saturadas, y en particular el aceite de coco, están entre las grasas más saludables que podemos consumir, y en cambio muchos aceites poliinsaturados pueden representar un alto riesgo para la salud.

Las grasas son un nutriente esencial. Son necesarias para tener buena salud y conservarla. Necesitamos ingerirlas para obtener los máximos beneficios nutricionales de otros alimentos. Las grasas aumentan la biodisponibilidad y la absorción de los nutrientes contenidos en los alimentos que ingerimos. Al ralentizar el paso de los alimentos por el estómago y el aparato digestivo, les permiten empaparse de los jugos gástricos y las enzimas digestivas, y como consecuencia los alimentos liberan más nutrientes, sobre todo minerales que normalmente están fuertemente fijados a otros compuestos, y el cuerpo los absorbe.

Las dietas bajas en grasas son de hecho perjudiciales, porque impiden una digestión completa de los alimentos y restringen la absorción de nutrientes, lo cual provoca deficiencias de vitaminas y minerales. El calcio, por ejemplo, necesita de las grasas para ser debidamente absorbido, y esta es la razón por la que las dietas bajas en grasas contribuyen a la osteoporosis. Es curioso que tendamos a evitar las grasas todo lo posible y a comer alimentos bajos en ellas, como la leche desnatada o semidesnatada, a fin de obtener calcio, cuando en realidad el consumo de lácteos con un bajo contenido en grasas impide una correcta absorción de este mineral. Esta podría ser una de las razones por las que la gente bebe grandes cantidades de leche y toma suplementos de calcio a puñados y sin embargo sigue sufriendo de osteoporosis. Muchas hortalizas son buenas fuentes de calcio, pero para aprovecharlo debemos consumirlas acompañadas de mantequilla y nata u otros alimentos ricos en grasas.

Las grasas hacen más asequibles y fáciles de absorber prácticamente todas las vitaminas y minerales, y son esenciales para absorber debidamente los nutrientes liposolubles. Entre ellos se encuentran las vitaminas A, D, E y K y nutrientes como el alfacaroteno, el betacaroteno y otros carotenoides, así como la coenzima Q10, tan importante para la buena salud cardíaca.

Muchas de las vitaminas liposolubles tienen una función antioxidante y nos protegen así de los daños que causan los radicales libres, de modo que al reducir la cantidad de grasas que ingerimos, limitamos la cantidad de antioxidantes que pueden protegernos de las destructivas reacciones de dichos radicales libres. Las dietas bajas en grasas aceleran la degeneración y el envejecimiento corporales, y tal vez este sea uno de los motivos que explican el aspecto pálido y enfermizo que suelen tener quienes siguen una dieta muy baja en grasas más de unos pocos días seguidos.

Los carotenoides son nutrientes liposolubles que se encuentran en las frutas y hortalizas; el más conocido es el betacaroteno. Todos ellos tienen propiedades antioxidantes, y numerosos estudios han demostrado que estos y otros antioxidantes liposolubles, como las vitaminas A y E, protegen de las enfermedades degenerativas y mejoran la función del sistema inmunitario.

El brócoli y las zanahorias, por ejemplo, contienen betacaroteno, pero si no se ingieren junto con aceite, no se obtienen todos los beneficios de las vitaminas liposolubles presentes en ellos. Por mucho que comamos frutas y hortalizas repletas de antioxidantes y otros nutrientes, si no las acompañamos de grasas, absorberemos solo una porción mínima de esos nutrientes tan esenciales. Y tomar un suplemento vitamínico no nos servirá de mucho, ya que también este necesita grasas para facilitar una absorción óptima. Por tanto, una dieta baja en grasas puede ser de hecho perjudicial para la salud.

¿Tan importante es el efecto de las grasas para la absorción de los nutrientes liposolubles? Te sorprenderías. En un estudio realizado en la Universidad Estatal de Ohio, se investigó la absorción de tres carotenoides (betacaroteno, licopeno y luteína) en comidas que contenían grasas añadidas. Se utilizó el aguacate como fuente de grasa, por ser relativamente alto en ácidos grasos monoinsaturados, y se midieron los niveles de estos tres nutrientes antes y después de ingerir las comidas.

En la primera parte del estudio, a los once participantes se les dio una comida que consistía en pan y salsa mexicana sin grasas. Al día siguiente, se les dio la misma comida, pero en esta ocasión se había añadido aguacate a la salsa para incrementar el contenido graso del plato y que representara alrededor del 37% de las calorías. Añadir una fuente de grasas a la comida elevó los niveles de betacaroteno en sangre 2,6 veces y los de licopeno 4,4 veces, lo cual demuestra que añadir un poco de grasa a los alimentos que ingerimos puede duplicar, triplicar o cuadruplicar la absorción de nutrientes.

En la segunda parte del estudio, los sujetos comieron una ensalada. La primera contenía lechuga romana, espinacas tiernas, zanahoria rallada y un aliño sin grasa, con un contenido total en grasas de alrededor del 2%. Tras añadirse aguacate, el contenido en grasas saltó al 42%. La ensalada con mayor proporción de grasas elevó 7 veces los niveles de luteína en sangre y, por increíble que parezca, ¡18 veces los niveles de betacaroteno! Es asombroso poder incrementar hasta este punto el contenido en nutrientes con solo añadir una fuente de grasas. Ten presente que no es la grasa la que aporta estos nutrientes; solo hace que el cuerpo pueda extraer una mayor cantidad de nutrientes de los ingredientes de la ensalada.

En un estudio similar que llevó a cabo otro grupo de investigadores, a los sujetos se les dio de comer ensalada con distintos aliños, cada uno con un contenido en grasas diferente. La ensalada con aliño sin grasas dio como resultado una absorción insignificante de carotenoides. El aliño bajo en grasas aumentó ligeramente la absorción de nutrientes, pero el alto en grasas mostró un aumento significativo. Los investigadores se sorprendieron no solo de que añadir grasas a las comidas aumentara tanto la absorción de nutrientes, sino también de lo poco que absorbemos de los alimentos si las grasas están ausentes.

Por tanto, si quieres obtener todos los nutrientes posibles de un tomate, unas judías verdes, unas espinacas o cualquier otra hortaliza o producto bajo en grasas, tienes que añadirle un poco de grasa. Comer verduras sin grasa añadida es, de hecho, igual que comer una comida pobre en nutrientes. Es importante añadir un poco de grasa a la dieta para obtener la máxima nutrición de los alimentos que ingerimos. Incorporar grasa a nuestras comidas es como añadirles un potente suplemento multivitamínico y mineral; por eso no es necesario utilizar suplementos básicos de vitaminas y minerales con una dieta cetogénica.

La cantidad de grasas que se consume habitualmente varía de unas partes del mundo a otras. Hay gente que las toma en abundancia y gente que ingiere un porcentaje de grasas relativamente pequeño. En muchas dietas tradicionales, históricamente las grasas han sido las encargadas de proporcionar entre el 60 y el 90% de la ingesta total de calorías (y en su gran mayoría eran grasas saturadas). Las comunidades de algunas islas del océano Pacífico obtenían de las grasas hasta un 60% de las calorías totales, de las cuales un 50% eran grasas saturadas, principalmente procedentes del coco.[1] Aunque estos pueblos consumían grandes cantidades de grasas, no se conocían en ellos las enfermedades coronarias, la diabetes o el alzhéimer. Hoy en día hay poblaciones relativamente aisladas que siguen consumiendo grasas naturales y no sufren ninguna de las patologías degenerativas comunes en nuestra sociedad moderna.[2-3]

CURSO BREVE DE GRASAS Y ACEITES
Ácidos grasos y triglicéridos

Los términos *grasa* y *aceite* a menudo se usan indistintamente. Aunque no hay una auténtica diferencia entre ellos, por lo general se considera que las grasas adquieren estado sólido a temperatura ambiente mientras que los aceites conservan el estado líquido. Diríamos que la manteca de cerdo, por ejemplo, es una grasa mientras que el aceite de maíz se incluiría entre los aceites.

Las grasas y los aceites están compuestos de moléculas denominadas *ácidos grasos*, clasificados en tres categorías dependiendo de su grado de saturación: *saturados*, *monoinsaturados* y *poliinsaturados*. Son términos que se usan continuamente, pero ¿qué hace que una grasa sea insaturada? Y ¿de qué está saturada una grasa?

Los ácidos grasos están compuestos casi por entero de dos elementos: carbono (C) e hidrógeno (H). Los átomos de carbono están unidos entre sí como los eslabones de una larga cadena, y a cada átomo de carbono se agregan dos átomos de hidrógeno. En un ácido graso saturado, cada átomo de carbono está unido a dos átomos de hidrógeno (ver las ilustraciones más delante), es decir, está «saturado de» o «sujeto a» tantos átomos de hidrógeno como le es posible. Los átomos de hidrógeno siempre se anexionan al carbono por pares. Si falta un par de átomos de hidrógeno, tendremos un ácido graso monoinsaturado; el prefijo *mono* indica que falta un par de átomos de hidrógeno, mientras que *insaturado* indica que el ácido graso no está plenamente saturado de átomos de hidrógeno. Y si faltan dos, tres o más pares de átomos de hidrógeno, tendremos un ácido graso poliinsaturado (pues, como sabemos, *poli* significa 'más de uno').

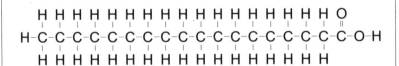

Ácido graso saturado de 18 átomos de carbono

$$H-C-C-C-C-C-C-C-C-C=C-C-C-C-C-C-C-C-C-O-H$$

Ácido graso monoinsaturado de 18 átomos de carbono

$$H-C-C-C-C-C-C=C-C-C=C-C-C-C-C-C-C-C-C-O-H$$

Ácido graso poliinsaturado de 18 átomos de carbono

Los ácidos grasos del aceite con el que aliñas la ensalada de la cena y cocinas la carne y las hortalizas que comes –de hecho, incluso tu grasa corporal– se presentan en forma de *triglicéridos*. Un triglicérido no es más que el conjunto de tres ácidos grasos unidos por una molécula de glicerina; por tanto, los triglicéridos pueden ser saturados, monoinsaturados o poliinsaturados.

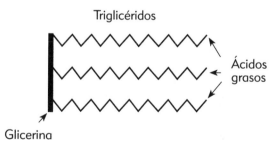

Triglicéridos

Ácidos grasos

Glicerina

Todos los aceites vegetales y las grasas animales contienen una mezcla de ácidos grasos saturados, monoinsaturados y poliinsaturados. Afirmar que una determinada grasa o aceite es saturado o monoinsaturado es simplificar en exceso: ninguno es exclusivamente saturado o poliinsaturado. Suele decirse que el aceite de oliva es «monoinsaturado» porque predominantemente lo es, pero contiene también algunos ácidos grasos poliinsaturados y saturados (ve a la página 64).

En general, las grasas animales son las que contienen una mayor cantidad de ácidos grasos saturados, y los aceites vegetales los que contienen la mayor cantidad de ácidos poliinsaturados. Los aceites de palma y de coco son una excepción, pues, pese a ser vegetales, contienen una gran cantidad de ácidos grasos saturados.

Los triglicéridos de cadena corta, media y larga

Los distintos tipos de ácidos grasos pueden clasificarse en tres categorías principales dependiendo de su tamaño o, más exactamente, de la longitud de sus cadenas de carbono: ácidos grasos de cadena larga (de catorce a veintidós átomos de carbono), de cadena media (seis a doce átomos de carbono) y de cadena corta (dos a cinco átomos de carbono). Cuando un triglicérido está compuesto por tres ácidos grasos de cadena media, se denomina *triglicérido de cadena media* (TCM), y otro tanto ocurre con los *triglicéridos de cadena larga* (TCL) y los *triglicéridos de cadena corta* (TCC).

Triglicérido de cadena larga

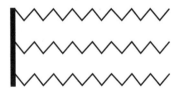

Triglicérido de cadena media

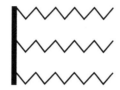

Los TCL son con diferencia los que más abundan en nuestra dieta: llegan a constituir alrededor del 97% de los triglicéridos que consumimos. Los TCM constituyen la mayor parte del 3% restante, y los TCC son muy escasos. Los ácidos grasos con cadenas de un máximo de doce átomos de carbono se metabolizan de modo diferente a los que contienen cadenas de catorce átomos o más. Por consiguiente, muchos de los triglicéridos de cadena media o corta se convierten en cuerpos cetónicos independientemente de la cantidad de hidratos de carbono o de glucosa que contenga la dieta, mientras que los TCL solo se convierten en cuerpos cetónicos durante una restricción drástica de la glucosa, como cuando ayunamos o consumimos una dieta cetogénica.

La mayoría de las grasas y los aceites están compuestos en su totalidad de triglicéridos de cadena larga. Hay muy pocas fuentes saludables de triglicéridos de cadena media. La fuente natural más rica en estos es con diferencia el aceite de coco, compuesto en un 63% de TCM, seguido inmediatamente del aceite de palmiste (la semilla de la palma africana), que contiene un 53% de TCM. En tercera posición, pero mucho más distante, está la mantequilla, con solo un 12% de ácidos grasos de cadena media y corta. La leche, de cualquier especie de mamífero, contiene triglicéridos de cadena media (la leche humana más que la de la vaca, la cabra y la de otros animales). Las cetonas producidas por los TCM son esenciales para el desarrollo cerebral infantil, y cubren el 25% de las necesidades energéticas del cerebro. Dado que el cerebro humano es, con respecto al resto del cuerpo, proporcionalmente mayor que

Comparación de grasas dietéticas

	Ácidos grasos saturados	Ácidos grasos monoinsaturados	Ácidos grasos poliinsaturados
Aceite de cártamo	9%		78%
Aceite de pepitas de uva	7%	21%	72%
Aceite de girasol	11%	20%	69%
Aceite de nuez	10%	24%	66%
Aceite de maíz	13%	25%	62%
Aceite de soja	15%	24%	61%
Aceite de algodón	27%	19%	54%
Aceite de sésamo	15%	42%	43%
Aceite de cacahuete	18%	48%	34%
Aceite de canola	7%	62%	31%
Aceite de hueso de melocotón	6%	63%	31%
Grasa de pollo	31%	47%	22%
Aceite de almendra	9%	73%	18%
Aceite de aguacate	12%	74%	14%
Manteca de cerdo	41%	47%	12%
Aceite de palma (pulpa del fruto)	50%	40%	10%
Aceite de oliva	14%	77%	9%
Aceite de nueces de macadamia	14%	79%	7%
Sebo de ternera	52%	44%	4%
Mantequilla/*Ghee* (mantequilla clarificada)	66%	30%	4%
Aceite de palmiste (semilla del fruto)	82%	15%	3%
Aceite de coco	92%	6%	2%

el de todos los demás animales, también es mucho mayor nuestra necesidad de triglicéridos de cadena media.

Todos los TCM importantes para la salud humana son grasas saturadas.

ÁCIDOS GRASOS POLIINSATURADOS
Los ácidos grasos esenciales

Los ácidos grasos poliinsaturados abundan particularmente en los alimentos de origen vegetal. Los aceites de soja, cártamo, girasol, algodón, maíz y linaza están compuestos predominantemente de ácidos grasos poliinsaturados y, por tanto, se denominan comúnmente *aceites poliinsaturados*.

Algunos ácidos grasos se consideran esenciales. Esto significa que nuestro cuerpo no puede fabricarlos a partir de otros ingredientes, por lo cual deben estar presentes en nuestra dieta si queremos conseguir y mantener una buena salud. Nuestro cuerpo puede fabricar ácidos grasos saturados y monoinsaturados a partir de otros alimentos, pero como no es capaz de fabricar ácidos grasos poliinsaturados, es *esencial* que incluyamos estos últimos en nuestra dieta.

Cuando hablamos de grasas saturadas, monoinsaturadas y poliinsaturadas, no estamos refiriéndonos solo a tres tipos de ácidos grasos, sino a tres familias de ácidos grasos. Hay muchos tipos diferentes de ácidos grasos saturados, así como de ácidos grasos monoinsaturados y poliinsaturados. Dos familias de ácidos grasos poliinsaturados importantes para la salud humana son la de los *omega-6* y la de los *omega-3*, y dentro de ellas hay dos ácidos grasos que se consideran esenciales —el ácido linoleico y el ácido alfalinoleico— porque con ellos dos el cuerpo puede fabricar los demás. Estos son los ácidos grasos esenciales (AGE) de los que tanto hablan los nutricionistas. El ácido linoleico pertenece a la familia omega-6 y el alfalinoleico, a la familia omega-3. Entre los ácidos grasos omega-3 están el ácido alfalinoleico, que se encuentra en los productos de origen vegetal (por ejemplo, en las semillas de lino), y los ácidos eicosapentaenoico (EPA) y docosahexaenoico (DHA), presentes en los productos de origen animal.

Teóricamente, si consumimos un alimento rico en ácido linoleico, el cuerpo puede fabricar a partir de él todos los demás ácidos grasos omega-6 que necesita, y si tenemos una fuente adecuada de ácido alfalinoleico, puede fabricar todos los demás ácidos grasos omega-3.

Los estudios nutricionales indican que necesitamos que aproximadamente el 3% del total de las calorías que ingerimos provengan de los AGE. En una dieta típica de 2.000 calorías, esto equivaldría a unos 7 g, que no es una cantidad excesiva. Si una cucharadita son 5 g, quiere decir que una cucharadita y media, o media cucharada, de ácidos grasos esenciales cubrirá nuestras necesidades diarias.

Por el hecho de que se los considere «esenciales», la gente suele pensar que estos ácidos grasos poseen propiedades particularmente beneficiosas para la salud y que cuanto más los consumamos, tanto mejor. Pero no es así necesariamente. Aunque debemos incluirlos en nuestra dieta, una cantidad excesiva puede ser contraproducente. Se ha visto que un consumo de ácido linoleico superior al 10% del total calórico puede producir problemas circulatorios, cardiopatías, cáncer, afecciones hepáticas, trastornos cerebrales degenerativos y deficiencias vitamínicas.[4-6] Por esta razón, los aceites ricos en ácido linoleico deben estar restringidos en la dieta.

Peroxidación lipídica

Uno de los motivos por los que las grasas poliinsaturadas tienen el potencial de causar problemas de salud es su alta vulnerabilidad a la oxidación. Cuando las grasas poliinsaturadas se oxidan, se vuelven tóxicas. Las grasas oxidadas son grasas rancias; los radicales libres son producto de la oxidación.

Cuando el oxígeno reacciona normalmente con un compuesto, este se «oxida», y el proceso se llama *oxidación*. Los ácidos grasos poliinsaturados se oxidan rápidamente, y, en este caso, el proceso en términos bioquímicos se denomina *peroxidación de los lípidos*. *Lípidos* es el término con que se designa en bioquímica a las grasas o aceites, y *peroxidación* se refiere a un proceso de oxidación de las grasas insaturadas que produce peróxido (un óxido que contiene el nivel más alto de oxígeno) y radicales libres.

Cuando los aceites poliinsaturados se exponen al calor, la luz o el oxígeno, espontáneamente se oxidan y forman esos destructivos radicales libres que pueden atacar a los ácidos grasos insaturados y las proteínas, oxidarlos y hacer que generen a su vez más radicales libres. Es un interminable proceso de reacciones en cadena.

Los aceites vegetales líquidos pueden ser engañosos, porque presentan un aspecto y un sabor inofensivos incluso después de haberse puesto rancios. Es posible que el aceite no huela mal y tenga el mismo color que el día que lo compraste, y sin embargo esté repleto de esos radicales libres tan destructivos. En cuanto se extrae el aceite de las semillas, se pone en marcha el proceso de oxidación. Cuanto más expuesto esté al calor, la luz y el oxígeno, antes se oxida. Para cuando el aceite se ha procesado y embotellado, ya se ha oxidado en cierta medida, y mientras permanece en el almacén, en el remolque del camión, en el supermercado o en el armario de la cocina, sigue oxidándose. El aceite que compramos en la tienda está ya rancio hasta cierto punto. En un estudio, se analizaron varios aceites comprados en distintos establecimientos de una localidad para ver el grado de oxidación de sus ácidos grasos poliinsaturados.[7] Se encontró oxidación en cada una de las muestras examinadas. Los que contenían conservantes químicos añadidos estaban menos oxidados que los conservados con vitamina E u otros conservantes naturales. Y cuando usamos estos aceites para cocinar, la oxidación se acelera notablemente. Por eso nunca se debería cocinar ningún alimento con un aceite poliinsaturado.

La oxidación se produce también dentro del cuerpo, y la única defensa que tenemos frente a los radicales libres son los antioxidantes, que detienen la reacción en cadena que generaría nuevos radicales libres. Si consumimos demasiado aceite vegetal procesado, los radicales libres que se crean reducen los nutrientes de los antioxidantes —como las vitaminas A, C y E, y también el zinc y el selenio— y pueden provocar deficiencias nutricionales.

Las grasas poliinsaturadas están presentes en todas nuestras células en uno u otro grado. Un ácido graso poliinsaturado que se encuentre en una membrana celular y reciba el ataque de un radical libre se oxidará y se convertirá en radical libre a su vez, tras lo cual atacará una molécula poliinsaturada vecina, posiblemente de la misma célula. Y esta destructiva reacción en cadena continúa hasta que la célula queda gravemente dañada o destruida por completo. Las reacciones que aleatoriamente provocan en el organismo los radicales libres, día tras día y año tras año, al final pasan factura.

Hay una estrecha correlación entre el tipo de grasas que ingerimos habitualmente y la generación de radicales libres. El estrés oxidativo que causan los radicales libres afecta a todas las partes del cuerpo, incluidos los órganos sexuales, por lo que puede acarrear desequilibrios hormonales y diversos grados de infertilidad. Los ácidos grasos poliinsaturados pueden perjudicar seriamente la producción de testosterona en los testículos;[8] cuantas más grasas poliinsaturadas contenga la dieta, más bajos serán los niveles de testosterona. Por el contrario, las grasas saturadas aseguran una producción de testosterona normal. El consumo excesivo de aceites vegetales poliinsaturados interfiere asimismo en la producción de otras hormonas, como el estrógeno y las hormonas tiroideas, lo cual puede crear desequilibrios hormonales.

El sistema nervioso central es el más susceptible a experimentar cambios que provoquen una degeneración acumulativa y conduzcan a la demencia, a problemas de la vista y otros trastornos de este sistema. Diversos estudios han demostrado que existe una relación entre el consumo de aceite vegetal y los daños que provocan en el sistema central los radicales libres.

En uno de estos estudios, por ejemplo, se determinó el efecto que tienen los aceites de consumo habitual en las facultades mentales de las ratas poniendo a prueba su capacidad de aprendizaje tras situarlas en un laberinto. Se empezaron a incorporar distintos aceites a la dieta de las ratas casi recién destetadas, y el estudio se inició una vez que tuvieron una edad considerablemente avanzada, a fin de dar tiempo a que los efectos de los aceites fueran mensurables. Se evaluó el número de errores que cometían en el laberinto, y se vio que los animales que mejor lo habían hecho y que habían conservado en mejor estado sus facultades mentales eran los que se habían alimentado con grasas saturadas. Los que habían tomado aceites poliinsaturados en la dieta fueron los primeros en perder las facultades mentales.[9]

La degeneración macular vinculada al envejecimiento es la causa de ceguera más común en Estados Unidos, Canadá, Australia y la mayoría de los países industrializados. La incidencia de esta afección se ha disparado en los últimos treinta años, y varios estudios han demostrado que el principal culpable de este aumento alarmante es el alto consumo de aceites vegetales insaturados.[10-12]

Las grasas saturadas son muy resistentes a la oxidación. No forman radicales libres. De hecho, actúan más como antioxidantes protectores, pues impiden la oxidación y la formación de radicales libres. Una dieta alta en grasas saturadas saludables puede contribuir a evitar la peroxidación lipídica que acelera el envejecimiento y promueve la enfermedad.

Sustituir los ácidos grasos poliinsaturados por ácidos grasos saturados y monoinsaturados puede reducir los riesgos asociados con los radicales libres. Además, una dieta rica en nutrientes antioxidantes, como la vitamina E y el betacaroteno, protegerá de la oxidación a los ácidos grasos poliinsaturados que haya en el cuerpo.

Aceites vegetales corrompidos por las altas temperaturas

Muchos cocineros recomiendan utilizar aceites vegetales poliinsaturados para cocinar y preparar los alimentos por ser una alternativa «saludable» a las grasas saturadas. La ironía es que los aceites vegetales insaturados son los que, cuando se utilizan para cocinar, forman una diversidad de compuestos tóxicos mucho más perjudiciales para la salud de lo que podría ser ninguna grasa saturada. Los aceites vegetales poliinsaturados son los menos apropiados para cocinar.[13]

Cuando los aceites vegetales se calientan, debido a su inestabilidad los ácidos grasos poliinsaturados se transforman fácilmente en compuestos nocivos, entre ellos uno particularmente maligno denominado *4-hidroxi-2-nonenal* (4-HNE). Cuando cocinamos con aceites poliinsaturados, la comida está plagada de estas sustancias dañinas.

Incluso calentarlos a bajas temperaturas daña la delicada estructura química de los ácidos grasos poliinsaturados. Cocinar los alimentos a altas temperaturas acelera la oxidación y las reacciones químicas perjudiciales. Numerosos estudios, algunos de ellos publicados ya en 1930, han demostrado los efectos nocivos de consumir aceites vegetales calentados al fuego.

En los últimos veinte años, incontables estudios han encontrado una relación entre el 4-HNE y un elevado riesgo de sufrir enfermedades cardiovasculares, párkinson, alzhéimer, la enfermedad de Huntington, problemas hepáticos, osteoporosis, artritis y cáncer. Cada vez que usas aceites vegetales insaturados para cocinar u hornear estás creando 4-HNE.

Una de las afecciones vinculadas con los 4-HNE de los aceites vegetales calentados son las enfermedades cardiovasculares. Puede que esta afirmación te sorprenda, ya que los aceites vegetales insaturados son supuestamente beneficiosos para el corazón, pero varios estudios recientes han demostrado con claridad la relación entre los 4-HNE y las enfermedades coronarias.[14-16] Otros estudios han revelado asimismo la presencia de altos niveles de estos compuestos nocivos en las regiones del cerebro dañadas en pacientes de alzhéimer.[17-18]

Se ha observado que las dietas en las que se utilizan aceites vegetales líquidos sometidos a altas temperaturas producen más aterosclerosis (endurecimiento de las arterias) que aquellas en las que se usa aceite vegetal sin calentar.[19] Cualquier aceite vegetal insaturado puede ser perjudicial cuando se calienta, e incluso una pequeña cantidad, sobre todo si se toma con frecuencia durante cierto tiempo, afectará a la salud. Se ha visto que los aceites oxidados dañan las paredes de los vasos sanguíneos y causan numerosas lesiones orgánicas en animales.

Los aceites más susceptibles de sufrir los daños provocados por el calentamiento son aquellos que contienen una mayor cantidad de ácidos grasos poliinsaturados. Por su composición química, los ácidos grasos monoinsaturados son más estables y soportan temperaturas más altas; sin embargo, también se oxidan y forman compuestos tóxicos si se someten a altas temperaturas. Por el contrario, los ácidos grasos saturados son termoestables y soportan temperaturas relativamente altas sin oxidarse, por lo cual son los más aconsejables para utilizar a diario en la cocina.

Los estudios muestran que nuestra dieta debe contener cierta cantidad de ácidos grasos poliinsaturados, pero si todos los aceites vegetales poliinsaturados que se comercializan están rancios en uno u otro grado incluso antes de que los compremos, y se vuelven aún más perjudiciales para la salud cuando los usamos para cocinar los alimentos, ¿de dónde obtendremos la dosis diaria de ácidos grasos esenciales que necesitamos? La respuesta es muy simple: podemos obtenerlos, como hacían nuestros antepasados, ¡de la comida! No necesitas consumir aceites vegetales procesados para satisfacer la necesidad diaria de ácidos grasos esenciales; puedes obtenerlos todos de los alimentos, que es la mejor forma de obtenerlos, porque mientras continúan en sus contenedores celulares originales, están a salvo de los efectos dañinos del oxígeno y protegidos por antioxidantes naturales que los mantienen en buen estado.

El ácido linoleico se encuentra en casi todos los productos vegetales y animales –carnes, huevos, frutos secos, cereales, legumbres y hortalizas–. En realidad, abunda hasta tal punto en la dieta que no es fácil que suframos una deficiencia de ácido linoleico. Menos comunes son los ácidos grasos poliinsaturados omega-3 (ácido alfalinoleico, EPA, DHA), presentes en las semillas, las hortalizas de hoja verde, las algas, los huevos, el pescado y el marisco. Puedes obtener los ácidos grasos omega-3 que necesitas asegurándote de incluir un poco de pescado, huevos y verduras en el menú semanal. La ternera alimentada con pasto y la carne de caza aportan también omega-3. El ganado que pasta en el campo incorpora los ácidos grasos de la hierba, rica en estos ácidos grasos, a sus tejidos. Por el contrario, las vacas alimentadas con cereales o piensos compuestos son una fuente pobre en omega-3.

Aceites vegetales hidrogenados

Muchos alimentos precocinados y envasados están elaborados con aceite vegetal hidrogenado o parcialmente hidrogenado. Estos aceites están entre las grasas más nocivas para la salud que uno pueda consumir, igual de perjudiciales, si no más, que los aceites poliinsaturados oxidados.

Los aceites hidrogenados se crean añadiendo al aceite vegetal líquido átomos de hidrógeno en presencia de un catalizador metálico, proceso por el cual los aceites poliinsaturados se saturan de hidrógeno y el aceite líquido se transforma en una grasa más endurecida o sólida. En el proceso de la hidrogenación, se crea además un nuevo tipo de ácidos grasos denominado *ácidos grasos trans*, grasas artificiales extrañas al cuerpo que pueden crear toda clase de problemas. «Probablemente sean las grasas más nocivas que haya habido jamás», sentencia el doctor Walter Willett, profesor de Epidemiología y Nutrición en la Facultad de Salud Pública de la Universidad de Harvard.[20] Los estudios muestran que los ácidos grasos trans pueden contribuir a la aterosclerosis y las cardiopatías, pues aumentan el colesterol LDL (el colesterol malo) en sangre y reducen el HDL (el colesterol bueno), cambios ambos muy poco deseables.[21] En la actualidad se cree que aumentan el riesgo de sufrir enfermedades cardiovasculares más que ninguna otra grasa alimentaria.[22]

Pero los ácidos grasos trans no solo afectan a la salud cardiovascular. Se los ha asociado con una diversidad de efectos adversos, entre ellos el cáncer, la esclerosis múltiple, la diverticulitis, la diabetes y otros trastornos degenerativos.[23] Los ácidos grasos trans perturban la comunicación cerebral. Los estudios muestran que, cuando los consumimos, se incorporan a la membrana de las células cerebrales, incluido el revestimiento de mielina que aísla las neuronas, y alteran la actividad eléctrica de estas células, lo cual es causa de degeneración celular y de disminución del procesamiento mental.[24]

La Administración de Alimentos y Medicamentos de Estados Unidos, presionada por muchas organizaciones de la salud y por el público, propuso una regulación que exigiera a los fabricantes incluir la cantidad de ácidos grasos trans que contuvieran los productos alimenticios en la etiqueta de su envoltorio. Antes de dar el paso, no obstante, esperó tres años a que el Instituto de Medicina estudiara el tema.

Una vez completado el estudio, el Instituto de Medicina envió un comunicado en el que declaraba que no había ningún nivel de ácidos grasos trans que no constituyera un riesgo para la salud. Lo que sorprendió a todo el mundo es que no hiciera una recomendación del porcentaje de ácidos grasos trans que se consideraba inofensivo, como suele hacer con los aditivos alimentarios, sino que declarara tajantemente que *ningún nivel* de ácidos grasos trans está exento de riesgos. Si ves un producto envasado que contiene aceite, margarina o manteca hidrogenados, ni lo toques. Si sales a comer, pregunta al encargado del restaurante qué tipo de aceite usan para cocinar. Si responde que «vegetal», casi seguro que será aceite vegetal hidrogenado; evítalo. La razón por la que puedes darlo por descontado es que el aceite vegetal normal se descompone demasiado rápido y se pone rancio. A los restaurantes les interesa reutilizar los aceites tantas veces como sea posible antes de tirarlos, y los aceites vegetales ordinarios tienen una vida demasiado corta.

Muchos de los productos que compras en el supermercado o comes en los restaurantes se han preparado o cocinado con aceite hidrogenado, sobre todo en el caso de los fritos, ya que este tipo de aceite los hace más crujientes y es más resistente a la degradación que los aceites vegetales ordinarios. Muchos alimentos procesados y congelados están también elaborados con aceites hidrogenados. Estos aceites se utilizan en todo tipo de patatas fritas, bizcochos, galletas dulces y saladas, empanadas, *pizzas* congeladas o refrigeradas, mantequillas de cacahuete, el glaseado de los pasteles y los helados, sobre todo los de consistencia cremosa.

Ácido linoleico, función inmunitaria y cáncer

En los años setenta del siglo XX, varios estudios mostraron que los animales alimentados con una dieta alta en grasas eran más propensos a desarrollar cáncer que los alimentados con dietas bajas en grasas. Los datos epidemiológicos de distintos países revelaron que había una fuerte correlación entre la incidencia de cáncer y la cantidad de grasas dietéticas consumidas. Como en aquel tiempo las grasas saturadas estaban condenadas, por considerárselas causantes de enfermedades cardiovasculares y muchos otros problemas de salud, los investigadores se inclinaron a creer que la incidencia de enfermedades degenerativas era consecuencia del consumo excesivo de grasas saturadas y del colesterol, mientras que los aceites poliinsaturados se consideraban una protección para el organismo, principalmente porque tendían a reducir el nivel de colesterol total. Dado que el alto consumo de grasas parecía aumentar el riesgo de cáncer, los investigadores concluyeron que debían de ser las grasas saturadas incluidas en la dieta las causantes, y se dispusieron a demostrarlo. Lo que descubrieron los dejó atónitos. Vieron que las grasas saturadas tenían poco o ningún efecto en la incidencia de cáncer, mientras que el efecto de los ácidos grasos poliinsaturados era muy claro. El contenido en ácido linoleico de los aceites insaturados era la causa oculta de los cánceres que se manifestaban en las dietas altas en grasas, y no las grasas saturadas.[25]

En los experimentos con animales de laboratorio se vio que cuando estos estaban expuestos a agentes cancerígenos, las grasas saturadas no aceleraban el crecimiento tumoral, pero si se añadían pequeñas cantidades de aceite vegetal poliinsaturado, o del propio ácido linoleico, el tumor crecía a un ritmo significativamente mayor.[26] El ácido linoleico en sí no inicia el desarrollo del cáncer, sino que lo promueve. Dentro de nuestro cuerpo se desarrollan células cancerosas de continuo, pero el sistema inmunitario se encarga rápidamente de ellas. Ahora bien, en presencia de un sistema inmunitario deprimido, las células cancerosas pueden crecer y los tumores tienen libertad para desarrollarse. Y los ácidos grasos poliinsaturados son fuertes inmunodepresores.[27]

En los años cincuenta del pasado siglo, se realizaron con éxito los primeros trasplantes de riñón. O deberíamos decir que fue un éxito la parte quirúrgica, porque los pacientes tardaron solo unos meses en rechazar los órganos trasplantados. Incluso aunque el órgano fuera compatible, el sistema inmunitario del receptor lo atacaba, y el órgano acababa por fallar. Para impedir el rechazo del órgano donado, era necesario encontrar la manera de inhibir el sistema inmunitario del paciente. El doctor Eric Newsholme, de la Universidad de Oxford, propuso utilizar aceites vegetales poliinsaturados por su fuerte acción inmunosupresora, pues aseguraba que (en aquel tiempo) no había mejor manera de inhibir el sistema inmunitario de alguien que padeciera una enfermedad renal que el aceite de semillas de girasol. Desde aquel momento, los médicos que realizaban trasplantes de riñón empezaron a administrar a sus pacientes aceites vegetales.[28] Una de las formas en que entorpecen la respuesta inmunitaria los ácidos grasos insaturados es desactivando los leucocitos.[29] Estos valiosos glóbulos blancos de la sangre, que nos defienden de los microorganismos patógenos y las células cancerosas, son el principal componente del sistema inmunitario. Desactivarlos tal vez lograra impedir el rechazo de los riñones trasplantados, pero incrementaba también el riesgo de cáncer o de cualquier tipo de infección.

En un experimento llevado a cabo durante ocho años en un hospital de Los Ángeles que trataba a veteranos de guerra, un grupo de pacientes cuya dieta contenía cuatro veces más ácidos grasos poliinsaturados que la de un segundo grupo de control tuvo un 60% más de cánceres. Los estudios revelan una y otra vez que cuanto mayor es el contenido en ácido linoleico de un aceite, más contribuye al desarrollo de cánceres en animales de laboratorio. Basta con que el ácido linoleico constituya un simple 4% del total de las calorías consumidas para que tenga un efecto fuertemente propulsor del cáncer.[30]

LAS GRASAS SATURADAS
Las grasas saturadas son un nutriente esencial

En toda la historia, probablemente ningún componente alimenticio haya sido tan malentendido y difamado como las grasas saturadas. Se las ha culpado de ser la causa de prácticamente todos los problemas de salud de la civilización moderna. Si de verdad son tan peligrosas como se dice, es un auténtico milagro que nuestros antepasados sobrevivieran miles de años con una dieta en la que predominaban este tipo de grasas. Las grasas animales, la mantequilla y los aceites de palma y de coco han sido las grasas más utilizadas a lo largo de la historia. Son fáciles de producir mediante los procedimientos más simples. Los aceites vegetales de semillas, soja, algodón, cártamo, etcétera, son mucho más difíciles de extraer. Por consiguiente, los aceites vegetales poliinsaturados no se utilizaron demasiado hasta que se inventaron las prensas hidráulicas casi a finales del siglo XIX. No deja de llamar la atención que cuando la gente consumía principalmente grasas saturadas, fueran muy poco comunes las que hoy se denominan enfermedades de la civilización moderna —los problemas cardiovasculares y la diabetes, entre ellas—. Cuando hemos reemplazado las grasas saturadas por aceites insaturados, estas enfermedades se nos han venido encima como una plaga; luego desde una perspectiva histórica, es bastante obvio que las grasas saturadas no son las causantes.

La verdad es que las grasas saturadas son un nutriente esencial. Sí, no es una equivocación: las grasas saturadas son un nutriente, *no* un veneno. Son necesarias para tener buena salud y mantenerla. Constituyen una importante fuente de energía para el cuerpo y lo ayudan a absorber las vitaminas y los minerales. Como ingrediente alimenticio, las grasas contribuyen a saciarnos y aportan sabor, consistencia y estabilidad a las comidas. Las grasas saturadas son necesarias para el desarrollo, la reparación y el mantenimiento correctos de los tejidos corporales y son un componente primordial y esencial de las membranas celulares. Tienen un papel fundamental en la salud de los huesos: para que el calcio se incorpore eficazmente a la estructura esquelética, al menos un 50% de la grasa que consumimos debe ser saturada.[31] Son imprescindibles para la salud pulmonar y la función hepática.[32] Son la fuente de energía que prefiere el corazón, y por eso la grasa que rodea el músculo cardíaco es altamente saturada; se trata de las reservas de grasa que utiliza en situaciones de estrés.[33-34] Y además, protege a los ácidos grasos insaturados que hay en el cuerpo contra la acción destructiva de los radicales libres.

Oímos hablar mucho de la importancia de los ácidos grasos esenciales. El hecho de que se los califique de «esenciales» nos hace pensar equivocadamente que son las grasas más importantes, cuando la razón de que sean «esenciales» es que son los *menos* importantes de los ácidos grasos. Lo creas o no, ¡las grasas saturadas son mucho más importantes para la salud que los AGE! Deja que te explique por qué.

Las grasas saturadas son tan necesarias para la salud que nuestro cuerpo está programado para fabricarlas a partir de otros nutrientes. Es tan fundamental para la salud obtener la cantidad adecuada de grasas saturadas que no es algo que se haya dejado al azar. Las consecuencias de una deficiencia de grasas saturadas son tan graves que el cuerpo es capaz de fabricarlas él solo.

Los AGE, que son ácidos grasos poliinsaturados, son en cambio mucho menos importantes para la salud, y por tanto el organismo no ha desarrollado un modo de fabricarlos por su cuenta. Depende por completo de los que obtiene de la dieta.

Los alimentos que ingerimos procuran los elementos estructurales básicos para la formación y la salud de las células y los tejidos. Las grasas que consumimos, también. El total de la grasa que hay en el cuerpo es en un 45% saturada, en un 50% monoinsaturada y solo en un 5% poliinsaturada. Como lo oyes. Solo un 5% de la grasa que hay en el cuerpo es poliinsaturada. Esto significa que su necesidad de ácidos grasos poliinsaturados o AGE es muy pequeña; necesitamos casi diez veces más grasas saturadas que poliinsaturadas. Así que ¿cuál es más esencial? Y aunque el cuerpo es capaz de fabricar las grasas saturadas y monoinsaturadas, no puede hacerlo por sí solo en cantidad suficiente para mantener una salud óptima, por lo cual tenemos que seguir incluyéndolas en nuestra dieta a fin de evitar deficiencias nutricionales.[35-36]

Las grasas saturadas no provocan enfermedades cardiovasculares

Durante mucho tiempo se ha pensado que reducir el volumen de grasas saturadas en nuestra dieta mejoraba la salud cardiovascular y nos protegía contra un ataque al corazón o una embolia cerebral. La idea se fundamentaba en la convicción de que las grasas saturadas, al aumentar los niveles de colesterol en sangre, favorecían las enfermedades cardiovasculares. En la actualidad, sabemos que el colesterol tiene muy poco que ver con este tipo de enfermedades: aunque es cierto que las grasas saturadas elevan el colesterol total, este no aumenta el riesgo de sufrir una enfermedad cardiovascular. La cuestión se ha debatido en la comunidad científica durante décadas, pero numerosos estudios publicados en los últimos tiempos han demostrado con claridad que las grasas saturadas no incrementan el riesgo de sufrir una enfermedad coronaria.

A lo largo de los años, se han realizado muchos estudios para intentar demostrar la hipótesis de los lípidos —que las dietas altas en grasas saturadas y colesterol son causa de cardiopatías— y los resultados han sido diversos: algunos parecían confirmar la hipótesis y otros no. Sin embargo, la mayor parte de la comunidad científica, y de la industria farmacéutica (que obtiene grandes beneficios de la idea de que las grasas saturadas tienen relación directa con las enfermedades cardiovasculares), apoya la teoría. Y son precisamente aquellos estudios que apoyan la teoría los que más atención mediática reciben y los que se utilizan para justificar las políticas de salud gubernamentales, mientras que aquellos que no la apoyan generalmente se ignoran.

Las pruebas a favor de la hipótesis de los lípidos no son más abundantes que las pruebas en contra. De hecho, hay una cantidad sustancial de pruebas que contradicen esta hipótesis. De todos modos, el número de estudios a favor o en contra no es la cuestión principal; algunos de esos estudios han utilizado un grupo de participantes relativamente pequeño y otros, un número de sujetos mucho mayor, y obviamente los resultados de un estudio en el que hayan participado cincuenta mil sujetos tienen más peso que los de uno en el que hayan participado mil. Un estudio de gran magnitud, que cuente con cincuenta mil participantes, ofrece resultados más fiables que diez estudios de menores proporciones con un número total de diez mil participantes. Por tanto, el número total de estudios no es tan importante como el número de individuos estudiado *en* ellos. Si *todos* los sujetos que han participado en todos los distintos estudios se combinaran y evaluaran por igual, ¿cuál sería el resultado final? ¿Demostraría la veracidad de la hipótesis de los lípidos o la refutaría?

Investigadores del Instituto de Investigaciones del Hospital Infantil de Oakland, en California, y de la Facultad de Salud Pública de la Universidad de Harvard se reunieron para averiguarlo. Analizaron todos los estudios anteriores cuyos datos corroboraban la relación entre la ingesta de grasas saturadas y el riesgo de enfermedad cardiovascular. Se identificaron veintiuno que se correspondían con estos criterios. El estudio metaanalítico en cuestión trataba los datos de casi trescientos cincuenta mil sujetos; con una base de datos de tal magnitud, los resultados serían mucho más fiables que los de cualquier estudio aislado que se hubiera llevado a cabo con anterioridad. El objetivo era determinar si había evidencia suficiente que vinculara el consumo de grasas saturadas con las enfermedades cardiovasculares. Los resultados dijeron que no: la ingesta de grasas saturadas no estaba asociada con un mayor riesgo cardiovascular. Quienes ingerían grandes cantidades de grasas saturadas no tenían más probabilidades de sufrir un ataque al corazón o una embolia que quienes consumían menos. Fuera grande o pequeña la cantidad de grasas saturadas que comiera una persona, el efecto en la incidencia de enfermedades cardiovasculares era nulo.[37] Este estudio demostró que los datos combinados de todos los estudios recogidos en la literatura médica desmienten la hipótesis de los lípidos.

Unos años más tarde, un grupo de investigadores de la Universidad de Oxford realizó un metaanálisis similar para evaluar la relación entre la dieta y las enfermedades coronarias utilizando datos de aún más estudios, con un total de seiscientos mil sujetos —el mayor de los estudios de este tipo jamás realizado–. ¿El resultado? No había ni la menor evidencia de que el consumo de grasas saturadas aumente el riesgo de enfermedad coronaria.[38]

Recientemente se han publicado varios estudios que en realidad se completaron en la década de los setenta del pasado siglo, pero que en su día no se publicaron porque los resultados obtenidos eran contrarios al dogma médico establecido de la época (que las grasas saturadas contribuyen al desarrollo de cardiopatías). Ahora se han publicado y constituyen una prueba más de que las grasas saturadas no son en modo alguno ni causa ni coadyuvante de las enfermedades del corazón.[39-40]

A pesar de estos y otros estudios, el debate continúa. Muchos profesionales de la salud han dedicado toda su carrera a advertir de los peligros de comer grasas saturadas; están tan convencidos de ello que ni toda la evidencia científica del mundo los hará cambiar de idea. Se irán a la tumba convencidos de que las grasas saturadas son causa de enfermedad coronaria. Muchos de estos profesionales seguirán recomendando a sus pacientes que las eviten, así que te encontrarás con médicos y auxiliares sanitarios que te darán este consejo. Afortunadamente, va tomando el relevo una nueva generación de profesionales de la salud que no están cegados por el dogma médico y que contemplan los hechos sin prejuicios y con mente abierta. Sin prisa pero sin pausa la opinión médica está cambiando.

LAS MEJORES GRASAS PARA LA DIETA CETOGÉNICA

Cuando se elaboró la dieta cetogénica en los años veinte del siglo pasado, las grasas que contenía provenían de la carne, la nata y la mantequilla, todas ellas ricas en ácidos grasos saturados. Posteriormente, en los años setenta, se añadieron los triglicéridos de cadena media, fuente de ácidos grasos saturados igualmente. Pero en los noventa, el miedo a las grasas saturadas hizo que gran parte de estas se sustituyeran por aceites poliinsaturados. Aunque la nata y el aceite de TCM seguían siendo de uso común, las grasas añadidas eran por lo general aceites vegetales poliinsaturados, un cambio poco afortunado y con posibles repercusiones para la salud. Hoy, a pesar de que se haya dejado de culpar a las grasas saturadas de ser las causantes de cardiopatías, mucha gente sigue teniendo prejuicios contra ellas y continúa recomendando que se sustituyan por aceites vegetales poliinsaturados y monoinsaturados. En una dieta cetogénica, ¡esto es un craso error!

La dieta cetogénica requiere una alta ingesta de grasas, y precisamente por esto debes elegir con mucho cuidado cuáles tomas a fin de tener una salud óptima. Los aceites hidrogenados son los peores, y deberías evitar por completo las margarinas, las mantecas vegetales y demás productos elaborados con aceites vegetales parcialmente hidrogenados. Conviene que evites también todos los aceites que sean poco resistentes a la oxidación y que se corrompen fácilmente en condiciones de cocinado normales. Esto significa que debes desterrar todos los aceites ricos en ácidos grasos poliinsaturados, sobre todo el ácido linoleico. Deberías evitar por completo el uso y la ingesta de aceites que tengan un alto contenido en ácidos grasos poliinsaturados, como el de soja, maíz, cártamo, girasol, nuez, pepitas de uva, semillas de algodón y otros similares. Por regla general, los mejores aceites que puedes usar son aquellos que tengan un alto contenido en grasas saturadas y el menor contenido posible en ácidos grasos poliinsaturados (ácido linoleico). (Te será de ayuda consultar la tabla de la página 64).

Las mejores opciones son el aceite de TCM (100% saturado), el aceite de coco (92% saturado/2% poliinsaturado) y el aceite de palmiste o semilla de palma (82% saturado/3% poliinsaturado). Los siguen la mantequilla (66% saturada/4% poliinsaturada) y la grasa de vacuno (52% saturada/4% poliinsaturada). Los ácidos grasos monoinsaturados, como los del aceite de oliva, son más resistentes a la oxidación que los poliinsaturados, pero aun así se oxidan con mucha más facilidad que las grasas saturadas. Por tanto, a la grasa de vacuno la siguen, como mejores opciones, el aceite de palma y la manteca de cerdo, ya que tienen un mayor contenido en grasas saturadas que el aceite de oliva. La mayoría de estas grasas son buenas para cocinar, dado que contienen como máximo un 12% de ácidos grasos poliinsaturados. El aceite de oliva no es un aceite ideal para cocinar. Puede utilizarse a bajas temperaturas, pero aun así sufrirá oxidación. Es mejor emplearlo como aliño para las ensaladas. A pesar de que el aceite de TCM es 100% grasa saturada, debido a la cadena corta de sus ácidos grasos no es un buen aceite de cocina, pues tiene un punto de humeo de solo 160º C. Es preferible usarlo en crudo.

La selección de aceites para cocinar debería limitarse a los aceites de coco y palmiste, la grasa de vacuno, el aceite de palma (tanto el aceite del fruto de la palma africana como la manteca de palma) y la manteca de cerdo. Aunque es cierto que la mantequilla tiene un buen perfil de ácidos grasos, se quema con facilidad por su contenido en ácidos no grasos (proteína y agua) y no soporta las altas temperaturas. Es mejor reservarla, como el aceite de oliva, para cocinar a bajas temperaturas. El *ghee*, que es mantequilla clarificada (a la que se le han extraído la proteína y el agua), tiene mejores propiedades culinarias y puede usarse a temperaturas de cocinado normales.

Veamos algunos ejemplos de la cantidad de cada tipo de ácidos grasos que obtendríamos de estas grasas en una dieta cetogénica. Los valores están basados en una dieta diaria de 2.000 calorías, de las que un 60% (1.200) provienen de las grasas. Recuerda que debes mantener la ingesta total de ácidos grasos poliinsaturados por debajo del 10% del total de calorías consumidas, o 200 calorías (e incluso reducirla a un simple 5% de las calorías totales).

Si todas las calorías grasas provinieran del aceite de soja, estaríamos hablando de diez cucharadas al día. Ten en cuenta que en este ejemplo estamos imaginando que no hay ninguna otra fuente de grasa en nuestra dieta. Con esta cantidad de aceite de soja, obtendrías 180 calorías de los ácidos grasos saturados, 288 de los ácidos grasos monoinsaturados y la imponente cifra de 732 de los ácidos grasos poliinsaturados. En otras palabras, obtendrías de los ácidos grasos poliinsaturados casi cuatro veces más del límite máximo, que eran 200 calorías. Esto podría ocasionarte problemas de salud graves.

Vamos a elegir una grasa mejor, una que contenga muchos menos ácidos grasos poliinsaturados, como el aceite de almendra. Este aceite contiene un 9% de ácidos grasos saturados, un 73% de ácidos grasos monoinsaturados y solo un 18% de ácidos grasos poliinsaturados. Cuando se calcula la cantidad de calorías que aporta cada uno de ellos, el resultado son 108 calorías obtenidas de los ácidos grasos saturados, 876 de los monoinsaturados y 216 de los poliinsaturados. Aun así, hemos superado el límite de las 200 calorías. Incluso el aceite de almendra, que es predominantemente monoinsaturado, tiene demasiada grasa poliinsaturada para ser la única fuente de grasas en una dieta cetogénica saludable.

Si miras la tabla de grasas alimentarias de la página 64, verás que solo aquellas que contienen menos de un 16% de ácidos grasos poliinsaturados te permitirían mantener la ingesta de grasas poliinsaturadas por debajo de las 200 calorías diarias. Esto significa que si utilizas una mezcla de grasas y aceites sin tener en cuenta su contenido en ácidos grasos, podrías estar consumiendo mucha más grasa poliinsaturada de la debida. Recuerda que también obtienes grasas, entre ellas grasas poliinsaturadas, de todos los alimentos de tu dieta —hortalizas, lácteos, carne, huevos, frutos secos, etcétera—, por lo cual la ingesta de grasas poliinsaturadas podría ser más alta de lo que crees. Lo que trato de decir es que es muy fácil obtener demasiados ácidos grasos poliinsaturados en una dieta cetogénica si no prestas atención al tipo de grasas que ingieres. No hace falta que hagas ningún cálculo del contenido de ácidos grasos de la dieta; basta con que procures usar sobre todo grasas cuyo contenido en ácidos grasos poliinsaturados sea el mínimo posible. Usar principalmente aceite de TCM, aceite de coco y otras grasas que sean excepcionalmente bajas en ellos te permite añadir algunas otras grasas, como el aceite de aguacate, sin que el contenido en ácidos grasos poliinsaturados de tu dieta sea excesivo.

Te recomiendo que no uses nunca aceite de maíz, de soja, de semillas de algodón o de canola. No solo contienen un alto porcentaje de ácidos grasos poliinsaturados, sino que casi siempre (al menos en Norteamérica) son productos transgénicos con un alto grado de residuos de pesticidas. Mantente lo más lejos posible de ellos y de los productos que los incluyan.

Estos son los aceites más adecuados para usar en una dieta cetogénica:

- aceite de coco
- aceite de palmiste
- aceite de TCM
- mantequilla
- *ghee*
- sebo de vacuno
- sebo de cordero
- manteca de cerdo
- manteca de palma (no hidrogenada)
- aceite de palma/aceite de fruto de palma
- aceite rojo de palma
- aceite de oliva
- aceite de oliva virgen extra
- aceite de oliva extra ligero
- aceite de nueces de macadamia
- aceite de aguacate

Los aceites de coco, de palmiste y de TCM no solo contienen la menor cantidad de ácidos grasos poliinsaturados sino que tienen además una ventaja sobre el resto de los aceites, y es que están compuestos principalmente de triglicéridos de cadena media, que se convierten fácilmente en cetonas. De ahí que sean, con mucho, los mejores aceites para una dieta cetogénica.

HECHOS BÁSICOS SOBRE EL ACEITE DE COCO

Para conseguir los mejores resultados posibles de una dieta cetogénica, el aceite de coco debería utilizarse como principal fuente de grasas. Es un aceite muy termoestable, lo cual lo hace excelente para cocinar y freír. Tiene un punto de humeo de alrededor de 180 °C. Debido a su estabilidad, es lento en oxidarse y por tanto resistente a la ranciedad, y su tiempo de conservación en buenas condiciones es de hasta dos años. El aceite de coco no necesita conservarse en frío; puedes guardarlo en el armario de la cocina. Debería añadirse a las comidas siempre que sea posible. En las recetas en las que uno de los ingredientes sea la margarina, la manteca o aceite vegetales, usa aceite de coco en su lugar.

No todas las comidas llevan aceite, pero generalmente puedes añadírselo a la mayoría de las recetas, bien antes o bien después de preparado el plato. Por ejemplo, añade una cucharada o dos de aceite de coco a las carnes, sopas, salsas, guisos y bebidas calientes, o úsalo como aderezo de unas verduras hervidas.

Hay dos tipos principales de aceite de coco que encontrarás a la venta. Uno es el denominado aceite virgen de coco; el otro es el aceite de coco refinado, o no virgen. El aceite virgen de coco se extrae de los cocos frescos y solo ha sido procesado mínimamente. Básicamente, viene directo del coco. Como está muy poco procesado, conserva un delicado sabor y aroma de coco. El aceite refinado está hecho de copra (coco secado al aire) y ha estado sometido a un procesamiento más extenso, durante el cual se han eliminado el sabor y el aroma. Para aquellos a los que no les guste el sabor a coco en la comida, es una buena opción. Este aceite se procesa por medios mecánicos y a altas temperaturas. Por lo general, no se utilizan sustancias químicas. En la tienda, podrás diferenciar el aceite virgen del refinado por las etiquetas. La etiqueta de todos los aceites vírgenes de coco lo especificará claramente. La de los refinados no suele decir nada; no indica, obviamente, que el aceite sea virgen, pero tampoco que sea refinado. A veces los verás anunciados como «prensado por expulsor», que significa que el prensado inicial del aceite de la pulpa del coco se ha hecho por medios mecánicos y en frío; sin embargo, suele utilizarse el calor en alguna fase posterior del proceso de refinamiento.

El aceite de coco se vende en todas las tiendas de productos naturales y en muchos supermercados y tiendas de alimentación, y también en Internet. Hay muchas marcas entre las que elegir. Generalmente, las más caras son de más calidad, pero no siempre es así. Todas, eso sí, tienen básicamente las mismas propiedades culinarias y terapéuticas y son de utilidad.

Si compras aceite de coco en la tienda, quizá tenga aspecto de manteca; suele ser de consistencia firme y blanco como la nieve. Es posible que al llevarlo a casa y colocarlo en un estante de la cocina se transforme, al cabo de unos días, en un líquido incoloro. No te alarmes. Es normal que ocurra. Una de las características que distingue al aceite de coco es su alto punto de fusión. A temperaturas superiores a 24 °C, el aceite es líquido, como cualquier otro aceite vegetal, pero por debajo de esa temperatura se solidifica. Le ocurre como a la mantequilla, que si se guarda en el frigorífico es una pastilla sólida pero si la dejas sobre la encimera un día de mucho calor se derrite y forma un charco. El aceite de coco contenido en un tarro puede ser líquido o sólido dependiendo de la temperatura a la que se almacene. Puedes usarlo de cualquiera de las dos formas.

EL ACEITE DE TCM

La mayor parte de los beneficios que tiene para la salud el aceite de coco provienen de sus triglicéridos de cadena media. Y si estos son buenos para la salud, es lógico que un aceite que contiene más TCM que el aceite de coco sea todavía mejor que este, y por eso hay tanta gente que lo recomienda. El aceite de coco está compuesto de triglicéridos de cadena media en un 63%, mientras que el aceite de TCM consiste en triglicéridos de cadena media en un

100%. A veces se le da el nombre de *aceite de coco fraccionado*, y está producido a partir de los aceites de coco o de palmiste. Para ello, se separan de estos aceites los diez ácidos grasos que los constituyen, y dos de ellos, de cadena media (los ácidos caprílico y cáprico), se recombinan para crear el aceite de TCM.

La ventaja de este aceite es que aporta más triglicéridos de cadena media que el de coco. No tiene sabor, y, por su estado líquido a temperatura ambiente, puede usarse para la preparación de las comidas o como aliño para ensaladas. Su desventaja es que tiene mayor tendencia a provocar náuseas y diarrea que el de coco, y por tanto debemos utilizarlo solo en cantidades reducidas, si no queremos experimentar estos efectos secundarios desagradables. Otra desventaja es que no contiene ácido láurico, el más importante de los ácidos grasos de cadena media.

Por el contrario, el aceite de coco está compuesto de ácido láurico aproximadamente en un 50%. Este ácido posee un extraordinario efecto antimicrobiano, y cuando se combina con los demás ácidos grasos del aceite, su potencial antimicrobiano es todavía mayor; de ahí que el aceite de coco tenga mucho más poder germicida que el de TCM. La importancia de esto es que muchos casos de demencia senil, para los que la dieta cetogénica resulta de utilidad, están causados por virus y bacterias que el ácido láurico puede destruir. Además, este ácido posee muy notables propiedades antimutagénicas, lo cual lo convierte en el ácido graso más eficaz para combatir toda clase de toxinas medioambientales, sustancias químicas, narcóticos y radiación que pueden afectar al ADN y ser causa de cáncer.[41] El ácido láurico protege del agrandamiento prostático más que ninguno de los restantes ácidos grasos de cadena media; es más efectivo para este fin incluso que la palma enana americana, o sabal (*saw palmetto*).[42]

Otra diferencia entre los aceites de TCM y de coco es su producción respectiva de cetonas. El aceite de TCM puede producir un grado de cetosis más alto y con mayor rapidez, pero se desvanece mucho antes que el producido por el aceite de coco. Los dos ácidos grasos de cadena media presentes en el aceite de TCM se convierten rápidamente en cetonas. El nivel de cetonas en sangre alcanza su punto más alto hora y media después de consumirlo, y su efecto desaparece tres horas después. En cambio, en el aceite de coco la conversión del ácido láurico en cetonas es más lenta. Tras consumirlo, las cetonas tardan tres horas en alcanzar su nivel máximo, pero permanecen en la sangre hasta alrededor de ocho horas. En realidad, el ácido láurico es mejor para la salud del cerebro porque una parte de él se convierte en cetonas en el hígado y las utiliza el cuerpo entero, mientras que otra parte atraviesa la barrera hematoencefálica y va directa al cerebro, donde se convierte en cetonas. El ácido láurico que no se convierte en cetonas en el hígado se dirige directamente al cerebro y produce cetonas en su interior, donde tan necesarias son para la buena salud cerebral y para combatir los trastornos neurológicos.[43] Por esta razón, aunque los niveles de cetonas *en sangre* no lleguen a ser tan altos tras consumir aceite de coco como tras consumir la misma cantidad de aceite de TCM, los niveles de cetonas *en el cerebro* pueden ser más altos por la acción del aceite de coco que por la del aceite de TCM y además mantenerse durante mucho más tiempo. Quizá esto explique el éxito del aceite de coco para tratar el alzhéimer, el autismo, los tumores cerebrales y otros trastornos del cerebro.

Para elevar los niveles de cetonas en sangre solo con aceite de TCM, y mantenerlos, tendrías que tomarlo cada dos horas aproximadamente, día y noche. Esto quiere decir que tendrías que despertarte cada dos horas para tomar una dosis, a fin de mantener un nivel estable de cetonas. La idea no es demasiado realista. No solo por la incomodidad de tener que despertarte cada dos horas todas las noches, sino también por los desagradables trastornos digestivos que te provocaría tomar tal cantidad de este aceite.

Por el contrario, basta con que tomes aceite de coco tres o cuatro veces al día para mantener los niveles de cetonas en sangre y que el efecto dure la noche entera. Otra posibilidad es añadir aceite de TCM al aceite de coco a fin de acelerar un alto nivel de cetosis, pero en realidad es innecesario. El aceite de coco tiene un resultado más duradero y menos efectos secundarios, además de ser más eficaz para tratar infecciones crónicas y ofrecer una mayor protección contra el cáncer y los problemas de próstata.

Una ventaja del aceite de TCM sobre el de coco es que su punto de fusión es mucho más bajo, y se conserva por tanto en estado líquido a bajas temperaturas; puedes incluso guardarlo en el frigorífico sin que se solidifique. Esto es algo muy de agradecer, ya que te permite usarlo como base de aliños para ensalada o incorporarlo a una bebida fría sin que se endurezca o forme grumos, como ocurre con el aceite de coco.

La desventaja de usarlo para cocinar es que tiene un punto de humeo muy bajo y se quema con facilidad; y el aceite quemado es muy perjudicial para la salud. El aceite de coco, por el contrario, tiene un punto de humeo más alto y tolera mucho mejor las temperaturas de cocinado normales, debido a lo cual, como aceite para cocinar, es muy superior al de TCM. De todos modos, ambos aceites, dándoles el uso adecuado, son idóneos para una dieta cetogénica.

LA DIETA
ANTIENVEJECIMIENTO

ENVEJECIMIENTO Y ENFERMEDAD

Se estima que si lleváramos una dieta saludable, evitáramos el exceso de calorías y los dulces, hiciéramos ejercicio a diario y viviéramos en un medioambiente exento de toxinas, podríamos vivir ciento veinte años sin sufrir ninguna enfermedad degenerativa que nos debilitara y mermara nuestras facultades.[1] La estimación se basa en estudios con animales cuyo tiempo de vida se ha duplicado cuando se les han brindado las condiciones que acabo de mencionar, a lo cual se suma que haya personas en culturas de todo el mundo que de hecho llegan a esta edad.

Casi en todos los países del planeta hay gente que llega a vivir más de cien años, en algunas zonas del mundo más que en otras. Y hay unos pocos lugares de la Tierra donde la vida humana es extraordinariamente larga, en comparación con los estándares modernos. No deja de ser curioso que los sitios donde la gente vive más tiempo y está más sana sean zonas remotas, alejadas de la atención médica y dental modernas y de los alimentos procesados y comercializados. Es gente que produce ella misma lo que come, dedicada al trabajo manual, que labra los campos y recoge sus frutos. El medio en el que viven y los alimentos que consumen son relativamente «limpios». Incluso a edad avanzada, se mantienen físicamente activos y contribuyen al conjunto de la sociedad. En estas comunidades, las enfermedades degenerativas crónicas son prácticamente desconocidas, y no es infrecuente que la gente viva cien años o más.

En la región comprendida entre el Mar Negro y el Cáucaso, en el sur de Rusia, viven algunas de las personas más longevas del mundo. Según los datos, la región tiene más de quinientos mil habitantes, de los cuales aproximadamente cinco mil sobrepasan los cien años, es decir, casi 1 individuo de cada 100 de esta región es centenario. Entre los habitantes del valle de Lhasa (en el Tíbet), de Vilcabamba (en Perú) y del valle del río Hunza (en el norte de Pakistán), el porcentaje de personas centenarias es similar. Frente a estas cifras, Estados Unidos (con una esperanza de vida parecida a la de la mayoría de los países occidentales) tiene una proporción de solo 3 centenarios por cada 100.000 habitantes.

La gente de estas regiones no muere de una enfermedad coronaria, cáncer, diabetes ni ninguna otra de las afecciones degenerativas que plagan las culturas occidentales. Estas personas no pasan sus últimos días, meses o años sufriendo, a merced de un cuerpo que se va deteriorando poco a poco, desterradas en residencias geriátricas y hospitales o conectadas a un tubo por el que se les administran medicamentos sin fin. Cuando mueren, es de un modo relativamente repentino e indoloro, como debería ocurrirnos a nosotros también. Su cuerpo envejece, por supuesto, y las funciones corporales se ralentizan, como cabría esperar, pero la pérdida de facultades y el dolor que son comunes entre nosotros no son lo habitual entre ellas.

Los hábitos alimentarios de esta gente tan longeva varían de una población a otra. Lo que tienen en común todas ellas, a diferencia de la mayoría de las culturas occidentales, es la ausencia de alimentos altamente procesados, cereales refinados y azúcar, y un consumo total de calorías entre moderado y ligeramente bajo. Todo lo que comen se cultiva en la localidad, en tierras fertilizadas con abono orgánico y sin pesticidas. Dado que la utilización de sustancias químicas contaminantes es escasa o nula, el agua es de gran calidad y rica en minerales naturales. Respiran aire puro. La carne y los productos lácteos provienen de animales a los que no se ha tratado con hormonas y están exentos de sustancias tóxicas. Además, hacen mucho ejercicio, ya que la mayor parte del trabajo les exige un esfuerzo físico. Incluso los ancianos continúan físicamente activos.

Se nos cuenta que la mayor parte de las enfermedades degenerativas son una consecuencia natural de la edad, y que no deben sorprendernos. Se culpa al envejecimiento de muchas dolencias degenerativas que los tratamientos médicos convencionales no son capaces de corregir. Pero envejecer no es la causa de la enfermedad. A medida que avanzamos en edad, la producción de hormonas disminuye, el metabolismo se ralentiza, nos cansamos antes y tenemos menos energía y vitalidad que cuando éramos jóvenes. Esto es lo natural, forma parte de envejecer. Pero las enfermedades crónicas no son un proceso normal de envejecimiento; son una anomalía. De hecho, hay mucha gente mayor que lleva una vida activa y saludable y no experimenta ninguna de las enfermedades degenerativas atribuidas a la edad.

El principal objetivo de las investigaciones sobre el envejecimiento ha sido descubrir formas de reducir las enfermedades crónicas y de retrasar la mortalidad de las personas ancianas. Se han identificado varias condiciones que contribuyen al envejecimiento prematuro y a este tipo de enfermedades, y consiguientemente a la muerte prematura. Entre ellas están la inflamación crónica, los productos finales de glicación avanzada, el estrés oxidativo, unos niveles elevados de glucosa e insulina y la obesidad. Reducirlas aminora el riesgo de sufrir una enfermedad degenerativa y una muerte temprana, es decir, alarga los años de vida y los años de salud (una vida sana, sin enfermedades). Y se ha demostrado que la dieta cetogénica es extraordinariamente eficaz para reducir estas condiciones y alargar los años de salud, lo cual la convierte en una dieta antienvejecimiento.

EL ESTRÉS OXIDATIVO
Los radicales libres

¿Qué tienen en común las siguientes dolencias: enfermedad coronaria, aterosclerosis, derrame cerebral, cáncer, venas varicosas, hemorroides, hipertensión, piel arrugada, dermatitis, manchas de la vejez, artritis, problemas digestivos, infertilidad, cataratas, diabetes y pérdida de memoria? Quizá respondas que todas ellas están asociadas con el envejecimiento, pero la edad no es la causa; sabemos que incluso la gente joven sufre muchas de estas dolencias. Lo que las relaciona a todas, así como a la mayoría de las restantes enfermedades degenerativas, es el estrés oxidativo, el cual es resultado de una exposición excesiva a los radicales libres. Estos, a veces denominados simplemente *radicales* o también *especies reactivas de oxígeno*, son moléculas renegadas que atacan y destruyen a otras moléculas. Los radicales libres pueden dañar cualquier tejido del cuerpo, y es la acumulación de esas lesiones a lo largo de los años lo que da lugar a la degeneración de los tejidos corporales y al deterioro funcional que se consideran síntomas característicos de la vejez.

De todos los factores que afectan a la salud humana, el radical libre es el más insidioso. No ataca de repente, como un envenenamiento alimentario o la gripe, pero es igual de peligroso. Un solo radical libre puede causar pocos perjuicios, pero el efecto acumulativo de millones de ellos a lo largo de muchos años tiene un poder comparable al de un cartucho de dinamita. Como si de un equipo de demolición submarina se tratara, se extienden por nuestro cuerpo, inadvertidos, y van saboteándonos lentamente la salud año tras año. El proceso de deterioro es tan lento y la enfermedad se desarrolla tan poco a poco que apenas nos damos cuenta. Y entre tanto, los radicales libres forman además alianzas con otros factores destructores de la salud, como los productos de glicación avanzada, los virus y las toxinas, para aumentar el dolor y el sufrimiento que soportamos. De una forma u otra, intervienen en todas las enfermedades importantes que afligen a la humanidad. No son necesariamente la causa de toda enfermedad, pero sí sus cómplices.

En pocas palabras, los radicales libres son átomos o grupos de átomos altamente reactivos con un número impar de electrones en su órbita más externa. Son muy inestables, y reaccionan de inmediato frente a otras moléculas cercanas en un intento por capturar el electrón que necesitan para tener estabilidad.

La mayoría de las moléculas biológicas no son radicales, es decir, contienen solo electrones emparejados. Un electrón que ocupe en solitario una órbita es inestable y, por tanto, generalmente más reactivo que los no radicales; puede llegar a ser altamente reactivo y destructivo. Estos radicales atacarán rápidamente para robar un electrón de un átomo próximo, tras lo cual ese segundo átomo, que ahora tiene un electrón de menos, se convertirá a su vez en un radical libre altamente reactivo y le quitará un electrón a otra molécula cercana. Y así el proceso continúa en una destructiva reacción en cadena que puede llegar a afectar a miles de moléculas.

Una célula viva a la que atacan los radicales libres se degenera y se vuelve disfuncional. Cuando los radicales libres atacan las células de nuestro cuerpo, destrozan literalmente las membranas que las protegen. Los componentes celulares sensibles, como el núcleo y el ADN, que contiene el código genético de la célula, pueden sufrir daños que den lugar a mutaciones celulares y a la muerte celular.

El origen de los radicales libres puede ser muy diverso: aceites poliinsaturados, radiación, contaminantes, toxinas, fármacos, drogas, el alcohol, el tabaco, infecciones, lesiones de tejidos e incluso los procesos metabólicos normales que generan energía celular.

Nuestro sistema inmunitario los produce y utiliza para luchar contra los microorganismos invasores.

Cuantos más radicales libres ataquen nuestras células, mayor serán el daño y el potencial de destrucción. Si las células dañadas se encuentran en el corazón o las arterias, ¿qué ocurre? ¿Y si pertenecen al cerebro? ¿Y si están en las articulaciones, el páncreas, los intestinos, el hígado o los riñones? Piénsalo un poco.

El poder destructivo de los radicales libres se ha relacionado con la pérdida de integridad tisular y con la degeneración física. Cuando las células llevan mucho tiempo recibiendo el bombardeo constante de los radicales libres, los tejidos van deteriorándose sin remedio. Algunos investigadores están convencidos de que la destrucción provocada por estas moléculas es la verdadera causa del envejecimiento.[2] Cuantos más años tiene el cuerpo, más son las lesiones que ha ido acumulando por el ataque de los radicales libres.

La forma de vida, la dieta, el grado de actividad y la genética influyen todos ellos en cómo afectan a nuestra salud los radicales libres. Hoy en día, se reconoce que intervienen al menos en un 60% de las enfermedades degenerativas, bien en su causa o en su manifestación, y siguen añadiéndose con regularidad nuevas enfermedades a esta lista. Las investigaciones que relacionaban el efecto de los radicales libres con las patologías que más muertes causan en el mundo, como las cardiopatías y el cáncer, se han extendido hasta incluir la mayoría de las demás enfermedades degenerativas.

Como decía, los radicales libres no son necesariamente la causa de todas estas dolencias, pero participan como cómplices. Tanto es así que se ha llegado a asegurar que el daño causado por una enfermedad es en su mayor parte resultado de la destrucción creada por los radicales libres que la acompañan, y no de la enfermedad en sí.

Si conseguimos impedir la destrucción celular que siembran los radicales libres, la degeneración tisular y el envejecimiento se ralentizan. Cuando cesa el bombardeo de los radicales libres, las células dañadas son reemplazadas con el tiempo por células nuevas más sanas. Los tejidos construidos con estas células nuevas son más funcionales. La degeneración se detiene. Se obra la curación. Los órganos y los tejidos reviven. Esto es lo que podría suceder si consiguiéramos detener la reacción en cadena de los radicales libres y sus devastadores efectos. Y este es el problema: detener todas estas reacciones no es en realidad posible ni del todo deseable, ya que algunas de ellas son el resultado de procesos naturales de nuestro cuerpo.

En el organismo humano se producen reacciones de los radicales libres continuamente. Son una parte necesaria de la vida, y no tenemos posibilidad de librarnos de ellos por completo. Cada vez que inspiramos se crean radicales libres (sobre todo si el aire está contaminado o viciado por el humo del tabaco). Los procesos metabólicos normales de nuestras células crean radicales libres. Las reacciones químicas que provocan los alimentos que ingerimos (especialmente aceites y productos químicos) crean radicales libres. Por consiguiente, como las reacciones de los radicales libres forman parte de la vida, no podemos eliminarlas por entero, pero sí podemos reducirlas considerablemente si eliminamos aquellas causadas por la alimentación y el medioambiente. El proceso de envejecimiento seguirá su curso, ya que no está en nuestra mano eliminar todas las reacciones de estos radicales libres, pero si nos exponemos en menor medida a las de nuestro entorno, podremos retrasar la degeneración y quién sabe si frenar muchas dolencias degenerativas.

La teoría de que los radicales libres determinan el envejecimiento

Durante siglos la humanidad ha buscado la fuente de la eterna juventud. A lo largo del tiempo muchos han proclamado haber descubierto un tipo de agua, planta o actividad capaz de proporcionárnosla. Incluso en nuestros días oímos hablar de medicamentos y suplementos dietéticos milagrosos, supuestamente capaces de revertir el proceso de envejecimiento. Muchos investigadores médicos han dedicado una gran cantidad de tiempo a intentar entender dicho proceso, convencidos de que si lograran entender cómo funciona tendrían más probabilidades de resolver el enigma de la eterna juventud. Lo cierto es que, a día de hoy, las causas del envejecimiento siguen siendo un misterio. Sin embargo, a medida que se van conociendo mejor los procesos químicos de los radicales libres, muchos investigadores creen haber encontrado la clave que desvelará el secreto.

La bioquímica no empezó a interesarse por los radicales libres hasta los años setenta del siglo XX, tras el descubrimiento en 1968 de una enzima antioxidante (la superóxido dismutasa) que el cuerpo crea específicamente para detener las reacciones de los radicales libres. Fue entonces cuando se descubrió que estos intervienen en la mayoría de las formas de destrucción y degeneración tisular. De no ser por el estrés que nos provocan, aparentemente el deterioro del cuerpo sería mínimo, y esto dio lugar a la teoría de que los radicales libres son determinantes del envejecimiento. La teoría postula que este está causado por la oxidación acumulada lentamente en los tejidos corporales a lo largo de toda una vida.[3]

La oxidación es deterioro, y el deterioro aumenta con la edad. En nuestro entorno la vemos en la oxidación del metal, la putrefacción de la carne, la rancidez de los aceites, el oscurecimiento de las manzanas y el endurecimiento de la goma. En nuestro cuerpo, el proceso está vinculado con los signos de la vejez: arrugas de la piel, pérdida de flexibilidad, rigidez de las articulaciones, endurecimiento de las arterias, formación de cataratas, mala circulación, fatiga y tensiones diversas de los tejidos, que causan dolor y malestar.

Envejecemos, o nos deterioramos lentamente, a la par que experimentamos el bombardeo constante y cada vez mayor de los radicales libres. Es lógico que sea así: si los radicales libres deterioran las células y los tejidos, el cuerpo entero también lo hace poco a poco. Y en aquellas zonas en las que el daño causado por los radicales libres es crónico o extenso (por una lesión antigua o alguna deficiencia de origen genético), acaba desarrollándose un tipo u otro de enfermedad, que presenta síntomas (inflamación, molestias, tensión arterial alta, fatiga, etcétera), y finalmente la muerte.

Parece ser que los radicales libres son, al menos en parte, los responsables del aspecto que tenemos y de cómo nos sentimos al ir envejeciendo. Quizá donde más evidente resulte ese lento deterioro de los tejidos y el proceso degenerativo de la edad sea en nuestra piel. Uno de los tejidos corporales que más daño sufren a causa de los radicales libres es el colágeno. El colágeno actúa como una matriz que da fuerza y flexibilidad a los tejidos. Está en todo nuestro cuerpo y lo mantiene todo en buena forma. Es lo que conserva la piel lisa, elástica y joven. Cuando se degrada por la acción de los radicales libres, la piel se seca, se arruga, se queda acartonada...: los clásicos signos de la vejez.

Pero los radicales libres no atacan solo al colágeno de la piel, sino al de todos los tejidos del cuerpo. A la par que nuestra piel envejece y se va endureciendo y volviendo flácida, envejecen también los tejidos que hay debajo de ella y de los que depende la salud de nuestros órganos. La piel es un espejo de lo que ocurre dentro del cuerpo. Y si los demás tejidos van degradándose igualmente por la actividad de los radicales libres y los órganos van siendo cada vez menos eficientes, también la producción de proteínas, enzimas, hormonas y otros compuestos fundamentales para la vida y la salud va mermando. Incluso el funcionamiento del sistema inmunitario decae. Y cuando el cuerpo funciona con un grado de eficiencia tan bajo, las infecciones se vuelven más graves y las enfermedades degenerativas se desarrollan con más facilidad.

¿Alguna vez has tenido en las manos un gatito u otro animal pequeño y te has dado cuenta de lo rápido que respiraba? Cuanto más rápido respira un animal, más oxígeno consume y más alto es el ritmo metabólico. Hace muchos años, se observó que el índice metabólico basal en los animales (es decir, a qué velocidad operan las células cuando el cuerpo permanece en reposo) está en relación aproximadamente inversa a su longevidad. En general, los animales pequeños consumen más oxígeno por unidad de masa corporal que los grandes, y no viven tanto tiempo. Se cree que un factor determinante de la longevidad es el grado de estrés oxidativo que experimenta el animal; por tanto, un animal pequeño, que para su tamaño consume más oxígeno que un animal más grande, experimenta mayor cantidad de estrés oxidativo, y por consiguiente envejece más rápido y muere antes.

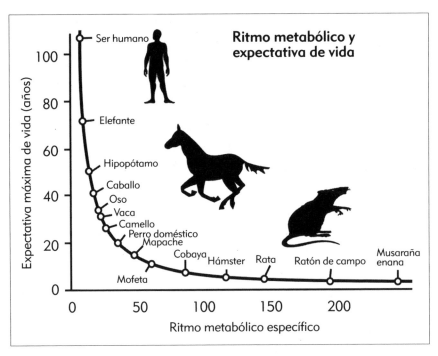

En general, a mayor consumo de oxígeno, como indica el ritmo metabólico, menor es la expectativa de vida.

Se sabe que un estrés excesivo causado por los radicales libres puede provocar enfermedades y acortar la vida. Tanto el cáncer como las enfermedades coronarias son buen ejemplo de este proceso. La incidencia del cáncer, por ejemplo, varía con la edad. Hay cánceres, como la leucemia, que pueden manifestarse incluso en la infancia, pero la incidencia de la mayoría de ellos aumenta enormemente a medida que la edad avanza. El cáncer, así pues, es una dolencia relacionada con el envejecimiento. Por lo común, tarda muchos años en alcanzar un estadio crítico.

En los animales la correlación es similar: cuanto más viejos son, más riesgo tienen de desarrollar un cáncer u otras afecciones; pero, además, cuanto más oxígeno consume un animal, mayor es el daño provocado por los radicales libres y antes se desarrolla la enfermedad. De ahí que en los ratones un cáncer pueda desarrollarse en dieciocho meses, mientras que en los seres humanos, que tienen un ritmo metabólico más bajo, normalmente tarda muchos años.

El tiempo de vida y la propensión a enfermar pueden depender también de la capacidad de defensa antioxidante que tenga el organismo. Aquellos animales en los que esta es mayor correrán por tanto mejor suerte que aquellos dotados de mecanismos de defensa menos eficaces.

La teoría que relaciona los radicales libres con el envejecimiento se ha validado hasta cierto punto, al menos en el caso de los insectos y otros animales. En un estudio científico, a moscas de la fruta se les inocularon genes que les hicieron producir más antioxidantes para combatir a los radicales libres. Su tiempo de vida aumentó en un 33%, lo cual equivaldría a alargar la vida humana de los setenta y cinco a los cien años con solo reducir la magnitud del estrés oxidativo causado en el cuerpo. Se ha visto asimismo que administrar nutrientes antioxidantes a animales de laboratorio aumenta su tiempo de vida entre un 20 y un 30%.

Si los radicales libres fueran la única causa del envejecimiento, cabría suponer que incluir en la dieta suplementos antioxidantes ralentizaría el proceso. Sin embargo, no se ha comprobado que la simple ingesta de antioxidantes sea capaz de alargar la vida humana. De todos modos, aunque los radicales libres no sean la respuesta completa a por qué envejecemos, indudablemente son una parte muy importante del proceso, y entender cómo actúan y cómo limitar su acción destructiva puede contribuir sobremanera a reducir el riesgo de sufrir una enfermedad degenerativa y a mejorar nuestra calidad de vida.

PRODUCTOS FINALES DE GLICACIÓN AVANZADA

La oxidación no es la única fuerza destructiva asociada con el envejecimiento y la degeneración. La glucosa puede reaccionar de forma análoga al oxígeno y causar *glicación*, un proceso similar al de la oxidación pero en el que la glucosa ocupa el lugar del oxígeno. Al igual que la oxidación, la glicación de las proteínas y los ácidos grasos poliinsaturados produce radicales libres y otras entidades moleculares altamente reactivas y destructivas.

La glucosa es una sustancia muy pegajosa y se combina fácilmente con otras moléculas. Puede adherirse a las grasas, pero le atraen sobre todo las proteínas. Y la glicación de proteínas forma lo que se denomina *productos finales de glicación avanzada* (PGA).

Curiosamente, su acrónimo en inglés, AGE (que coincide con el término que significa 'edad', 'envejecer'), expresa a la perfección lo que hacen: envejecer el cuerpo. El envejecimiento es la acumulación de células dañadas. Cuantos más productos finales de glicación avanzada se acumulan en el cuerpo, más nos deterioramos en el aspecto funcional independientemente de los años que vivamos. Los PGA tienen un efecto adverso en otras moléculas: generan radicales libres, oxidan el colesterol LDL (creando así el tipo de colesterol que se acumula en las arterias y propicia la aterosclerosis, los ataques cardíacos y las embolias), degradan el colágeno (la estructura que da cohesión a los órganos y la piel), dañan el tejido nervioso (incluido el del cerebro) y hacen estragos prácticamente en todos los órganos del cuerpo. Se ha visto que contribuyen notablemente a crear las complicaciones crónicas de la diabetes y al desarrollo del alzhéimer y otras enfermedades degenerativas.[4-6]

La hipótesis que los relaciona con el envejecimiento surgió tras haberse observado en múltiples ocasiones que los tejidos avejentados se caracterizan por la acumulación de una diversidad de productos finales de glicación avanzada. Todos experimentamos sus efectos en menor o mayor grado. Forma parte de estar vivos. A medida que envejecemos, mayor es la acumulación de PGA, y nuestro cuerpo responde con una pérdida de elasticidad y tono de la piel y otros tejidos, una menor eficiencia de las funciones orgánicas, endurecimiento de las arterias, cataratas, pérdida de memoria y de las capacidades motoras, poca capacidad para combatir las infecciones y todos los demás síntomas vinculados con el envejecimiento.

La acumulación de PGA se asocia con la inflamación crónica y la resistencia a la insulina, signos distintivos ambos de la diabetes. El cuerpo los crea cada vez que consumimos azúcar o almidones, cualquiera que sea la cantidad; y cuanto más azúcar y almidones consumimos, más PGA se crean, ya que elevamos el nivel de glucosa en sangre. Un nivel alto de glucosa expone nuestras células y tejidos a altas concentraciones de glucosa durante periodos prolongados, y cuanto más tiempo esté la glucosa en contacto con las proteínas, más posibilidad hay de que se formen productos de glicación avanzada.

Un consumo excesivo de azúcar da lugar a la hiperglucemia crónica y crea resistencia a la insulina, caracterizada por niveles de glucosa en sangre más altos de lo normal y que se mantienen durante largos periodos de tiempo. En las personas diabéticas y prediabéticas el índice de glucosa en sangre es siempre elevado, las veinticuatro horas del día, lo cual las hace particularmente propensas a la formación de PGA. Las principales complicaciones asociadas con la diabetes —pérdida de visión, daños neurológicos, insuficiencia renal y cardiopatías— están todas relacionadas con ellos. Ahora bien, no hace falta ser diabético para tener resistencia a la insulina. Cualquier persona que en ayunas presente un nivel de glucosa en sangre superior a 90 mg/dl (5,0 mmol/l) tiene cierto grado de resistencia a la insulina y un alto índice de formación corporal de productos de glicación avanzada, un cuadro clínico que podría ser el de la mayoría de la gente que sigue la típica dieta occidental alta en azúcares y cereales refinados.

De todas formas, no estamos totalmente indefensos frente a los PGA. Son tan dañinos que el cuerpo cuenta con un modo de combatirlos. Los glóbulos blancos o leucocitos tienen receptores especialmente dispuestos para este fin: se aferran a las proteínas dañadas y las eliminan. No obstante, algunas proteínas glicadas, como las del colágeno o el tejido nervioso, no pueden eliminarse con facilidad; tienden a adherirse entre sí y a otras proteínas y se acumulan y dañan los tejidos adyacentes, formando una especie de placa de fijación más o menos permanente y que es continua fuente de irritación.

Cuando un glóbulo blanco se encuentra con una proteína glicada, provoca una reacción inflamatoria. Los receptores de PGA de los glóbulos blancos se denominan RPGA (o *RAGE* en inglés, acrónimo que coincide con el término que significa 'irritación', 'furor', y por tanto muy apropiado, ya que la reacción de las células inmunitarias con los PGA puede producir una inflamación crónica). Los PGA intervienen en la creación de un círculo vicioso de inflamación, generación de radicales libres, una mayor producción de PGA, más inflamación, y así sucesivamente. La inflamación crónica es una característica de muchas dolencias degenerativas, entre ellas el alzhéimer, las enfermedades coronarias y la diabetes.

A medida que envejecemos, tenemos tendencia a acumular mayores cantidades de productos finales de glicación avanzada. Las investigaciones sugieren que las dietas que contribuyen a su formación aceleran las consecuencias del envejecimiento natural y de las enfermedades degenerativas asociadas con él, como la diabetes y el alzhéimer. Así, los datos de un estudio en el que se comparó a ciento setenta y dos sujetos jóvenes (de menos de cuarenta y cinco años) con sujetos de más edad (de más de sesenta) muestran que el número de PGA en circulación aumenta con la edad. Esto era de esperar, pero además se descubrió que los indicadores de inflamación, estrés oxidativo y resistencia a la insulina aumentaban a la par que los PGA, independientemente de cuál fuera la edad cronológica del sujeto.[7] Por tanto, los niveles de PGA resultaban más importantes para determinar la edad física y funcional que la edad cronológica. Es decir, no son los años que tenemos, sino cuántos daños acumulados sufrimos, lo que de verdad determina nuestro grado de salud.

La formación de PGA en el cuerpo es un proceso normal. No podemos por consiguiente evitarlos por completo, pero sí podemos reducirlos al mínimo recortando el consumo de azúcar e hidratos de carbono refinados.

LA INSULINA Y LA RESISTENCIA A LA INSULINA

La *insulina* es una hormona que segrega el páncreas, y una de sus labores principales es transportar la glucosa de la sangre al interior de las células. Sin ayuda de la insulina, la glucosa no puede entrar en ellas. Gran parte de los hidratos de carbono que ingerimos y una parte de las proteínas se convierten en glucosa y entran en la corriente sanguínea. Al aumentar el nivel de glucosa, se envía una señal al páncreas para que segregue insulina, y cuando el nivel de glucosa disminuye, se envía otra señal para que deje de segregarla. Si el nivel de glucosa desciende drásticamente, el páncreas recibe una nueva señal que le ordena que segregue otra hormona llamada *glucagón*, que estimula la secreción de la glucosa almacenada (glucógeno) en el hígado. De este modo, los niveles de glucosa se mantienen cuidadosamente controlados todo el día. Un nivel de glucosa demasiado alto o demasiado bajo (hiperglucemia e hipoglucemia) es peligroso y puede provocar enfermedades e incluso la muerte, por lo que es muy importante controlarlo. Los niveles saludables de glucosa en sangre en ayunas deberían estar comprendidos entre los 65 y los 90 mg/dl (de 3,6 a 5 mmol/l).

A medida que avanzamos en edad, los niveles de insulina y glucosa en sangre tienden a ser más altos y la sensibilidad a la insulina, más baja. Ingerir alimentos ricos en azúcares y almidones refinados provoca una rápida subida del nivel de glucosa; y si la dieta incluye un exceso de este tipo de alimentos, el nivel de glucosa en sangre es continuamente alto. En este caso, la exposición excesiva a niveles de glucosa elevados reduce la capacidad de las células para absorber la glucosa, y se vuelven resistentes a la insulina. Como consecuencia, la glucemia se mantiene por encima de lo normal durante periodos prolongados, lo cual a su vez sigue estimulando la secreción de insulina en la corriente sanguínea. De este modo, tanto el nivel de glucosa como de insulina son permanentemente altos, y esto pone en marcha un círculo vicioso de resistencia cada vez mayor a la insulina y niveles de glucosa e insulina cada vez más altos. El nivel de glucosa se mantiene anormalmente alto las veinticuatro horas del día, incluso sin ingerir ningún alimento. Un nivel de glucosa en sangre en ayunas de entre 100 y 125 mg/dl (de 5,6 a 6,9 mmol/l) indica prediabetes o las etapas iniciales de la diabetes. Cuando el nivel de glucosa en sangre alcanza los 126 mg/dl (7 mmol/l) o más, a la persona se le diagnostica una diabetes en toda regla.

La insulina no solo ayuda a las células a absorber la glucosa sino que además estimula la conversión de glucosa en grasas y las almacena en forma de células grasas, o lipocitos. Se trata de una hormona que promueve el almacenamiento de grasa, y por eso un alto nivel de insulina es la principal causa del aumento de peso y la obesidad. Mientras el páncreas funcione debidamente, aquel que tenga resistencia a la insulina presentará una hiperinsulinemia crónica y su cuerpo intentará almacenar glucosa en forma de grasa. Cualquier hidrato de carbono que consuma tenderá a convertirse en grasa.

El sobrepeso acelera el proceso de envejecimiento, promueve la inflamación sistémica y aumenta el riesgo de padecer muchos problemas de salud crónicos. La obesidad contribuye al desarrollo de enfermedades cardíacas, tensión arterial alta, diabetes, algunos cánceres, problemas de la vesícula biliar, osteoartritis, gota, mala salud dental, pérdida de memoria, deterioro cognitivo y problemas respiratorios, como la apnea o el asma.

La insulina afecta además a otras hormonas; entre ellas, quizá la más notable sea la hormona del crecimiento humano (HCH). Un nivel alto de insulina reduce la secreción de la HCH. En las dos últimas décadas se ha dedicado mucha atención a esta hormona por sus propiedades antienvejecimiento, y muchos deportistas y culturistas toman una versión sintética de HCH para fortalecer los músculos e incrementar el rendimiento deportivo. Es la glándula pituitaria la que segrega la hormona del crecimiento humano, que, como su nombre indica, estimula la reproducción, diferenciación y crecimiento celulares y es esencial para el correcto crecimiento y desarrollo infantiles. Una deficiencia de esta hormona en la infancia da lugar a problemas de crecimiento y retrasa la madurez sexual.

Pero la HCH realiza muchas funciones importantes además de impulsar el crecimiento físico:

- Incrementa la mineralización y la densidad óseas.
- Desarrolla la masa muscular.
- Promueve la lipólisis (quema de grasa y pérdida de peso).
- Incrementa la síntesis de proteínas.
- Ayuda a mantener la homeostasis.
- Impide que el hígado absorba cantidades excesivas de glucosa.
- Promueve la gluconeogénesis (conversión de proteínas en glucosa) en el hígado.
- Favorece una función pancreática correcta.
- Favorece la función inmunitaria.

- Mejora la memoria y la función cognitiva.
- Reduce los factores de riesgo cardiovascular.
- Ayuda a la curación (de la piel, los huesos, el revestimiento intestinal, etcétera).

Todos estos beneficios le han valido a la HCH la reputación de ser una hormona antiedad.

Si te quedas mirando a unos niños jugar, quizá te sorprenda lo resistentes que son. Corren y saltan el día entero y parece que nunca se cansan. Si se caen, se levantan al instante, sin titubeos. Los cortes y los cardenales se les curan en un abrir y cerrar de ojos. Suelen tener un cuerpo ágil y esbelto y una energía desbordante. La HCH se encarga de que todo esto sea así.

En los adultos, los niveles de esta hormona van decayendo con la edad y, como consecuencia, a medida que nos hacemos mayores, tendemos a engordar, perdemos masa ósea y muscular, tenemos menos energía y nos volvemos más susceptibles a las lesiones e infecciones. Diversos estudios han mostrado que los pacientes de edad avanzada a los que se ha tratado con la HCH manifiestan un aumento significativo de masa corporal magra y densidad mineral ósea,[8] por lo cual son muchos los médicos que basándose en estos estudios recetan la versión sintética de la hormona del crecimiento humano para aumentar la vitalidad de los pacientes de edad avanzada. Hay quien la usa con la esperanza de que le haga seguir sintiéndose joven y teniendo un aspecto juvenil, y los deportistas la emplean para mantener la masa corporal magra y mejorar el rendimiento físico.

Como cualquier fármaco, tiene sus efectos secundarios, pues las hormonas sintéticas no son idénticas a las naturales. Sin embargo, hay formas naturales de favorecer la producción de HCH. Se pueden comprar suplementos dietéticos que supuestamente elevan sus niveles, pero es una cuestión a debate si de verdad lo hacen o no. Lo que sin duda incrementa la producción de la HCH es reducir los niveles de insulina, como ocurriría si ayunaras o siguieras una dieta cetogénica, baja en hidratos de carbono.

La secreción de la HCH es en general mayor por la mañana, tras una noche de ayuno, cuando los niveles de insulina están normalmente en su punto más bajo. Ahora bien, en caso de que seas resistente a la insulina, incluso en ayunas tendrás unos niveles de insulina elevados, y por consiguiente la secreción de la HCH permanece suspendida todo el tiempo, tanto si comes como si no. Los diabéticos producen una cantidad muy escasa, o nula, de esta hormona y no experimentan por tanto ninguno de los beneficios que ofrece para la salud; de ahí que parezcan envejecer mucho más rápido que quienes no sufren la enfermedad. Una dieta cetogénica puede reducir los niveles de insulina durante periodos prolongados y permitir que tu cuerpo secrete la HCH continuamente, como hace el cuerpo de un joven, y disfrute de los efectos rejuvenecedores que la acompañan.

Numerosos estudios han mostrado que reducir el consumo de calorías lentifica el envejecimiento y ayuda a prevenir las enfermedades crónicas relacionadas con la edad, y, al menos en el caso de los ratones y otros animales, puede prolongar la vida. Cuando en los ratones y ratas se reduce la ingesta de alimentos entre un 30 y un 60%, su tiempo de vida se alarga en la misma proporción. Por ejemplo, entre grupos de ratones que ingerían distintas cantidades de calorías desde el mes de edad, aquellos alimentados *ad libitum* (sin restricciones) tenían un tiempo de vida máximo de treinta y cinco meses. Aquellos a los que se les habían restringido las calorías a un total de 85 a la semana, tenían un tiempo de supervivencia máximo de hasta cuarenta y un meses; los que ingerían 50 calorías a la semana, sobrevivían cincuenta y dos meses, y en el caso de aquellos que tenían las calorías limitadas a 40 a la semana, el tiempo de supervivencia máximo era de cincuenta y cinco meses.[9] La cuestión de si la vida humana podría alargarse o no restringiendo el consumo de calorías está aún por determinar. Sin embargo, sí se ha visto que esa restricción obra una mejoría en muchos marcadores biológicos de la salud: las concentraciones de insulina y glucosa en sangre decrecen, aumenta la sensibilidad a la insulina, disminuye el estrés oxidativo y la aparición de enfermedades asociadas con el envejecimiento —cáncer, insuficiencia renal, cataratas, diabetes e hipertensión entre otras— se retrasa.

Un estudio publicado en *The Journal of Applied Research* evaluaba los marcadores biológicos relacionados con el envejecimiento en individuos que seguían una dieta cetogénica, y mostraba que su salud había mejorado en los mismos aspectos que en aquellos en cuya dieta se había restringido la ingesta de calorías.[10] Los pacientes adoptaron la dieta cetogénica durante un periodo de tres meses, por término medio, sin restringir el consumo calórico, es decir, podían comer tanto como quisieran. Pese a que aumentaron el consumo de grasas, bajaron de peso una media de algo más de 3 kilos. La tensión arterial sistólica y diastólica descendió a 10,2 y 11,4 mmHg respectivamente. Los niveles de leptina en la sangre se redujeron un 8% y los de insulina un 48%, el nivel de glucosa en ayunas un 40%, el de triglicéridos casi un 8% y la proporción de triglicéridos/colesterol HDL (importante indicador de riesgo cardiovascular) bajó de 5,1 a 2,6, lo que significa que el riesgo de enfermedad coronaria se había reducido a la mitad. Muchos se pasan años siguiendo dietas bajas en grasas y bajas en calorías y tomando toda clase de medicamentos sin conseguir jamás unos resultados como estos. Y todas estas mejoras tan increíbles se produjeron en solo tres meses de dieta cetogénica.

Los cambios en los parámetros metabólicos conseguidos con una dieta cetogénica son los mismos que se han visto en los experimentos de restricción de calorías y que han demostrado alargarles la vida a muchas especies animales, incluidos los primates. Es decir, la dieta cetogénica presenta los mismos beneficios para la salud que una dieta de restricción calórica y sin la incomodidad de tener que reducir drásticamente la ingesta de calorías. Lo que tienen en común una y otra dieta es la reducción de los niveles de glucosa e insulina en sangre y la producción y utilización de cetonas. Esta es en realidad la clave de una dieta antienvejecimiento.

EL EQUILIBRIO HORMONAL

Hoy es mayor que nunca el porcentaje de gente que experimenta desequilibrios hormonales: los índices de infertilidad siguen creciendo, los cánceres asociados con alteraciones hormonales son cada vez más frecuentes y la terapia de reemplazo hormonal es una práctica común. Por suerte, la dieta cetogénica puede ayudar a restablecer el equilibrio hormonal. Como señalaba en el apartado anterior, la dieta cetogénica puede mejorar los niveles de la HCH y equilibrar las hormonas asociadas con el hambre y el control de la glucemia (leptina, grelina, insulina) y las hormonas sexuales (estrógenos, progesterona, testosterona).

Se demostró que la dieta cetogénica contribuía al equilibrio hormonal en un estudio piloto cuyas participantes eran mujeres que padecían el síndrome del ovario poliquístico, una dolencia en la que el desequilibrio de los estrógenos y la progesterona normalmente provoca quistes ováricos (masas benignas), menstruaciones irregulares o falta de menstruación, un exceso de vello corporal y facial e infertilidad. Es el trastorno endocrino más común que sufren las mujeres en edad reproductiva y está asociado con la obesidad, la hiperinsulinemia y la resistencia a la insulina. No se conocen terapias efectivas para combatirlo.

En este estudio, se sometió a once participantes a una dieta cetogénica durante seis meses. A lo largo de este tiempo, mejoraron la tensión arterial y los niveles de insulina en sangre de las pacientes, que perdieron un 12% de peso corporal, y bajaron también los niveles de triglicéridos. Todos los síntomas relacionados con el síndrome del ovario poliquístico —el exceso de vello, la infertilidad y las alteraciones del ciclo menstrual— mejoraron. Dos de las cinco mujeres que siguieron la dieta los seis meses enteros se quedaron embarazadas. Los niveles hormonales se normalizaron. Los autores del estudio anunciaron que los cambios habían sido espectaculares.[11]

Este estudio corrobora el testimonio de aquellas mujeres que, tras añadir cetonas a su vida gracias a la incorporación del aceite de coco a su alimentación diaria, han experimentado resultados similares. Muchas de ellas aseguran haber notado una clara mejoría de los síntomas asociados con el síndrome premenstrual —retortijones, hinchazón, dolores de cabeza, irritabilidad— y las menstruaciones irregulares, y las de edad más avanzada informan de una mejoría de los síntomas de la menopausia: sofocos, sudores nocturnos, etcétera.

Debbie B. tenía cáncer de mama, que se trató con cirugía y quimioterapia. «La quimio me hizo entrar en la menopausia a los cuarenta años —dice—. No volví a tener un ciclo menstrual después del tratamiento». Dos años más tarde, justo después de empezar a incluir el coco en su dieta, de repente volvió a tener reglas. «Me habían dicho que, después de dos años, no iba a recuperar ya el ciclo menstrual. Parece ser que el aceite de coco está haciendo que lentamente las funciones corporales vuelvan a la normalidad». Y el de Debbie no es un caso aislado; son muchas las mujeres que han contado experiencias parecidas tras empezar a usar aceite de coco: «Nunca habría imaginado que el aceite de coco sustituiría a la terapia de reemplazo hormonal que utilizaba para la perimenopausia —dice Joyce R.—, pero así es; la he dejado y no he vuelto a tener sofocos, y tengo un ciclo menstrual regular todos los meses. ¿No es increíble?».

LA DIETA CETOGÉNICA MEJORA TODOS LOS MARCADORES BIOLÓGICOS DE LA SALUD

La dieta cetogénica parece mejorar todos los parámetros que los médicos miden comúnmente para evaluar la salud de una persona y el riesgo de enfermedad.

Durante años, la dieta estándar aprobada por los médicos e indicada a los pacientes para mejorar su salud o bajar de peso era una dieta baja en grasas y de restricción calórica. La dieta cetogénica es básicamente lo contrario: alta en grasas y permite comer hasta quedarse de verdad satisfecho. Se culpaba a las dietas altas en grasas de la mayor parte de nuestra mala salud crónica, y la única forma de combatirla se creía que era someterse a una dieta baja en grasas. Sin embargo, la propuesta de la alimentación baja en grasas ha resultado desastrosa. Desde que la adoptaron las instituciones gubernamentales y las principales organizaciones de salud, la incidencia de la obesidad, la diabetes, el cáncer, el alzhéimer y otras enfermedades crónicas se ha disparado. La dieta baja en grasas no ha conseguido en modo alguno reducir su incidencia ni mejorar nuestra salud.

Dado que mucha gente sigue creyendo que la dieta baja en grasas es la más saludable, y sobre todo más saludable que una dieta cetogénica, ha habido investigadores que han hecho una comparación directa entre una y otra en ensayos clínicos.

En la Universidad de Connecticut, por ejemplo, se compararon los factores de riesgo cardiovascular de dos grupos de hombres con sobrepeso, de los cuales uno seguía una dieta muy baja en hidratos de carbono y alta en grasas y el otro una dieta baja en grasas y en calorías. Se practicaron análisis de sangre al comienzo del estudio y al concluir este, seis semanas después. Ambas dietas dieron lugar a una mejora de los niveles de colesterol total en sangre y de los niveles de insulina, y también de la resistencia a la insulina, pero las diferencias en estos parámetros entre uno y otro grupo no eran significativas, lo cual demuestra que la dieta alta en grasas es igual de buena que la dieta baja en grasas. No obstante, solo el grupo de la dieta baja en calorías mostró en ayunas unos niveles significativamente más bajos de triglicéridos, de la proporción triglicéridos/HDL y de glucemia, lo cual demostraba la superioridad de la dieta baja en calorías.

Este grupo presentaba también mejores lecturas del colesterol LDL, comúnmente calificado de «malo» porque se considera el principal tipo de colesterol que deja depósitos en las arterias. No obstante, hay dos tipos de colesterol LDL: uno de partículas grandes y ligeras y otro de moléculas pequeñas y densas. El LDL grande y ligero es inofensivo; de hecho, en realidad es beneficioso, ya que es el tipo de colesterol que se incorpora a las membranas celulares para darles fuerza, y se utiliza también para producir vitamina D y muchas de nuestras hormonas, como la testosterona y los estrógenos. Es el colesterol LDL pequeño y denso el que está relacionado con la oxidación y un mayor riesgo de enfermedad coronaria. Los análisis de sangre generalmente no los miden por separado, sino que muestran un solo valor del total de colesterol LDL; pero estos valores no tienen la menor utilidad. En este estudio, sin embargo, se midieron uno y otro tipo por separado. Antes se había visto que el colesterol LDL total había disminuido significativamente con la dieta baja en grasas pero no con la dieta baja en hidratos de carbono, y esto parecía indicar que la primera era más ventajosa. Pero no es así. Porque aunque el LDL total no había cambiado mucho con la dieta baja en hidratos de carbono, el tipo de LDL sí: había disminuido el LDL pequeño e indeseado y había aumentado el LDL grande y beneficioso, mientras que la dieta baja en grasas había reducido el LDL total pero no había aumentado significativamente el porcentaje de LDL bueno.[12]

Además de tener mejores niveles lipídicos y glucémicos, quienes seguían la dieta baja en hidratos de carbono habían bajado de peso significativamente más: 6,1 kilos frente a 3,9. Todos estos cambios indican una disminución mucho mayor de riesgo cardiovascular y diabético que la conseguida con una dieta baja en grasas.

Investigadores de la Universidad de Duke, en Carolina del Norte, realizaron un estudio similar.[13] Ciento veinte hombres y mujeres hiperlipidémicos (con el colesterol alto) y con sobrepeso se ofrecieron como voluntarios para el estudio. La mitad de los sujetos seguían una dieta cetogénica, baja en hidratos de carbono (menos de 20 g de hidratos de carbono al día) sin límite calórico; podían comer toda la carne, grasa y huevos que quisieran. La otra mitad habían adoptado una dieta baja en grasas, baja en colesterol y con restricción de calorías (reducidas a entre 500 y 1.000 calorías al día).

Al cabo de veinticuatro semanas, el grupo de sujetos que seguía la dieta baja en grasas había perdido 4,8 kilos de grasa corporal, mientras que el grupo de la dieta cetogénica había perdido 9,4 kilos, o sea, el doble. En lo que a bajar de peso se refiere, el estudio había demostrado claramente la ventaja de la dieta cetogénica. La tensión arterial, que antes era ligeramente alta en los sujetos del estudio, bajó en ambos grupos, 7,5 y 5,2 mmHg respectivamente. En el grupo cetogénico, la tensión arterial sistólica y diastólica bajó en 9,6 y 6,0 mmHg respectivamente. Cuanto más alta es la tensión arterial, mayor es el riesgo cardiovascular; incluso una pequeña subida de tensión incrementa el riesgo. Nuevamente, sacó ventaja el grupo cetogénico.

El índice de triglicéridos en sangre se considera un factor de riesgo cardiovascular independiente del nivel de colesterol; cuanto más alto es el nivel de triglicéridos, mayor es el riesgo. En el estudio, los niveles de triglicéridos en sangre descendieron en 27,9 mg/dl (0,32 mmol/l) en el grupo de la dieta baja en grasas y un asombroso 74,2 mg/dl (0,83 mmol/l) en el grupo cetogénico, dos veces y media más que en el primer grupo. El colesterol HDL se considera colesterol «bueno», ya que se cree que protege contra las enfermedades cardiovasculares; cuanto más elevado sea el índice, mejor. En el grupo de la dieta baja en grasas disminuyó 1,6 mg/dl (0,041 mmol/l), pero en el grupo cetogénico aumentó 5,5 mg/dl (0,142 mmol/l).

El cociente de colesterol (la división del colesterol total por el HDL) se considera un indicador de riesgo cardiovascular mucho más preciso que los valores de colesterol total o LDL: a menor cociente, menor es el riesgo; y este descendió 0,3 en el grupo de la dieta baja en grasas y 0,6 en el grupo cetogénico, el doble que en el primer grupo.

Otro factor de riesgo independiente es el cociente triglicéridos/HDL. Cuanto menor sea, mejor. El grupo de la dieta baja en grasas experimentó un descenso de 0,6 mientras que en el grupo cetogénico se redujo 1,6, casi tres veces más. El cociente triglicéridos/HDL se considera uno de los indicadores más fiables de riesgo cardiovascular. Un cociente de 6 o más indica un riesgo muy elevado, uno de 4 o más señala un alto riesgo y uno inferior a 2 es el ideal; indica bajo riesgo. Al finalizar el estudio, el cociente medio del grupo de la dieta baja en grasas, que era de 3,4, indicaba un riesgo moderado, mientras que el del grupo cetogénico era de 1,6, lo que significaba un riesgo de cardiopatía muy bajo. Una vez medidos todos los factores de riesgo, la dieta cetogénica demostró ser superior a la dieta baja en grasas, un hecho que corroboraba los resultados del estudio de la Universidad de Connecticut.

Se han realizado además otros estudios que han comparado estas dos dietas, y en todos los casos la dieta alta en grasas o cetogénica ha demostrado su superioridad en lo que a mejorar los marcadores estándar de salud se refiere.[14-20] Incluso en estudios prolongados, de hasta dos años de duración, los resultados han sido los mismos.[21] Las dietas cetogénicas, altas en grasas, han demostrado ser no solo saludables, sino también más efectivas para mejorar la salud en general y reducir el riesgo de enfermedades crónicas que las dietas bajas en grasas.

En comparación con estas, la dieta cetogénica muestra resultados superiores en los siguientes marcadores de salud:

- Reduce el nivel de glucosa en sangre/HbA1c (aumenta la sensibilidad a la insulina).
- Disminuye la insulina en sangre.
- Eleva el colesterol HDL.

- Reduce los triglicéridos en sangre.
- Aumenta el colesterol LDL grande y ligero, beneficioso.
- Rebaja el colesterol LDL pequeño y denso, perjudicial.
- Reduce el peso y el índice de grasa corporales (pérdida de grasa).
- Reduce el contorno de cintura (pérdida de grasa visceral).
- Normaliza la tensión arterial.
- Atenúa la proporción de colesterol (colesterol total/HDL).
- Reduce el cociente de triglicéridos (triglicéridos/HDL).
- Reduce la proteína C reactiva (inflamación sistémica más baja).
- Aumenta los niveles de la hormona del crecimiento humano.
- Reduce los productos finales de glicación avanzada.
- Mitiga el estrés oxidativo.

Las cetonas reducen el estrés oxidativo causado por la glucosa y los radicales libres, mientras que las dietas altas en carbohidratos elevan los niveles de glucosa en sangre, lo cual aumenta la formación de productos de glicación avanzada. La dieta cetogénica, en cambio, mantiene bajos los niveles de glucosa en sangre, y reduce por tanto la producción de PGA y de los radicales libres que los acompañan. Cuando el cuerpo quema cetonas en lugar de glucosa, disminuye la cantidad de radicales libres que se crea de un modo natural al producirse energía en las células, por lo cual es menor el estrés oxidativo. Además, las cetonas alteran la expresión génica y hacen que las células aumenten la producción de enzimas antioxidantes: catalasa, glutatión, glutatión peroxidasa y superóxido dismutasa.[22] Como ya se ha dicho, reducir drásticamente el estrés oxidativo de las células y tejidos es una de las principales razones del efecto antienvejecimiento de la dieta cetogénica.

TRASTORNOS DEL DESARROLLO NEUROLÓGICO

LA EPILEPSIA Y LA DIETA MILAGROSA

«El 11 de marzo de 1993, mientras empujaba a mi hijo Charlie en el columpio, lo vi sacudir la cabeza de repente y lanzar el brazo derecho hacia arriba —recuerda Jim Abrahams—. Fue todo tan sutil que ni siquiera se me ocurrió comentárselo a Nancy, mi esposa; hasta que volvió a ocurrir un par de días después. Me dijo que ella había presenciado un incidente parecido. Aquello fue el principio de un tormento para el que no tengo palabras».

De repente, Charlie pasó de ser un niño activo y normal de un año de edad a sufrir múltiples convulsiones violentas. Se le diagnosticó el síndrome de Lennox-Gastaud, una forma grave de epilepsia. Las crisis llegaron a ser tan extremas que sus padres acolcharon las paredes de su habitación y lo llevaban con un casco de fútbol americano para protegerlo.

En los nueve meses siguientes, Charlie tuvo miles de crisis epilépticas, tomó una diversidad increíble de medicamentos, se sometió a decenas de análisis de sangre y estuvo hospitalizado ocho veces. Se le hicieron una montaña de electrocardiogramas, resonancias magnéticas, tomografías computarizadas y tomografías por emisión de positrones, además de una infructuosa intervención cerebral. Lo trataron cinco neurólogos pediátricos en tres ciudades distintas, dos homeópatas e incluso un curandero. A pesar de todo, las convulsiones seguían incontroladas y Charlie sufría un retraso del desarrollo mental. El pronóstico era que las crisis epilépticas continuarían y el retraso iría en aumento.

Al cumplir los veinte meses, Charlie pesaba poco más de 8,5 kilos. Tomaba cuatro medicamentos distintos, pero seguía sufriendo cientos de convulsiones diarias. Los efectos secundarios de los fármacos eran casi tan adversos como la enfermedad, lo cual agravaba el tormento que vivía.

Su padre, que se negaba a aceptar que no pudiera hacerse nada más, fue un día a la biblioteca a leer sobre la enfermedad. Allí encontró un libro del doctor John Freeman, profesor de Neurología en la Universidad Johns Hopkins, que hacía referencia a un tratamiento dietético para la epilepsia llamado *dieta cetogénica*, y se enteró de que esta dieta se había utilizado con éxito desde los años veinte para tratar casos graves de epilepsia.

Jim llevó a Charlie a la consulta del doctor Freeman, en el hospital Johns Hopkins de Baltimore (Maryland), el único sitio del país donde se prescribía la dieta cetogénica en aquellos tiempos. El pequeño empezó la «dieta milagrosa» y en dos días las convulsiones violentas cesaron asombrosamente.

«Desde entonces, Charlie no ha vuelto prácticamente a tener convulsiones ni ha tomado medicamentos, y es un niño estupendo –dice su padre–. Tras dos años de dieta totalmente cetogénica, ha tenido que continuar con una versión modificada de la dieta, pero va al colegio y lleva una vida alegre y normal». Al cumplir los siete años, pudo dejarla. A pesar de la antigua preocupación por que pudiera sufrir un retraso mental y de desarrollo, la dieta había corregido el problema y le había permitido desarrollarse con normalidad, física y mentalmente.

Inspirados por el éxito, sus padres crearon la Fundación Charlie para incentivar la investigación médica dirigida a curar la epilepsia infantil y dar a conocer la dieta cetogénica. Jim Abrahams, el padre de Charlie, era un próspero director y productor de cine en Hollywood. En 1997 escribió y dirigió una película basada en la experiencia de su hijo, titulada *Juramento hipocrático* y protagonizada por Meryl Streep y Fred Ward. En la película intervenían además como actores de reparto varias personas que en la vida real se habían curado la epilepsia con la dieta cetogénica. Millicent Kelly, dietista que ayudó a poner en marcha el programa de la dieta cetogénica en el hospital Johns Hopkins, hacía de ella misma en la película.

Las crisis epilépticas pueden ser tremendas, una manifestación brusca y violenta de movimientos incontrolables y pérdida de la consciencia, o pueden ser tan leves como una breve ausencia o desconexión del entorno que pasen inadvertidas a quien sea testigo de ellas.

Las crisis convulsivas son resultado de anormalidades en la actividad eléctrica del cerebro. Podemos imaginarlas como una tormenta eléctrica. En situación normal, el cerebro genera cargas eléctricas bioquímicas que permiten a las células comunicarse entre sí. La convulsión se produce cuando hay una descarga eléctrica excesiva, como si cayera un rayo en una caja de fusibles, y ciertas partes de los circuitos cerebrales sufren una sobrecarga.

Los médicos no están completamente seguros de qué motiva en última instancia las convulsiones ni de cómo detenerlas. Pese a la cantidad de medicamentos anticonvulsivos existentes en la actualidad para tratar los síntomas, ninguno es totalmente eficaz o carece de efectos secundarios adversos, y ninguno de ellos puede considerarse ni remotamente una cura. El tratamiento más efectivo para tratar la epilepsia es la dieta cetogénica, que no solo consigue reducir la frecuencia e intensidad de las crisis, sino que en muchos casos logra una curación completa y duradera. Por lo general, los pacientes se atienen a la dieta durante dos años, aunque en algunos casos graves puede ser necesario continuar con una dieta cetogénica modificada durante un periodo más largo, a fin de darle al cerebro el tiempo necesario para curarse. Después de esto, un gran porcentaje de los pacientes pueden volver a una alimentación normal sin sufrir una crisis epiléptica nunca más.

«Matthew tenía nueve meses cuando, mientras lo bañaba, le sobrevino la primera crisis –recuerda su madre, Emma Williams, de Lingfield (Inglaterra)–. Nunca había visto nada tan espantoso, y le estaba pasando a mi hijo. La primera duró más de quince minutos». Para cuando cumplió los quince meses, Matthew tenía crisis epilépticas a diario.

Se le diagnosticó una epilepsia compleja incontrolada. Emma leía todo lo que encontraba sobre la epilepsia y se puso en contacto con una organización que pensó que tal vez pudiera serle de ayuda. Supo de la existencia de la dieta cetogénica cuando Matthew tenía dos años. Cuando le preguntó acerca de ella al neurólogo, este la desestimó por considerarla una terapia marginal que era demasiado difícil de poner en práctica, y le dijo que el tratamiento farmacológico era la mejor opción.

Matthew tenía crisis día y noche, incluso mientras dormía. Se le administraron todos los medicamentos anticonvulsivos imaginables, y no sirvió de nada. Había semanas en que se quedaba tumbado en el sofá como un zombi, y semanas en que no dormía nada y se pasaba toda la noche chillando fuera de sí. En aquella casa, nadie conseguía dormir nunca una noche entera.

Cuando cumplió seis años, aún no había hecho el menor progreso. Tenía la edad mental de un niño de un año. No hablaba, y seguía usando pañales. Su madre estaba muy preocupada, porque ya no quedaba ningún medicamento que no hubiera probado, y se le habían hecho todos los tipos posibles de escáner cerebral. Ni siquiera cabía la posibilidad de una intervención quirúrgica porque los médicos no conseguían localizar con exactitud la parte del cerebro en la que se originaban las crisis.

Oyó hablar de nuevo de la dieta cetogénica, y volvió a preguntar a los médicos acerca de ella. Nuevamente le dijeron que era demasiado difícil de seguir y la animaron a continuar probando medicamentos. Pero los medicamentos no surtían efecto, y para entonces los había probado todos, de modo que, poco antes de que Matthew cumpliera los ocho años, Emma volvió a preguntar por la dieta cetogénica. Resultó que precisamente en aquel momento el hospital estaba a punto de realizar un ensayo clínico con la dieta, y la doctora le preguntó si quería participar. «¡No lo dudé ni un instante! —recuerda Emma—. Era mi última esperanza; no nos quedaba absolutamente nada más por probar, y las crisis de Matthew eran cada vez peores».

Matthew empezó la dieta el verano de 2002. Los comienzos fueron difíciles. No podía comer los alimentos que más le gustaban, y estaba enfadado y triste. Se pasaba la mayor parte del tiempo contrariado, gritando. Seguía teniendo crisis, así que se alternaban las convulsiones con los gritos. Para no agravar el conflicto, el resto de la familia no comía delante de él; lo hacían a escondidas, en el cuarto de baño.

Después de los primeros tres o cuatro días, Matthew empezó a calmarse. En el curso de los días siguientes, se tranquilizó aún más y empezó a comerse la comida sin protestar. Pronto comenzó a estar más contento y a dormir la noche entera. Dejó de despertarse a mitad de la noche.

Al cabo de dos semanas del inicio de la dieta, las crisis se habían reducido en un 90%, y al cabo de ocho meses había dejado de tomar medicamentos. Empezó a balbucear sus primeras palabras. «Unos meses después de haber empezado la dieta, me llamó "mamá" por primera vez. Los cuatro días siguientes, se me saltaban las lágrimas a todas horas. No había dinero en el mundo que pudiera pagar aquel sentimiento. Cuando se baja del autobús del colegio y me ve caminar hacia él, me llama: "Mamá, mamá". Cada día me siento como si acabara de ganar la lotería. Estas Navidades, por primera vez en su vida, se sentó en mis piernas a abrir los regalos. Rasgó el papel y miró dentro a ver qué era. Ese ha sido el mejor regalo de Navidad que me han hecho jamás».

Durante muchos años, la dieta cetogénica se utilizaba solo por desesperación, como último recurso cuando los medicamentos no surtían efecto. Pero esta dieta ha demostrado su eficacia incluso en los casos de epilepsia más agudos, y precisamente por eso empieza a aceptarse cada día más como un tratamiento estándar y no como alternativa al tratamiento farmacológico.

«¿Qué razón hay para que esta dieta se utilice solo como último recurso? —se pregunta Emma—. La primera vez que oí hablar de ella, mi hijo tenía dos años, y hasta que estaba a punto de cumplir los ocho no conseguí que la empezara. En la actualidad tiene una calidad de vida como nunca ha tenido». Inspirada por el éxito de Matthew, Emma creó en el 2004 la organización Matthew's Friends Charity (www.matthewsfriends.org) para comentar sus experiencias con la dieta cetogénica y poder brindar apoyo a otros padres que buscan ayuda.

El caso de Christopher Slinker es otro ejemplo de éxito. Su madre, Judy, asegura que la dieta cetogénica «ha supuesto una metamorfosis» para su hijo. La empezó a los siete años. Antes de eso, Christopher solía entrar con frecuencia en estatus epiléptico, una serie de crisis que se repiten sin interrupción y parece que nunca vayan a acabar, y que requiere cuidados médicos de urgencia. Tomaba cinco fármacos anticonvulsivos distintos, y a consecuencia de todas aquellas medicinas, «era como si estuviera totalmente borracho. No podía hacer otra cosa que estar en la cama».

En la actualidad, cuatro años después de haber dejado la dieta, Christopher es un buen estudiante, juega al baloncesto, esquía y nada. No ha vuelto a sufrir crisis epilépticas ni a tomar ningún medicamento. «Damos las gracias, cada día que se levanta y sonríe», dice su madre.

La dieta cetogénica se creó expresamente para tratar la epilepsia, y se ha utilizado para este fin con mucho éxito durante casi un siglo. Literalmente miles de niños aquejados de epilepsia se han salvado gracias a ella.

Muchos pacientes experimentan una reducción drástica de las crisis solo unos días o semanas después de empezar la dieta cetogénica. Entre los que la continúan durante doce meses, cuatro de cada diez ven reducirse las crisis en más de un 90%, y otros cuatro experimentan una reducción de entre el 50 y el 90%. En general, ocho de cada diez pacientes experimentan una mejora sustancial el resto de su vida, y muchos se curan por completo.[1] Estas estadísticas se refieren a casos particularmente graves y rebeldes de epilepsia, a pacientes que no responden a ninguna medicación y que sufren literalmente cientos de crisis convulsivas diarias; pacientes que han probado la dieta cetogénica como último recurso. Y considerando la gravedad de su situación, los resultados han sido extraordinarios.

Aunque en muchos casos los medicamentos ayudan a controlar las crisis, ninguno de ellos es una cura; se limitan a tratar los síntomas. En cambio, la dieta cetogénica no solo controla los síntomas sino que tiene el potencial de producir resultados permanentes. A los niños, normalmente se los tiene a dieta cetogénica durante dos años, un periodo de tiempo suficiente para que el cerebro se cure y se reconfigure, por así decirlo, y se corrija así el problema de base. Los resultados han sido prodigiosos, teniendo en cuenta que hablamos de una enfermedad que por lo común se considera incurable.

Lo cierto es que la dieta cetogénica ha sido todo un éxito en el tratamiento incluso de las formas de epilepsia más refractarias o resistentes a los medicamentos; pero también es cierto que la dieta cetogénica clásica suponía, de entrada, enseñar a los padres a preparar las comidas, a pesar cada gramo de grasa, proteína y carbohidrato para lograr una proporción de 4 a 1 (4 partes de grasas por 1 de hidratos de carbono/proteínas) y preparar así platos que a menudo resultaban monótonos y muy poco apetitosos. No es de extrañar que fueran pocos los que conseguían atenerse al programa. Sencillamente, era demasiado difícil para los padres, y a los niños no les gustaba lo que tenían que comer. Hoy en día, sin embargo, gracias a la adición de los aceites de coco y de TCM y a una mayor flexibilidad en cuanto a algunas restricciones innecesarias que se imponían anteriormente, la dieta es mucho más manejable y útil; solo hay que ver la cantidad de gente que está dispuesta a probarla y a atenerse a ella.

LOS ESPASMOS INFANTILES

El doctor W. Donald Shields, profesor emérito de Neurología y Pediatría en la Facultad de Medicina David Geffen de la Universidad de California en Los Ángeles, señala:

Los espasmos infantiles son uno de los tipos catastróficos de epilepsia infantil por la dificultad para controlar las crisis y por su asociación con el retraso mental. No obstante, la identificación precoz, una meticulosa evaluación diagnóstica y el tratamiento acertado pueden permitir a algunos niños llegar a controlar las crisis y alcanzar un nivel de desarrollo normal, o al menos muy mejorado. Por tanto, tenemos la oportunidad de obrar un gran cambio en las vidas de estos pobres niños y sus familias.[2]

El doctor W. J. West fue el primero en describir esta dolencia, en una carta dirigida al editor de la revista médica *The Lancet* en 1841. La descripción que hace de la actividad espasmódica es igual de precisa que si se hubiera escrito hoy. Habla de un paciente de un año de edad que manifiesta ligeros «cabeceos» y de cómo su «frecuencia ha ido en aumento hasta hacerse tan habituales y enérgicos como para provocar una flexión total de la cabeza hacia las rodillas, seguida al instante de una relajación en posición erguida

[...] Los cabeceos y la relajación se repiten; se alternan a intervalos de unos pocos segundos, y pueden llegar a ser diez, veinte o más en cada crisis, que no dura más de dos o tres minutos. A veces el niño experimenta dos, tres o más crisis al día». El doctor West contaba además que, a consecuencia de los espasmos, se sumaban a ellos problemas de desarrollo psicomotor y retraso mental. Su preocupación era de carácter personal, ya que el paciente era su propio hijo, y su carta a la revista era una súplica de ayuda para encontrar un tratamiento.

A los espasmos infantiles se les han dado diferentes nombres, como *convulsiones de salaam*, *epilepsia espástica infantil* y *convulsiones en navaja de muelle*. Es una forma de epilepsia que se manifiesta en la infancia con crisis que normalmente comienzan entre los tres y los ocho meses de edad y que acaban por cesar entre los dos y los cuatro años. A pesar de que los espasmos duran unos años solamente, pueden provocar en el niño discapacidades permanentes y posiblemente otras formas de epilepsia que aparecerán en etapas de vida posteriores.

Los trastornos que pueden dar lugar a los espasmos infantiles son innumerables. A veces son de origen genético, y a veces no se consigue identificar la causa. Se utilizan distintos medicamentos para tratarlos, pero sus efectos secundarios pueden ser significativos, por lo cual se han investigado alternativas no farmacológicas. La dieta cetogénica ofrece la posibilidad no solo de poner fin a los espasmos, sino también de corregir el defecto de base, lo cual previene al paciente de complicaciones a una edad más avanzada.

En determinado momento, algunos médicos cuestionaron que los niños muy pequeños, menores de un año, pudieran alcanzar y mantener un nivel de cetosis. En 2001, un grupo de investigadores del Children's Memorial Hospital de Chicago (Illinois) intentó hallar la respuesta a esta cuestión. El objetivo era determinar si la dieta cetogénica era saludable, tolerable y efectiva para tratar la epilepsia en niños muy pequeños. El estudio comprendía un total de treinta y dos niños epilépticos de corta edad, varios de los cuales sufrían espasmos infantiles. La mayoría de ellos (un 71%) fueron capaces de mantener una fuerte cetosis. La eficacia global de la dieta en niños pequeños era similar a la que había demostrado en niños mayores: un 19,4% dejaron de experimentar crisis epilépticas, y un 35,5% vieron reducirse su frecuencia a la mitad o incluso menos. Los investigadores puntualizaron que la dieta era particularmente eficaz para los pacientes que sufrían espasmos infantiles.

Un año más tarde, otro grupo de investigadores, de la Universidad Johns Hopkins, estudió la eficacia de la dieta cetogénica para tratar específicamente los espasmos infantiles. Durante un periodo de cuatro años se evaluó a veintitrés niños, la mayoría de los cuales no habían respondido bien a la terapia farmacológica. Al cabo de doce meses, en un 46% de ellos los espasmos habían desaparecido por completo o se habían reducido un 90%, y el resto de los participantes experimentaron al menos una disminución del 50%.[3]

Otro estudio, realizado a veintiún niños aquejados de espasmos infantiles en el Hospital General de Massachussetts, en Boston, mostró que, tras un periodo de entre uno y tres meses de dieta cetogénica, el 46% de ellos habían experimentado una reducción de los espasmos de más del 90%. Curiosamente, a pesar de que la dieta fue todo un éxito, no se encontró correlación entre los niveles de cetonas en sangre y la frecuencia de las crisis, lo cual indica que no es necesario tener altos niveles de cetosis, y que basta un modesto aumento del nivel de cetonas para mejorar esta dolencia y posiblemente otras afecciones neurológicas. El índice de crecimiento de los pacientes, siempre motivo de preocupación cuando se somete a niños pequeños a determinadas dietas, no se vio afectado.[4]

A lo largo de los años, las investigaciones han mostrado que los pacientes que seguían una dieta cetogénica no solo experimentaban una reducción de la incidencia y magnitud de las crisis sino también una mayor cognición, alerta, atención e interacción social.[5] Con la dieta, al parecer la función cerebral experimenta una mejoría en distintas áreas, por lo cual se ha deducido que, si puede proteger al individuo de las crisis epilépticas y mejorar sus facultades mentales, quizá pueda ser también de utilidad para otros trastornos del desarrollo neurológico, como el autismo.

EL AUTISMO
Trastornos del espectro autista

El trastorno del espectro autista, normalmente llamado simplemente autismo, es un trastorno del desarrollo neurológico caracterizado por una dificultad para la comunicación y la interacción social y comportamientos anormales repetitivos. Dependiendo de la sensibilidad del examen, se estima que al menos el 30%, y hasta un 82%, de los niños autistas experimentan crisis convulsivas periódicas. La característica más obvia del autismo es la dificultad para la comunicación verbal y no verbal. Muchos niños autistas parecen no entender las expresiones faciales o el lenguaje corporal –una sonrisa, un guiño o un gesto de despedida– y alrededor de un 40% nunca aprenden a hablar. Los que lo consiguen, lo hacen con grandes dificultades, o bien en una etapa tardía de la infancia. Algunos desarrollan el hábito aparentemente inconsciente de repetir palabras o frases que dicen otros –perturbación del lenguaje denominada *ecolalia*–. Al menos el 25% de estos niños se desarrollan con normalidad durante los primeros doce o dieciocho meses de vida, y luego rápidamente pierden la facultad de comunicación verbal.

Atendiendo a los conocimientos médicos convencionales, hay poca esperanza para los niños a los que se les ha diagnosticado autismo. El diagnóstico de trastorno del espectro autista se considera una condena de por vida. Históricamente, el 75% de los individuos autistas han acabado internados en algún centro de salud mental en su vida adulta. El autismo afecta a niños de todas las razas y etnias. No obstante, la incidencia es cuatro veces mayor en la población masculina que en la femenina.

En la actualidad hay más de un millón de personas aquejadas de autismo, y la cifra sigue creciendo. En los últimos años, el autismo ha alcanzado proporciones epidémicas. Hace tres décadas, afectaba aproximadamente a 1 niño entre 2.500; hoy en día, 1 de cada 68 niños estadounidenses es autista, y las estadísticas reflejan una situación similar en muchos otros países occidentales. Cada año el número de niños afectados aumenta entre un 10 y un 17%.[6]

A menudo el autismo se puede identificar ya a los dieciocho meses de edad. La mayoría de los casos se diagnostican en los tres primeros años de vida. Sin embargo, también ha habido casos de aparición tardía, en individuos de once, catorce y treinta y un años. En familias con un hijo autista, hay un 20% de probabilidades de que el segundo padezca la misma disfunción.

Los cuadros clínicos del autismo se sitúan en un espectro de muy diversa sintomatología y gravedad –de ahí el nombre de *trastornos del espectro autista*–. Atendiendo a los síntomas, se diagnostican cinco subtipos: síndrome autista (autismo clásico), síndrome de Rett, síndrome de Asperger, trastorno desintegrativo de la infancia y trastorno generalizado del desarrollo no especificado.

A diferencia de otras formas de autismo, el síndrome de Rett afecta más a las niñas que a los niños. Más de la mitad manifiestan crisis convulsivas. En general, el afectado tiene un desarrollo normal durante los primeros seis a doce meses de vida. Después, los síntomas empiezan a aparecer. Se manifiestan, entre otros, lentitud de crecimiento, que a veces causa microcefalia (una cabeza más pequeña de lo normal); pérdida de las facultades comunicativa y cognitiva, y pérdida del movimiento y coordinación normales. La primera señal suele ser una disminución del control manual y de la capacidad para gatear o caminar con normalidad, seguida de una progresiva falta de interés por la gente, los juguetes y el entorno. A medida que la enfermedad avanza, quienes sufren el síndrome de Rett normalmente desarrollan sus propias características comportamentales atípicas, como retorcerse las manos, apretárselas, frotárselas, aletear o aplaudir; mover los ojos de un modo errático, parpadeando con rapidez, o cerrar alternativamente un ojo u otro; crisis de llanto que empiezan de repente y pueden durar horas; expresiones faciales extrañas, y ataques de risa o chillidos aparentemente sin motivo alguno.

El síndrome de Asperger es una forma de autismo un poco menos severa, caracterizada por notables dificultades de interacción social y patrones de comportamiento e interés repetitivos, si bien la persona puede manifestar un desarrollo verbal y cognitivo relativamente normal.

Los niños aquejados del trastorno desintegrativo de la infancia se desarrollan con normalidad hasta los tres o cuatro años; luego, en solo unos meses, pierden radicalmente las habilidades motoras, comunicativas, sociales y de otro tipo que ya habían aprendido.

El trastorno generalizado del desarrollo no especificado tiene muchos síntomas en común con el autismo, como el retraso en el desarrollo del habla y la comunicación social o los comportamientos repetitivos, pero menos acusados. Los niños que lo padecen cumplen casi todos los criterios para un diagnóstico completo de autismo.

El sistema cerebral de defensa

Los tres últimos meses antes de nacer y los dos primeros años de vida son el periodo de más rápido crecimiento y desarrollo del cerebro. En este tiempo, prácticamente se cuadruplica su tamaño. Es la etapa de desarrollo cerebral más crítica, en la que el cerebro es más susceptible a las influencias que pueden dar lugar al autismo.

El sistema inmunitario es nuestra principal defensa contra agentes patógenos como las infecciones y las toxinas. Sin embargo, debido a la barrera hematoencefálica, el sistema nervioso generalmente queda fuera del alcance de los leucocitos y los anticuerpos que nos protegen de los daños, y por eso el cerebro tiene su propio sistema inmunitario, separado del resto del cuerpo. Unas células cerebrales especializadas, llamadas *microglías*, son el principal sistema cerebral de defensa.

Normalmente, las células microgliales se hallan en estado de reposo, pero ante la presencia de bacterias, virus o toxinas se activan de inmediato; proliferan rápidamente, se movilizan y se lanzan al ataque dispuestas a engullir, o fagocitar, a los invasores y a eliminar las células dañadas. Básicamente, asumen la responsabilidad y el carácter de los glóbulos blancos. En el proceso, emiten señales químicas que aumentan la irrigación sanguínea del cerebro, estimulan la inflamación y convocan la ayuda de sustancias diversas. Finalizada la crisis, retornan poco a poco a la docilidad de su existencia normal.

Lo habitual es que este proceso proteja al cerebro y estimule al mismo tiempo la subsiguiente limpieza y reparación. Porque el proceso causa algunos daños colaterales. Es como cuando los bomberos apagan un incendio. Al inundar de agua un edificio y romper los cristales para que salga el humo, causan algunos daños ellos también, necesarios para salvar el edificio de la destrucción total e impedir que el fuego se extienda. Una vez apagado el incendio, empiezan las tareas de limpieza y restauración para devolver el edificio a su estado anterior.

Cuando las células microgliales se activan, inician la secreción de una diversidad de sustancias que contribuyen a la defensa del cerebro. Ahora bien, pese a ser beneficiosas a corto plazo, algunas de ellas, como las citocinas y las quimiocinas inflamatorias, el óxido nítrico, las excitotoxinas, las proteasas y los radicales libres, son potencialmente dañinas para los tejidos cerebrales.

La exposición frecuente a agentes patógenos puede obligar a las células microgliales a estar continuamente activadas y a avivar así las llamas de la inflamación y provocar daños tisulares. Esa inflamación crónica altera la capacidad del cerebro para absorber glucosa, su principal fuente de combustible, y, como consecuencia, las células cerebrales están en continua situación de hambruna, lo cual en un niño pequeño puede afectar seriamente al funcionamiento, crecimiento y desarrollo normales del cerebro.

Un estudio publicado por varios investigadores de la Universidad Johns Hopkins planteaba la hipótesis de que la activación inmunitaria crónica del cerebro puede causar autismo y otros trastornos del desarrollo neurológico. Se investigaron los tejidos cerebrales de dieciocho individuos aquejados de autismo, de entre cinco y cuarenta y cuatro años, que habían muerto por accidentes o lesiones. Se midieron también los niveles de proteínas inflamatorias en el líquido cefalorraquídeo (que baña el encéfalo y la médula espinal) de seis pacientes autistas vivos, de entre cinco y doce años. En todos los casos, se encontró una activación extensiva de la microglía y una elevada inflamación generalizada, lo cual indicaba que la activación inmunitaria del cerebro había perdurado años.[7] El equipo de investigadores del hospital Johns Hopkins concluyó que una sobreestimulación del sistema inmunitario del cerebro es un factor fundamental en la patogénesis del autismo. Proponían por tanto el uso de terapias que modificaran las respuestas inmunitarias del cerebro como forma de tratar a los pacientes autistas. Son hallazgos que desde entonces han corroborado muchas otras investigaciones.[8-12]

La sobreactivación de la microglía puede estar causada por factores diversos: exposición a toxinas medioambientales o a metales pesados, infecciones, traumatismo craneal, ciertos medicamentos y vacunas y alergias alimentarias. La sobreexposición a cualquiera de estos factores o la reiterada exposición a varios de ellos combinados pueden provocar esta sobreactivación y una alteración del metabolismo normal de la glucosa. Y esa exposición puede ocurrir antes o después del nacimiento, lo que significa que la salud de la madre durante el embarazo es también importante.

Un tratamiento eficaz

Aunque la medicina convencional no ofrezca ningún tratamiento eficaz, el autismo no es una disfunción irremediable. Se puede prevenir y tratar con éxito sin el uso de medicamentos. Como sugerían los investigadores de la Universidad Johns Hopkins, la clave para luchar contra el autismo es regular la hiperactividad de la microglía, y esto puede conseguirse con la terapia de cetonas.

Las cetonas no solo proveen al cerebro de una potente fuente de energía sino que provocan además la activación de los factores neurotróficos derivados del cerebro (FNDC), que desempeñan un papel esencial en el mantenimiento, reparación y protección de las células cerebrales. Las cetonas tienen un increíble efecto curativo en el cerebro. Si el nivel de cetonas en sangre es lo suficientemente alto, pueden propulsar un extraordinario grado de curación y reparación, aplacar la sobreactivación de la microglía, aliviar el estrés oxidativo, calmar la inflamación crónica y estimular el desarrollo de nuevas células cerebrales sanas, y como resultado de todo esto, restaurar la normalidad de la función cerebral.

Los niveles de cetonas que hay en el cuerpo pueden variar dependiendo de la cantidad de glucosa en sangre, y esto está determinado por la dieta. La glucosa procede principalmente de los carbohidratos que ingerimos, y por tanto reducir su consumo estimula la producción de cetonas. Al reemplazar en la dieta los hidratos de carbono por grasas, los niveles de cetonas en sangre pueden elevarse hasta alcanzar niveles terapéuticos. Este es el fundamento de las dietas cetogénicas.

Estudios clínicos

El síndrome de Rett es uno de los trastornos del espectro autista que, como ya he señalado, afecta más a las niñas que a los niños. Más de la mitad de quienes lo padecen sufren además epilepsia. Lo habitual es que sean de estatura inferior a la normal y tengan dificultad para controlar los movimientos físicos (por un defecto de las neuronas motoras). A causa del alto índice de crisis epilépticas entre quienes padecen el síndrome de Rett, se realizó un estudio para ver qué efecto tendría la dieta cetogénica como tratamiento para esta disfunción. Participaron en el estudio siete niñas de entre cinco y diez años. Las siete sufrían crisis agudas que no respondían a la terapia farmacológica. Se las sometió a una dieta cetogénica con TCM durante varias semanas. Dos de las participantes no pudieron tolerar una dieta estricta y no llegaron al final del estudio. Las cinco restantes mostraron una significativa disminución de la actividad convulsiva, y además demostraron una mejoría del comportamiento y de las capacidades motoras.[13] Este fue el primer estudio en demostrar que la dieta cetogénica podía resultar eficaz para tratar los trastornos del espectro autista.

Otro estudio evaluó la dieta cetogénica en un grupo de niños y niñas autistas de entre cuatro y diez años. Dieciocho de ellos completaron el estudio. El programa consistía en cuatro semanas de dieta cetogénica con TCM seguidas de dos semanas de descanso, y el ciclo se repetía cuatro veces. Durante el periodo de descanso, podían comer cualquier cosa que antes comieran normalmente. El estudio duró seis meses.

Al principio, se evaluó a cada participante utilizando la *escala de evaluación del autismo infantil* para determinar la gravedad de la afección. Atendiendo a esta escala, una puntuación de 30 a 36 indica que el caso es entre leve y moderado, mientras que las puntuaciones superiores a 37 indican casos graves.

Al comenzar el programa, dos de los dieciocho participantes que llegaron hasta el final del estudio estaban en la categoría moderada, mientras que los dieciséis restantes obtuvieron puntuaciones correspondientes al rango más agudo. Al finalizar, se evaluó a todos otra vez utilizando la misma escala. Los dieciocho mostraron mejoría. Los dos niños que habían empezado la dieta con un autismo moderado experimentaron una mejoría radical y mostraron una reducción de más de 20 puntos en la escala de medición. Fue tal la mejoría que en el colegio pudieron empezar a asistir a las clases regulares. Puede decirse que su autismo se había curado en seis meses. Los otros dieciséis que al principio se habían clasificado como casos agudos de autismo también mejoraron, pero en menor grado. Ocho de ellos experimentaron una notable mejoría (de 8 a 12 puntos) y los ocho restantes una mejoría más modesta (de 2 a 8 puntos).[14]

La dieta cetogénica con TCM fue todo un éxito en los dos niños que sufrían autismo moderado, y medianamente eficaz en los casos más serios. Para tratar la epilepsia, lo habitual es que los niños sigan la dieta sin interrupción durante dos años; si al cabo de este tiempo han desaparecido las crisis convulsivas, retoman una dieta normal. Si las crisis reaparecen, la dieta cetogénica, normal o modificada, se prolonga hasta que las crisis están bajo control.

Las cetonas del coco pueden obrar milagros

El propósito de la dieta cetogénica es elevar los niveles de cetonas en sangre hasta un nivel terapéutico. A veces, no obstante, es difícil hacer que el niño autista siga la dieta cetogénica estricta, y en este caso podría ser beneficiosa una dieta modificada, baja en hidratos de carbono y con una base de aceite de coco. Este nuevo método está demostrando una gran eficacia para detener la progresión de la enfermedad; mejora notablemente los síntomas, y en muchos casos incluso da lugar a una recuperación completa.

Homer Rosales es un estudiante modelo; canta en el coro de la iglesia y habla dos idiomas con fluidez. Ganó el premio al Mejor Comportamiento en la escuela primaria. En todos los aspectos, es un alumno ejemplar y una alegría para sus padres. Pero no siempre fue así. Hace unos años, era temible: hiperactivo, incontrolable e insociable. Homer era autista.

Se le diagnosticó un trastorno del espectro autista una semana antes de su cuarto cumpleaños. «Lo que más me preocupaba en aquel tiempo era el retraso del habla —dice su madre, Rosemarie—. Imagínate, tenía casi cuatro años y todavía no le había oído nunca llamarme *mamá*, la palabra más dulce que una madre oye pronunciar a su hijo».

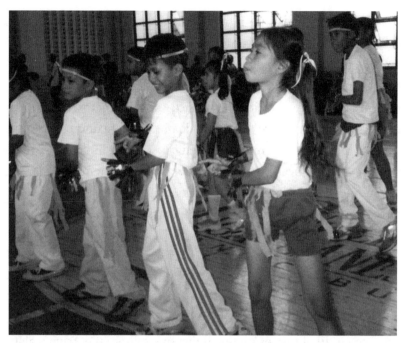

Homer, con los pantalones de rayas, participando en una actividad de grupo en la iglesia.

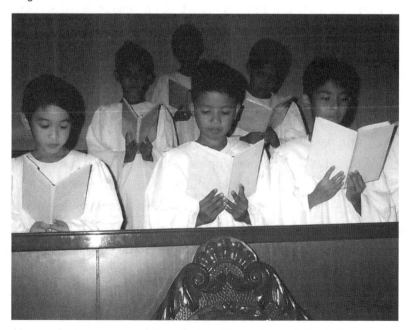

Homer, el primero empezando por la derecha, en el coro de la iglesia.

La hiperactividad de Homer era constante motivo de enfado para sus padres, los demás niños y los vecinos. Era tan hiperactivo que en cuanto ponía el pie fuera de casa salía corriendo y desaparecía. Se colaba en las casas de los vecinos y destrozaba ordenadores, floreros, televisores, equipos de música y demás objetos. Cuando los dueños volvían a casa, se quedaban de piedra al encontrarlo dentro.

Homer no tenía miedo al peligro. Nunca indicaba si tenía hambre. Nunca jugaba con otros niños, y normalmente los agredía, pegándoles o tirándoles piedras. «Era tan destructivo en la iglesia, en los restaurantes y en las tiendas que rara vez lo llevábamos a ningún sitio público –dice Rosemarie–. Solía pensar: "¡Dios mío, pero qué clase de hijo tengo!"».

A pesar de la terapia comportamental, Homer mostraba pocos progresos. Su madre oyó decir que algunos niños autistas mostraban una mejoría cuando se los sometía a una dieta sin gluten y sin caseína. El gluten es una proteína que existe en el trigo y algunos otros cereales y la caseína es una proteína que se encuentra en los lácteos. Se enteró también de que los niños autistas suelen tener problemas gastrointestinales caracterizados por poblaciones microbianas atípicas. Con frecuencia abundan las cándidas, que dañan las paredes intestinales y dan lugar al síndrome del intestino permeable, razón por la que a los niños autistas se les administra a menudo nistatina, un fármaco antimicótico utilizado para combatirlas, a fin de detener su proliferación descontrolada.

A los seis años, Homer empezó la nueva dieta y la terapia antifúngica. «Eliminamos todos los alimentos que contuvieran gluten o caseína –dice Rosemarie–. Muchas de las comidas que más le gustaban, como los espaguetis, los copos de avena y la leche, quedaron descartados. Además, le dábamos nistatina para controlar las cándidas y ayudar a crear un tracto digestivo sano».

Tras diez meses de seguir el programa, Homer mostraba cierta mejoría. Se portaba mejor, era más dócil, había empezado a relacionarse con otros niños, leía y escribía un poco y hablaba también un poco. No estaba curado ni mucho menos, pero las cosas iban por buen camino.

Cuál no sería nuestra consternación –relata Rosemarie– al recibir un nuevo golpe: Homer había contraído neumonía. Ingresó en el hospital y se le recomendó reposo. No recibió terapia durante todo un mes. Durante su estancia en el hospital, las enfermeras y los médicos tuvieron grandes dificultades para colocarle una vía intravenosa. Homer era muy fuerte. Tardaban literalmente horas en colocársela. Cuando sentía dolor, en lugar de llamar «mamá», gritaba: «¡Ayuda, Barney! ¡Mickey Mouse, ayuda! ¡Superman, Batman!»… ¡Dios mío, pero qué hijo me ha tocado! No quería tomarse las medicinas por vía oral porque no le gustaba el sabor. Era una angustia atenderlo en el hospital. Le administraban las medicinas, sobre todo los antibióticos, por vía intravenosa.

Cuando finalmente volvió al colegio, sus profesores se sintieron decepcionados y frustrados por su comportamiento. «Había vuelto adonde estaba en un principio –dice Rosemarie–. El autismo había vuelto a apoderarse de él. Volvía a ser terriblemente hiperactivo. Teníamos que empezar otra vez de cero… Estaba tan deprimida que no sé lo que pude llorar. Pero no perdí la esperanza. Recé a Dios con todo mi corazón implorándole ayuda».

Las oraciones de Rosemarie obtuvieron respuesta, respuesta que llegó de una fuente de lo más inesperada: el aceite virgen de coco. «Había oído decir que el aceite de coco podía usarse para fortalecer el sistema inmunitario, impedir las enfermedades y mejorar la salud. Empecé a tomar una cucharada diaria como suplemento dietético. Noté una mejoría general, en particular del asma, y pensé que quizá le vendría bien a Homer para reforzar el sistema inmunitario». Empezó a dárselo todos los días, en ocasiones tres veces diarias. «Al cabo de dos meses, le noté un cambio radical de comportamiento y sobre todo en el habla».

Para cuando cumplió los siete años, la ecolalia (el hábito inconsciente de repetir palabras o frases que dice otro) y los rituales de comportamiento habían desaparecido. Empezaba a leer bien y a escribir con claridad. Era capaz de contar cuentos y expresar lo que pensaba y lo que sentía, y comenzaba a relacionarse con otros niños. Mostraba una mejoría radical del comportamiento. Pedía permiso para ir a casa de los vecinos y luego sabía volver a casa solo. Mejoró más en dos meses de tomar aceite de coco que en diez meses de dieta especial.

Los progresos de Homer fueron tan espectaculares que al año siguiente lo inscribieron en las clases regulares en un colegio privado. Cinco años después, los avances que ha hecho son asombrosos. En ese tiempo, se ha convertido en un alumno modelo y tiene muchos amigos. «Ahora es un niño normal –dice Rosemarie–, tan diferente del que era hace unos años... A veces me sorprende. Me abraza y me besa sin motivo alguno. El afecto era una de las cosas que echaba mucho de menos cuando era más pequeño». Ya no sigue una dieta especial, pero continúa tomando aceite de coco. Su madre lo usa para todo lo que cocina. «A la gente le cuento que antes Homer era autista y no me creen. ¡Qué milagro!».

¿Por qué tiene el aceite de coco la facultad de curar el autismo? Hay varias razones. A diferencia de otros aceites dietéticos, el de coco está compuesto predominantemente de ácidos grasos de cadena media, y estos tienen potentes propiedades antimicrobianas capaces de matar las bacterias, virus y hongos o levaduras perjudiciales. Los ácidos grasos de cadena media destruyen las cándidas y otros microorganismos que pueden alterar las poblaciones microbianas normales del intestino y causar problemas digestivos, un síntoma común entre los niños autistas; pero aun siendo potentes germicidas, son inofensivos para las bacterias intestinales beneficiosas, necesarias para una buena salud digestiva. Es decir, reequilibran y normalizan las poblaciones microbianas del tracto intestinal y aseguran así el buen funcionamiento del aparato digestivo.

Otra característica común del autismo es un estado de deficiencia nutricional. Los niños autistas suelen tener un déficit de muchas vitaminas y minerales importantes, debido a la inflamación crónica del tracto digestivo causada por la sobreabundancia de microorganismos patógenos y los daños que estos provocan a las paredes intestinales. A medida que estas poblaciones microbianas mejoran gracias al consumo del aceite de coco, la función de los intestinos empieza a mejorar y, con ello, la absorción de nutrientes. Y dado que el cerebro necesita muchos nutrientes, al igual que el resto del cuerpo, la salud cerebral mejora también.

El aceite de coco es además cetogénico y estimula la producción de cetonas. El cuerpo las produce expresamente para alimentar al cerebro. Las cetonas son un combustible más potente y eficiente que la glucosa; sortean el defecto del metabolismo de la glucosa que acompaña al autismo y ofrecen una fuente de combustible alternativa, mejor y más eficaz.

El cerebro de los niños autistas muestra un alto grado de estrés oxidativo causado por la presencia de un número excesivo de radicales libres e inflamación crónica. Esto a su vez trastorna el metabolismo normal de la glucosa, y las células cerebrales son incapaces de absorberla de un modo eficaz. Como consecuencia, no reciben alimento. Sin la cantidad adecuada de glucosa, las células cerebrales se degeneran y se vuelven disfuncionales, y las facultades mentales sufren el efecto.

Las cetonas mejoran la circulación sanguínea, calman la microglía y le proporcionan al cerebro la energía que necesita para funcionar y desarrollarse con normalidad. Estimulan la activación de los factores neurotróficos derivados del cerebro, que intervienen en el mantenimiento, reparación y protección de las células cerebrales al reducir el estrés oxidativo y aliviar la inflamación. Los FNDC impulsan además el desarrollo de nuevas células cerebrales que reemplacen a las células muertas o moribundas. Esto permite que se produzca la curación y la reparación. Como resultado, se restablece el buen funcionamiento mental.

Se pueden obtener unos niveles de cetonas moderadamente terapéuticos con solo añadir aceite de coco a la dieta. Ahora bien, si se reduce el consumo de hidratos de carbono, la producción de cetonas puede aumentar. Esto es básicamente lo que tuvo unos resultados tan asombrosos en el caso de Homer.

Homer seguía una dieta sin gluten y sin caseína suplementada con notables cantidades de aceite de coco. Cuando se somete a un niño a una dieta sin gluten y sin caseína, deja de consumir cereales y lácteos, ambos considerados normalmente alimentos de alto contenido en carbohidratos. Piensa en todos los productos que deben eliminarse de una dieta sin gluten y sin caseína: pan, panes de leche, bollos, magdalenas, galletas dulces y saladas, rosquillas, cereales de desayuno, hojaldres, tartas, pasteles, *donuts*, *pizza*, pasta, tortillas de maíz, helado, chocolate con leche, tartaletas de queso, bocadillos y muchas comidas precocinadas, como platos combinados congelados, sopas, salsas, etcétera. Si eliminamos todo esto de la dieta, tendremos que reemplazarlo con algo, y normalmente se sustituye por carne, huevos, pescado y hortalizas, todos ellos bajos en hidratos de carbono. Por esta razón, muchas dietas sin gluten y sin caseína se convierten en dietas bajas en carbohidratos del modo más natural. Y una dieta baja en carbohidratos combinada con una generosa cantidad de aceite de coco puede hacer maravillas en los niños autistas.

Homer no es el único niño autista al que las cetonas del aceite de coco le han cambiado la vida. También otros están viendo resultados extraordinarios. Gracias a las cetonas del aceite de coco, el diagnóstico de autismo ha dejado de ser una condena de por vida. Se puede curar. Este nuevo método está demostrando ser de gran eficacia para detener la progresión de la enfermedad; mejora notablemente los síntomas y en muchos casos obra una recuperación completa.

MÚLTIPLES TRASTORNOS DEL DESARROLLO NEUROLÓGICO

En los últimos doce años, han aumentado en un 17% todos los tipos de discapacidades del desarrollo infantil: autismo, trastorno de déficit de atención con hiperactividad (TDAH), epilepsia, retraso mental y muchos otros. Actualmente, en Estados Unidos cuatro millones de niños presentan TDAH, la más común de las discapacidades del aprendizaje, y un porcentaje alarmante de niños, 1 de cada 6, se considera que tienen dificultades para aprender.[15] Afortunadamente, la dieta cetogénica ofrece un posible tratamiento para muchas de estas disfunciones.

Los individuos aquejados de epilepsia suelen mostrar además problemas de comportamiento, de atención y de funcionamiento cognitivo. Se ha visto que la dieta cetogénica produce una mejoría de cada una de estas condiciones, y se ha sugerido también que puede actuar como estabilizadora de los estados de ánimo.[16] Muchos padres afirman que tiene un efecto positivo en el trastorno de déficit de atención con hiperactividad y también en el comportamiento.

El TDAH presenta tres tipos de síntomas: inatención, hiperactividad e impulsividad. La inatención se manifiesta en un aplazamiento constante de las tareas escolares y de otro tipo, desorganización, dispersión, periodos cortos de atención, tendencia a distraerse con facilidad y comportamiento olvidadizo (faltar a una cita, dejarse el almuerzo en casa...). Los niños que sufren hiperactividad suelen mostrarse inquietos cuando están sentados; se levantan con frecuencia y empiezan a corretear o a subirse a los muebles, tienen dificultad para jugar tranquilos y hablan en exceso. La impulsividad se traduce en falta de paciencia y no ser capaz de esperar a que a uno le llegue su turno de hablar o responder.

Aunque se ha investigado poco el efecto de la dieta cetogénica en niños con TDAH, se ha observado que los síntomas de este trastorno se reducían notablemente en roedores y perros tras someterlos a esta dieta. En un estudio realizado por un equipo de investigadores en la Real Academia de Veterinaria de Hatfield, en Gran Bretaña, se observaron los efectos de la dieta cetogénica en perros epilépticos que mostraban un comportamiento propio del TDAH. Fue un ensayo dietético de seis meses aleatorizado, de doble ciego controlado con placebo para comparar los efectos en el comportamiento canino de una dieta cetogénica con TCM y una dieta estándar (placebo). Se estudió a veintiún perros a los que se les había diagnosticado una epilepsia idiopática (de causa desconocida). Se los alimentó bien con una dieta o bien con la otra, durante los tres primeros meses, y luego con la contraria durante los tres últimos. Los dueños de los perros contestaron un cuestionario validado para evaluar once factores comportamentales al final de cada periodo, en el que informaron de tres comportamientos específicos hipotéticamente relacionados con el trastorno de déficit de atención con hiperactividad: excitabilidad, persecución y receptividad al adiestramiento.

La dieta cetogénica con TCM se tradujo en una mejoría significativa de los factores comportamentales relacionados con el TDAH así como de la frecuencia de las crisis epilépticas, en comparación con la dieta estándar. También se vio una reducción del miedo a los extraños, que podría deberse a los efectos ansiolíticos atribuidos asimismo a la dieta cetogénica.[17]

La dieta cetogénica ha demostrado su efectividad para tratar diversos trastornos de origen genético. Uno de estos trastornos metabólicos hereditarios es el producido por una deficiencia del complejo piruvato deshidrogenasa, asociado con una anomalía en la producción de energía a partir de la glucosa. Otro es el trastorno por deficiencia de GLUT1, causado por un defecto en el transportador de glucosa tipo 1 a través de la barrera hematoencefálica. Estos trastornos dan lugar a una aportación insuficiente de energía al cerebro, de lo que se derivan crisis epilépticas, retraso del desarrollo mental y físico, ataxia (pérdida intermitente del pleno control de los movimientos corporales), hipotonía (tono muscular inferior al normal), movimientos anormales de los ojos y, en muchos casos, microcefalia adquirida. La dieta cetogénica se ha propuesto como posible tratamiento para estas afecciones por su capacidad para proveer al cerebro de una fuente alternativa de energía a la que no afectan estas deficiencias. Los niños aquejados del trastorno por deficiencia de GLUT1 a los que se ha sometido a la dieta cetogénica han mostrado una notable reducción de las crisis convulsivas y una mejor función neuromotora.[18]

Dado que cualquiera de estas afecciones puede presentarse a edad muy temprana, los investigadores han sugerido el uso de la dieta cetogénica incluso en niños de meses, a fin de elevar el nivel de cetonas en sangre. Se ha probado a utilizar un preparado cetogénico infantil con un alto contenido en TCM y bajo en hidratos de carbono, que ha demostrado ser bien tolerado y beneficioso.[19]

La literatura médica da testimonio del éxito de las cetonas en el tratamiento de otro trastorno genético conocido como *deficiencia múltiple de acil CoA-deshidrogenasa* (DMCD), debido al cual los ácidos grasos no se metabolizan debidamente. Es un trastorno que se diagnostica a edad temprana y está asociado con complicaciones potencialmente fatales, como la miocardiopatía y la leucodistrofia. La miocardiopatía es una afección por la que el corazón se debilita y sufre arritmias, y que puede provocar un paro cardíaco. Entre sus síntomas están la dificultad para respirar, la fatiga y la hinchazón de las piernas. La leucodistrofia se caracteriza por la degeneración de la sustancia blanca (mielina) del cerebro, y sus síntomas son muy variados. No es inusual la muerte a corta edad.

A Tommy se le diagnosticó una DMCD a los cuatro meses. Se le administró el tratamiento convencional utilizado para este trastorno, que consistía en una dieta baja en grasas, ingestas frecuentes (cada cuatro horas como mucho) y un suplemento de aminoácidos. A pesar de que la respuesta al tratamiento suele ser escasa, Tommy creció y se desarrolló con relativa normalidad; aprendió a andar y a hablar. Pero pronto todo cambió.

Al cumplir los dos años, presentaba espasticidad en la pierna y el brazo derechos y tenía dificultad para caminar; dos semanas después, no se sostenía en pie y tenía clono constante (espasmos que conllevan contracciones musculares repetitivas, a menudo rítmicas). El hígado se había agrandado y presentaba múltiples desequilibrios enzimáticos. Tommy sufrió un deterioro acelerado y pronto estuvo postrado en cama. Perdió el habla y desarrolló una cuadriplejia espástica, con pérdida total del uso de las cuatro extremidades. Una resonancia magnética mostró una obvia leucodistrofia. Fue entonces cuando lo sometieron a una dieta cetogénica y le administraron un suplemento de ésteres de cetona cada cuatro horas. El restablecimiento clínico, aunque paulatino, fue casi inmediato. Al cabo de nueve días, podía mover los brazos, y al cabo de un mes era capaz de levantarlos. En cuatro meses, había recuperado el control de la cabeza y usaba los brazos para sujetar un vaso y beber. Al cabo de diez meses, se sostenía sentado con la espalda apoyada, y dijo diez palabras. Después de dieciséis meses, empezó a crear frases cortas, gateaba y montaba en triciclo, pese a seguir teniendo algunos síntomas motores, como un leve clono. Al cabo de diecinueve meses, andaba solo. Una resonancia magnética mostró una notable mejoría, con una restauración significativa de la sustancia blanca. El tamaño del hígado y la función hepática retornaron a la normalidad. Ha habido otros niños aquejados de DMCD que han recibido parecidos beneficios de la dieta cetogénica.[20]

Una afección similar a la anterior es el síndrome de Leigh, caracterizado por la pérdida progresiva de las facultades mental y motora. Es posible detectar en la infancia este trastorno, cuyas primeras señales son vómitos, diarrea y dificultad para tragar, y que da lugar a un retraso del desarrollo físico. Son comunes las crisis convulsivas, así como serios problemas musculares y de movimiento. El área del cerebro que controla el movimiento sufre lesiones que son características de la enfermedad.

La revista *Neuropediatrics* publicó el estudio de un caso de síndrome de Leigh en un niño de un año. El niño sufría de acidosis láctica intermitente, bajo tono y fuerza musculares, parálisis de la mirada conjugada horizontal y espasticidad en ambas piernas. Una resonancia magnética había identificado las lesiones cerebrales típicas de la enfermedad. Se lo trató con una dieta cetogénica, y el resultado fue una gran mejoría de los síntomas y una notable curación de las lesiones cerebrales.[21] Un estudio realizado por otro equipo de investigadores con siete niños aquejados del síndrome de Leigh a los que se puso a dieta cetogénica mostró una mejoría similar.[22]

TERAPIA DE CETONAS PREVIA Y POSTERIOR AL NACIMIENTO
Antes del nacimiento

La alimentación de una mujer durante el embarazo, y antes de él, es fundamental para su salud y la del bebé. Una buena nutrición a lo largo de la gestación y la lactancia favorece el crecimiento, desarrollo y salud óptimos que permitirán al feto, y luego al recién nacido, lograr su pleno potencial genético. Con la terapia de cetonas, las madres tienen más probabilidades de evitar que se presenten discapacidades de desarrollo en sus hijos. En lugar de adoptar una dieta cetogénica, sin embargo, pueden simplemente añadir una fuente de cetonas a su dieta y asegurarse de ingerir abundantes grasas saludables.

Una dieta saludable y exenta de toxinas es la primera medida para ayudar a que el feto desarrolle su potencial genético plenamente. Esto significa llevar una dieta que incluya abundantes proteínas y grasas, pero baja en azúcares. A menudo, la futura madre suele evitar los alimentos ricos en proteínas y grasas, convencida de que no son saludables. Muchas se preocupan innecesariamente por sus niveles de colesterol. Pero lo último que debe preocupar a una madre embarazada es tener el colesterol alto; si acaso, debería preocuparla tener el colesterol bajo.

El nivel de colesterol de la madre puede afectar al feto. Si tiene el colesterol bajo, también lo tendrá el bebé que aún no ha nacido, y esto puede afectar seriamente a su desarrollo cerebral, y crear, posiblemente, las condiciones para futuros trastornos del desarrollo neurológico. El colesterol es necesario para un desarrollo embrionario y fetal normales. Las mujeres embarazadas que tienen el colesterol bajo (por debajo de 160 mg/dl) se enfrentan al doble de probabilidades de dar a luz bebés prematuros o con microcefalia (cabeza insuficientemente desarrollada).

Un equipo de investigadores de los Institutos Nacionales de la Salud estadounidenses descubrió una mayor incidencia de defectos graves del sistema nervioso central y de deformidades de los miembros en niños cuyas madres habían tomado medicamentos para bajar el nivel de colesterol durante el embarazo.[23] El estudio mostró que casi el 40% de los bebés que en el útero habían estado expuestos a dichos fármacos nacían con malformaciones graves. «Los estudios de defectos de nacimiento indican que este es el tipo de problemas que se producen cuando en las primeras etapas del embarazo el embrión no recibe suficiente colesterol para desarrollarse con normalidad», concluye uno de los autores del estudio, el doctor e investigador Maximilian Muenke, jefe del Departamento de Genética Médica del Instituto Nacional de Investigación del Genoma Humano. Los niveles de colesterol de la madre pueden verse afectados por los medicamentos o por una dieta baja en grasas, bastante común en la sociedad antigrasa de nuestro tiempo.

Consumir fuentes saludables de grasas es importante para la salud del bebé. En muchas culturas tradicionales del mundo, se aconseja a las mujeres embarazadas aumentar la ingesta de grasas para asegurar un buen embarazo. En las comunidades del sudeste asiático y las islas del Pacífico, las embarazadas acostumbran a añadir más coco o aceite de coco a su dieta, sobre todo en los últimos meses de gestación. Tienen la creencia de que el coco facilita el parto y contribuye a que los bebés nazcan más fuertes y sanos. A lo largo de muchas generaciones, han sido testigos de que el aceite de coco protege tanto a la madre como al bebé que se está formando.

Desde el tercer trimestre de embarazo hasta cumplir los dos años de vida, el niño se encuentra en el periodo de más rápido crecimiento y desarrollo cerebrales. Es una etapa en que el cerebro muestra gran adaptabilidad al medio, y las cetonas pueden ser enormemente beneficiosas para

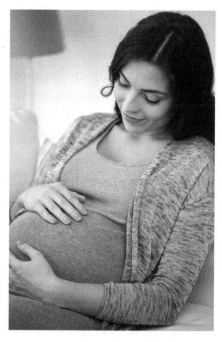

ayudar a que este órgano crezca y se desarrolle como debe. En caso de existir algún defecto causado por la dieta o por factores medioambientales, y quizá incluso por influencias genéticas, la terapia de cetonas puede ser de gran ayuda en este periodo. Es posible incluso que en un bebé que habría nacido con epilepsia u otro trastorno del desarrollo neurológico se resuelva el problema durante el desarrollo fetal o en los primeros meses de vida si recibe una abundante dosis de cetonas.

Se sabe que en la madre y el feto existe un nivel moderado de cetosis durante el tercer trimestre de embarazo, y en el recién nacido durante el periodo neonatal temprano (hasta los siete días de edad).[24] Al parecer, las cetonas son importantes para el desarrollo infantil del cerebro. Proporcionan al feto y al recién nacido una fuente superior de energía para un correcto desarrollo cerebral, ya que no son solo una fuente de energía, sino que aportan además los elementos estructurales básicos para los lípidos que constituyen alrededor del 60% del cerebro.[25] Y al nacer, el bebé se encuentra igualmente en estado de cetosis, lo cual previene la hipoxia y las lesiones cerebrales durante el parto, antes de que tome su primer aliento.

Continuamente producimos cierta cantidad de cetonas, pero la producción aumenta durante el embarazo, y se transmiten de la madre al feto a través de la placenta. El feto es el mayor consumidor de esas cetonas. Por eso, añadir una fuente de triglicéridos de cadena media a la dieta materna aumenta los niveles de cetonas tanto de la madre como de su futuro hijo. Básicamente, la madre puede aportarle los beneficios de una dieta cetogénica consumiendo aceite de coco. Se ha indicado que los aceites de coco o de TCM son un medio de aportar cetonas para favorecer un mejor crecimiento fetal, sobre todo en casos en que existe un desarrollo intrauterino lento.[26]

¿Cuánto aceite de coco debe tomar una mujer embarazada? Entre dos y cuatro cucharadas al día a partir de la primera señal de embarazo o del momento en que haya planeado quedarse embarazada. Claro está que, siendo tantos los beneficios que reporta el aceite de coco, no está de más tomar un poco a diario, tanto si tienes pensado ser madre como si no.

Incorpora el aceite a tu dieta paulatinamente, en especial si ya estás embarazada. En caso de que no estés acostumbrada a comer muchas grasas, es posible que esta grasa añadida te provoque ligeras náuseas o diarrea; si tomas el aceite con las comidas, es menos probable que se presenten estos síntomas. Puedes empezar por añadir solo una cucharada de aceite de coco diaria, y si no te causa ningún problema, aumentar la dosis a dos cucharadas. Si no te sienta bien, reduce la dosis y sigue tomando solo una cucharada hasta que tu cuerpo se acostumbre a la mayor ingesta de grasas. Al cabo de un par de semanas, prueba de nuevo a incrementar la dosis. Con el tiempo, podrás tomar tres cucharadas de aceite de coco al día, o más, sin sentir ningún efecto desagradable.

Después del nacimiento

La grasa es un componente sustancial de la leche materna. Constituye entre el 50 y el 60% de sus calorías. La leche materna es rica en colesterol, y aporta alrededor de seis veces la cantidad que los adultos consumen habitualmente.[27] En muchas partes del mundo, a las madres lactantes se les recomienda añadir una fuente de grasas a la dieta para enriquecer la leche. En China, por ejemplo, durante el puerperio se les aconseja comer entre seis y diez huevos al día (buena fuente de colesterol), además de entre 250 y 300 g de carne de pollo o de cerdo.

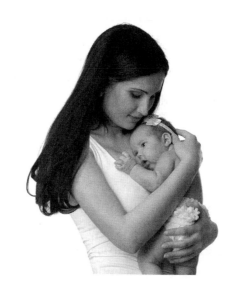

Los huevos, el pescado, el marisco y la carne de vacuno alimentado con pasto son particularmente importantes porque aportan ácido docosahexaenoico (ADH) –un ácido graso esencial omega-3– y colesterol, ambos importantes para el correcto desarrollo del cerebro. Curiosamente, aunque el aceite de coco no contiene ADH, su consumo aumenta los niveles cerebrales de este ácido graso,[28] ya que facilita su absorción a partir de aquellos alimentos que lo contienen.

La grasa de la leche humana tiene una singular composición de ácidos grasos. El tipo principal, que constituye alrededor del 45 o 50% del contenido total de grasas, es la grasa saturada. Le sigue en cantidad la grasa monoinsaturada, que constituye alrededor del 35% de la grasa láctea, y por último la grasa poliinsaturada, que constituye solo un 15 o 20% del total. Una parte significativa de la grasa saturada que hay en la leche humana materna pueden ser triglicéridos de cadena media. Desafortunadamente, muchas madres los producen en pequeña cantidad, y esto puede tener consecuencias muy adversas para la salud de sus hijos.

Si el niño sufre un trastorno neurológico, cuanto antes empiece con una dieta cetogénica, mejores serán los resultados. E incluso aunque no tenga ninguna discapacidad mental obvia, las cetonas contribuirán al buen desarrollo de su cerebro.

Es importante que la leche materna contenga el mayor porcentaje posible de triglicéridos de cadena media, y esto puede conseguirse con la dieta. Si la madre lactante consume abundantes alimentos que contengan TCM, producirá leche rica en estos nutrientes tan beneficiosos para la salud. Aunque la leche de vaca y otros productos lácteos los contienen en pequeña cantidad, los alimentos más ricos en ácidos grasos de cadena media son los aceites tropicales, principalmente el de coco.

Los tres ácidos grasos de cadena media más comunes tanto en el aceite de coco como en la leche materna son los ácidos láurico, caprílico y cáprico. Normalmente, sus niveles suelen ser solo de un 3 o 4%, pero cuando la madre lactante consume productos del coco (coco rallado, leche de coco, aceite de coco, etcétera), esos niveles suben significativamente. Por ejemplo, comer 40 g (casi tres cucharadas) de aceite de coco en una comida puede triplicar la cantidad de TCM en la leche de la madre pasadas catorce horas.[29] Al consumir aceite de coco a diario mientras se da el pecho, el contenido de TCM puede aumentar todavía más.

La preparación de la madre debería empezar antes de que nazca el bebé. La mujer embarazada almacena grasa que el cuerpo utilizará luego para fabricar leche. Una vez que nace el bebé, los ácidos grasos que le ha proporcionado la dieta diaria y que su cuerpo ha almacenado se utilizan en la producción de la leche. Si ha comido y sigue comiendo alimentos que le aportan TCM en grandes cantidades, tanto más beneficiosa será su leche para el recién nacido. En este caso, el porcentaje de ácidos grasos saturados presentes en la leche de la madre en forma de TCM puede ser hasta del 30%, mientras que si no toma alimentos que contengan TCM durante la lactancia, sus glándulas mamarias solo producirán alrededor de un 3 o 4%.

Ingerir de dos a cuatro cucharadas de aceite de coco al día es una de las mejores cosas que puede hacer una madre por su hijo de pecho. El niño comerá mejor, dormirá mejor y se sentirá mejor. Los cólicos, la candidiasis bucofaríngea u otros problemas comunes se reducen drásticamente. A menudo las madres comentan que la salud o el desarrollo del bebé han mejorado desde que ellas empezaron a tomar aceite de coco. Cada vez son más las madres lactantes que incorporan el aceite de coco a su dieta y obtienen resultados estupendos.

Hace unos meses le recomendé el aceite virgen de coco a una madre primeriza que en aquel tiempo todavía le daba el pecho a su hija —dice Helen R.—. Yo sabía que aquello aumentaría el contenido [de TCM] de la leche. Poco después, a la niña le gustaba tanto la leche que casi se atragantaba, no se llenaba nunca, y creció cinco centímetros en dos semanas, gracias al suplemento de aceite virgen de coco que tomaba su madre.

Actualmente ha dejado ya de amamantarla, pero añade una cucharadita de aceite virgen de coco al puré o la papilla de su hija.

El aceite de coco puede hacer maravillas en los bebés prematuros o de bajo peso.

Lo sé por experiencia —dice Jan—. De hecho, es la razón por la que empecé a tomar aceite de coco. Mi hija pesaba muy poco, y yo sabía que algo no iba bien. El pediatra no fue de mucha ayuda; dijo que si no había bajado de peso, estaba perfectamente. Al final fui a un médico naturópata y le expliqué la situación (además de que la niña apenas había engordado unos gramos, yo tenía depresión posparto). Pesaba 4 kilos, y yo llevaba casi seis meses dándole el pecho. Me dijo que probablemente me faltara la cantidad suficiente de grasas saludables, y eso haría que la leche no fuera lo bastante rica en grasas como para ayudar a la niña a crecer, y probablemente influyera también en mi caótica situación hormonal y la depresión posparto en la que estaba sumida. Empecé a tomar aceite virgen de coco cuando la niña tenía cinco meses. Para cuando cumplió los siete meses ¡había engordado 1 kilo y 300 g!, y además, la depresión posparto había desaparecido.

Volvimos para una revisión cuando cumplió los nueve meses, y había engordado casi otro kilo; no es solo que el ritmo de crecimiento hubiera mejorado, sino que se encontraba en la curva de crecimiento correcto para su edad. También noté que de repente había empezado a desarrollar habilidades nuevas, que antes igual no había podido desarrollar. El pediatra se quedó tan impresionado que me preguntó qué había hecho. Dudé un poco sobre si contárselo, pero, la verdad, ¡lo único distinto que había hecho era tomar aceite de coco! Así que se lo dije, y ni puso los ojos en blanco ni me trató como si estuviera loca. Incluso lo anotó en la ficha.

La mejor manera de que un bebé lactante obtenga una dosis adicional de TCM es a través de la leche materna, y esto se consigue tomando entre dos y cuatro cucharadas de aceite de coco al día. Si lo alimentas con biberón, puedes añadir una cucharadita a 225 ml de leche o leche maternizada caliente.

Tras el destete, puedes añadir aceite de coco al puré o la papilla de tu hijo. Por regla general, a los niños que se desarrollan con normalidad y pesan entre 5 y 11 kilos se les pueden dar de una y media a tres cucharaditas de aceite de coco al día; si pesan entre 11 y 23 kilos, de tres a cuatro cucharaditas y media, y si pesan entre 23 y 34 kilos, de cuatro y media a seis cucharaditas. No añadas la cantidad total a una sola comida; divídela en porciones iguales y mézclala en las sucesivas comidas a lo largo del día. Ten en cuenta que una cucharadita equivale a 5 ml, y tres cucharaditas equivalen a una cucharada o 15 ml. Puedes darles a tus hijos una cantidad un poco menor o mayor sin riesgo alguno. Si el niño tiene algún problema de desarrollo neurológico, quizá convenga aumentar ligeramente la dosis. Recuerda que el aceite de coco es un alimento, no un medicamento, y por tanto no hay peligro de toxicidad ni siquiera en grandes dosis. Si te interesa, encontrarás más detalles sobre la nutrición prenatal y posnatal, el autismo y los trastornos del desarrollo neurológico en mi libro *Vencer al autismo: una guía para prevenir y revertir los trastornos del espectro autista*.[*]

A algunas mujeres tal vez les preocupe la posibilidad de engordar si empiezan a añadir aceite de coco a su dieta. La respuesta es que los TCM del aceite de coco se convierten en cetonas y ácidos grasos de cadena media que se utilizan para producir energía, y no se almacenan en cantidad significativa en forma de grasa corporal.[30] El cuerpo prefiere usarlos para producir energía; no tiene interés en almacenarlos. De hecho, sustituir todas las grasas y aceites de la dieta por aceite de coco puede hacernos perder el exceso de peso. Los triglicéridos de cadena media se están investigando como forma de regular el peso e incluso como tratamiento para la obesidad.[31-32]

Ten presente también que una madre lactante produce aproximadamente 650 ml de leche al día. Calculando unas 25 calorías por cada 30 ml, esa leche contiene en total unas 530 calorías diarias. A esto hay que añadir que el cuerpo de la madre necesita más energía para producir leche; solo para esto, una mujer precisa la generosa cantidad de 640 calorías diarias, además de las que requiere para cubrir sus restantes necesidades energéticas. Y necesitará esas calorías de más todo el tiempo que dure la lactancia. Estamos hablando de bastantes más calorías de las que obtenemos al ingerir cuatro cucharadas de aceite de coco diarias.

---

[*] Versión en castellano publicada por Editorial Sirio.

El embarazo puede mejorar algunos problemas de salud crónicos

Algunas mujeres descubren que el embarazo es la mejor medicina para ciertos problemas de salud crónicos, más efectivo que los fármacos más avanzados: «Tengo un tipo agudo de psoriasis, pero las dos veces que he estado embarazada desapareció del todo –dice Nicole Salvatore–. Básicamente, se curó».

No es raro que ocurra. Según el doctor Jerry Bagel, dermatólogo y portavoz de la Fundación Nacional de Psoriaris de Estados Unidos, «muchas mujeres que padecen psoriasis mejoran durante el embarazo».

Las mujeres que sufren artritis reumatoide también suelen mejorar cuando están embarazadas: «Más del 75% de las pacientes notan cierto alivio, y algunas incluso experimentan una remisión clínica completa», asegura la doctora Beth Honas, reumatóloga del Centro Thurston para la Investigación de la Artritis de la Universidad de Carolina del Norte.

La esclerosis múltiple es otra dolencia crónica que generalmente mejora con el embarazo: «Los síntomas pueden remitir notablemente o incluso desaparecer, sobre todo en el segundo y tercer trimestre», señala la doctora Patricia O'Looney, vicepresidenta de investigaciones médicas de la Asociación Nacional de Esclerosis Múltiple.

Son muchas las mujeres aquejadas de enfermedades crónicas como la fibromialgia, la fatiga crónica, la diverticulitis y el reflujo gastroesofágico que afirman haber notado una mejoría. Sin embargo, en la mayoría de los casos el alivio es solo temporal, y los síntomas vuelven poco después del parto o de terminada la lactancia.

Los médicos no tienen ni idea del porqué del efecto del embarazo en estas dolencias crónicas, pero en general creen que debe de tener algo que ver con las hormonas que se segregan durante la gestación, aunque no parece muy probable que este sea el caso en afecciones como la diverticulitis o una enfermedad autoinmune como es la artritis reumatoide. Hay una explicación mucho más lógica, y son las cetonas. Durante el segundo y sobre todo el tercer trimestre de embarazo y durante la lactancia, las mujeres se encuentran habitualmente en un estado leve de cetosis, ya que producen cetonas para el desarrollo cerebral del feto o del recién nacido. En este periodo, tanto la mujer como su bebé entran en estado de cetosis más fácilmente de lo normal.[33] Este estado puede tener un efecto terapéutico en la madre, y lo que coma en esos momentos tendrá una influencia considerable en su nivel de cetosis. Se sabe que todas las enfermedades a las que se refieren las madres en los comentarios antes citados muestran una respuesta positiva a la cetosis. Tiene sentido que el alivio que experimentan durante el embarazo las mujeres aquejadas de problemas de salud crónicos deban agradecérselo a las cetonas.

No obstante, no todas las mujeres experimentan esa mejoría. Aquellas que siguen una dieta baja en grasas y alta en hidratos de carbono tienen mucha más dificultad para entrar en estado de cetosis y beneficiarse de sus efectos.

TRASTORNOS NEURODEGENERATIVOS

LA DEMENCIA SENIL Y EL ALZHÉIMER

Patti Smith notó que algo no iba bien. Había momentos en que se le nublaba la mente. Se le olvidaban las citas, no encontraba las palabras y a veces se paraba de repente en mitad de una frase porque se le había olvidado lo que iba a decir. Era una mujer con una gran capacidad de trabajo y una de las principales asesoras comerciales del BB&T Bank en Washington D. C. Pero la falta de claridad mental y los problemas para concentrarse empezaron a dificultarle cada vez más la venta de servicios bancarios a clientes corporativos, y su eficacia laboral se vio afectada.

«Pensé que era el estrés», dice Patti. Así que después de luchar un par de años con el problema, decidió tomarse el verano libre con la esperanza de que el embotamiento desaparecería. Pero cuando volvió al trabajo, la falta de claridad mental era la misma; si acaso, mayor. En apenas dos años había pasado de ser una de las trabajadoras más destacadas del banco a que la calidad de su trabajo fuera ínfima.

Consultó a un neurólogo y se le diagnosticó un comienzo de alzhéimer. «Me quedé de piedra», dice Patti. Solo tenía cincuenta y un años. No tenía antecedentes familiares de la enfermedad ni motivo alguno para pensar que un día habría de vérselas con una dolencia de ese tipo. Era una mujer activa, que salía a correr con regularidad y parecía tener buena salud en todos los demás sentidos. Se vio obligada a jubilarse antes de acabar el año y en la actualidad cobra una pensión por incapacidad permanente.

El alzhéimer es una patología terrible. Pocas enfermedades provocan tanto miedo y desesperanza como esta. Desde que el doctor Alois Alzheimer la identificó en 1906, ha habido pocas esperanzas para quienes la padecen.

En Estados Unidos, solo al cáncer se le teme más. Y es un temor fundado. El alzhéimer asusta por sus características: pérdida de memoria, conducta errática y pérdida de control sobre las funciones corporales. Poco a poco va arrebatándole la identidad a la persona, además de la capacidad para pensar, comer, hablar y andar.

El alzhéimer es la forma más común de demencia senil. La mayoría de los casos se manifiestan después de los sesenta años, pero en algunos casos contados, como el de Patti Smith, puede presentarse entre los cuarenta y los cincuenta; es lo que se llama *alzhéimer de inicio precoz*. La perspectiva de desarrollar esta enfermedad es de por sí alarmante, pero que se manifieste en la flor de la vida es absolutamente desolador. De los cinco millones trescientos mil estadounidenses a los que se les ha diagnosticado, más de medio millón sufren alzhéimer de inicio precoz, y otras quinientas noventa mil personas de edades comprendidas entre los cincuenta y cinco y los sesenta y cuatro años sufren una discapacidad cognitiva leve que es precursora del alzhéimer.

A cualquier edad que se diagnostique, esta dolencia destruye el cerebro y manifiesta los mismos síntomas: pérdida de memoria, falta de criterio, confusión, desorientación, agitación y, finalmente, pérdida del habla o de la capacidad para cuidar de sí mismo.

El deterioro progresivo de la función mental asociado con el alzhéimer comienza a menudo con lapsus de memoria apenas perceptibles seguidos de dificultad para planear y llevar a cabo las tareas domésticas, así como para razonar, tomar decisiones y ponerlas en práctica. Con el tiempo, la pérdida de memoria se hace más acusada, hasta que acaba por incapacitar a quien padece esta enfermedad. Pueden ser evidentes también la imposibilidad de pronunciar las palabras correctamente y los cambios de humor y de personalidad. Son comunes los problemas emocionales: agitación frecuente, incapacidad para formarse una opinión, confusión mental, retraimiento, desorientación y alucinaciones. Los individuos afectados pueden desarrollar también crisis convulsivas e incontinencia, y requerir por consiguiente atención y cuidados constantes. La muerte es la consecuencia final. El alzhéimer es, por orden de importancia, la séptima causa de muerte en Estados Unidos.

Los enfermos de alzhéimer viven una media de ocho años desde que se les diagnostica la enfermedad, pero el plazo puede ser tan solo de un año o llegar a veinte. Todo depende, en parte, de la edad a la que se diagnostica y de la presencia de otros problemas de salud.

La incidencia del alzhéimer es cada vez mayor. En 1979 afectaba solo a 0,2 personas de cada 100.000. En 2006, las cifras se había disparado, y afectaba a 20 de cada 100.000, y se espera que la incidencia se duplique en los próximos veinte años.

El alzhéimer no es un proceso normal de envejecimiento; es una enfermedad. Aunque se cree que hay una susceptibilidad de origen genético en el 5% de los casos, la causa principal son los factores medioambientales y el estilo de vida. En aquellos que tienen padres, abuelos o hermanos con alzhéimer, es mayor el riesgo de desarrollar la enfermedad, pero no por la genética, sino porque el ambiente que comparten con ellos o los hábitos aprendidos contribuyen a generarla.

Un estudio de parejas de edad avanzada reveló que cuando uno de los cónyuges sufre demencia senil, el otro tiene seis veces más probabilidades de desarrollar la misma dolencia,[1] lo cual da a entender que la principal causa de la enfermedad es algo relacionado con el ambiente que comparte la pareja, y no con la genética. Si un miembro de tu familia tiene alzhéimer, presentas mayor riesgo de desarrollarlo tú también.

A lo largo de los años, los investigadores han identificado muchos factores que contribuyen a desarrollar alzhéimer. Los más importantes son: mala alimentación, traumatismo craneal, accidente vascular encefálico, ciertas drogas o medicamentos, estrés crónico, toxinas medioambientales (pesticidas y desechos tóxicos), metales tóxicos (mercurio y aluminio) e infecciones. Aunque una exposición excesiva a cualquiera de estos factores puede provocar la enfermedad, normalmente esta es resultado de una combinación de factores a lo largo de un periodo prolongado.

Cada uno de ellos suscita inflamación crónica así como un exceso de estrés oxidativo e interfiere en el metabolismo normal de la glucosa, lo cual impide que el cerebro pueda convertirla en energía. Y sin la energía necesaria, las neuronas —las células cerebrales— se debilitan. Las neuronas enfermas y moribundas no son capaces de tolerar el estrés causado por la inflamación crónica y la agresión constante de los radicales libres. Como consecuencia, mueren, el cerebro se contrae y se pierden las facultades cognitivas. Y cuanto mayor es la exposición a los factores que acabo de mencionar, más rápido es el deterioro.

El alzhéimer es una enfermedad terminal. El cerebro es el órgano más importante del cuerpo, ya que controla las funciones de todos los demás órganos. Podemos sobrevivir sin algunos de ellos, como el apéndice o las amígdalas, pero hay órganos tan esenciales para la vida que sin ellos no podemos existir. Si sufrimos un fallo renal, nos morimos. Si sufrimos un paro cardíaco, nos morimos. Cuando el cerebro falla, afecta al corazón, a los riñones y a todos los demás órganos, y nos morimos. Y el alzhéimer tarde o temprano provoca un accidente cerebrovascular.

En la actualidad no hay ningún tratamiento médico eficaz para esta enfermedad. Un diagnóstico de alzhéimer es básicamente una sentencia de muerte. El tratamiento intenta reducir la gravedad de los síntomas, además de proporcionar servicios y ayuda para hacer más llevadera la convivencia con el enfermo, pero los pacientes tienen que soportar todas las etapas degenerativas de la enfermedad hasta que llega el fin.

El Aricept (donepezilo), el medicamento más recetado para tratarla, en el mejor de los casos consigue aliviar ligeramente algunos de los síntomas, pero es difícil saberlo con seguridad, dado que los resultados son tan sutiles que no hay una evidencia clara. Incluso aunque los beneficios fueran mínimos, serían mejor que nada si no fuese por los efectos secundarios tan devastadores que tiene este fármaco. Se han comentado decenas de efectos secundarios, entre ellos náuseas, diarrea, insomnio, dolores de cabeza, dolor general e incluso la muerte.

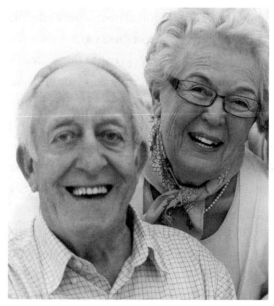

La terapia de cetonas es, con mucho, el tratamiento más efectivo del que disponen en la actualidad los pacientes de alzhéimer.

Es poco lo que puede hacer la medicina convencional. Los médicos no tienen ni idea de cómo detener o incluso prevenir esta enfermedad tan destructiva: «No es lo habitual, en una enfermedad de tal magnitud —reconoce Robert Egge, vicepresidente de políticas públicas de la Asociación Estadounidense contra el Alzhéimer—. Hasta ahora, no hay ninguna opción terapéutica a la vista que pueda cambiar el curso de esta enfermedad».

Sus palabras no suenan muy alentadoras. Afortunadamente, sin embargo, existe una manera tanto de prevenir como de revertir el alzhéimer, y que no necesita de fármacos, intervenciones quirúrgicas, radiación, aparatos médicos de alta tecnología ni tratamiento psiquiátrico. La solución está en la dieta.

El problema fundamental asociado con esta enfermedad es la incapacidad del cerebro a la hora de hacer un uso eficaz de la glucosa para producir energía, y este defecto mata de inanición a las células cerebrales y reduce su capacidad para soportar el estrés. Como consecuencia, el cerebro envejece con rapidez y la situación degenera en demencia. La solución al problema es devolverle la capacidad de producir la energía necesaria para resistir los distintos tipos de estrés que lo afectan, hacerlo capaz de reparar los daños y estimular el crecimiento de células nuevas. Hace años, se creía que no era posible generar nuevas células cerebrales. Los científicos pensaban que las células con las que nacíamos tenían que durarnos toda la vida; cuando morían, habían muerto para siempre. Sin embargo, las investigaciones de los últimos tiempos han revelado que no es así: el cerebro puede generar y de hecho genera células nuevas incluso en la vejez.[2]

Las cetonas tienen la facultad de sortear ese defecto en el metabolismo de la glucosa, y por tanto, si el cerebro cuenta con suficientes cetonas disponibles continuamente, estas podrían satisfacer sus necesidades energéticas. Esto lo podemos conseguir si incorporamos aceite de coco a nuestra alimentación diaria o adoptamos una dieta cetogénica.

El doctor Richard Veech, jefe de investigaciones de los Institutos Nacionales de la Salud de Estados Unidos y que ha estudiado las cetonas desde hace muchos años, sostiene que son un «supercombustible para el cerebro».[3] Aportan mucha más energía que la glucosa o los ácidos grasos. Tener abundancia de cetonas es como echarle al coche gasolina de alto octanaje; conseguimos más potencia y mayor rendimiento del combustible con menos desgaste. Pero las cetonas son mucho más que una fuente de energía. Son cuatro sus efectos principales en la salud del cerebro:

1. Proporcionan un combustible alternativo a la glucosa, un combustible de la mejor calidad. Las cetonas son absolutamente esenciales para la supervivencia del cerebro. Cuando descienden los niveles de glucosa en sangre, el cerebro necesita otra fuente de energía para conservar la salud y la vida; y las cetonas cumplen ese importante requerimiento.

2. Incrementan el flujo sanguíneo cerebral, lo cual mejora el suministro y la utilización del oxígeno.

3. Estimulan la activación de ciertas proteínas denominadas *factores neurotróficos derivados del cerebro* (FNDC), que ejercen una acción sustentadora y vivificadora en las neuronas.[4] Los FNDC son fundamentales para la supervivencia neuronal. Regulan el desarrollo, la función y la capacidad de las neuronas para fabricar neurotransmisores que transporten las señales químicas que les permiten comunicarse entre sí. Calman la inflamación y reducen el estrés oxidativo. Su presencia contribuye sustancialmente a mantener un buen funcionamiento neuronal a lo largo de toda nuestra vida.

4. Aportan los lípidos básicos para formar nuevas células cerebrales.[5] Esto quiere decir que favorecen el crecimiento y la reparación de las neuronas dañadas así como la síntesis de células cerebrales nuevas, lo cual es muy alentador,

pues significa que potencialmente las cetonas ofrecen un modo de revertir parte del daño causado por los procesos neurodegenerativos.

La simple adición de triglicéridos de cadena media a la dieta puede tener un efecto muy positivo en el cerebro, lo cual los convierte en una nueva arma con la que combatir el alzhéimer. En los estudios clínicos, los TCM han tenido mejores resultados en los pacientes de esta enfermedad que ningún otro tratamiento médico conocido hasta la fecha.

En uno de los estudios, por ejemplo, los participantes tomaron un batido que contenía TCM o uno que contenía TCL (triglicéridos de cadena larga). Los que bebieron el que contenía TCM mostraron un notable incremento del nivel de cetonas en sangre al cabo de noventa minutos, cuando se les hizo un test cognitivo, y obtuvieron puntuaciones significativamente mejores en el test que aquellos que habían tomado el que contenía TCL.[6] Los resultados de este estudio fueron formidables, ya que la mejora de la función cognitiva fue inmediata, después de una sola dosis de TCM. Ningún fármaco ni tratamiento para el alzhéimer ha estado nunca ni siquiera cerca de conseguir nada parecido.

La cantidad de triglicéridos de cadena media que contiene el aceite de coco es suficiente para producir niveles terapéuticos de cetonas en sangre. Dos cucharadas pueden aportar suficientes cetonas como para influir significativamente en la función cerebral, y por eso puede usarse para tratar el alzhéimer.

En España se realizó un estudio clínico muy interesante con un grupo de pacientes a los que se les administró aceite de coco.[7] Participaban cuarenta y cuatro sujetos, de una edad media de setenta y nueve años, y el estudio duró veintiún días. Se dividió a los pacientes en dos grupos, un grupo experimental y uno de control. A los sujetos de la prueba se les dio una dosis de 40 ml (dos cucharadas y media aproximadamente) de aceite de coco al día.

Se evaluó el nivel de demencia de cada participante al principio y al final del estudio con un miniexamen cognoscitivo (MEC). Se trata de un test estándar utilizado para medir la función cognitiva y la memoria. Consta de un total de treinta preguntas elementales. Un resultado final de veinticinco a treinta respuestas correctas se considera normal, de veinte a veinticuatro indica demencia leve, de once a diecinueve señala demencia moderada y responder correctamente diez respuestas o menos se considera grave. Al comienzo del estudio, los sujetos del grupo experimental obtuvieron una puntuación media de 11,61 y los del grupo de control una puntuación de 11,42, bastante bajas ambas, lo cual indica que se encontraban en una etapa del alzhéimer media o avanzada y nada podían hacer ya por ellos los fármacos convencionales. Pasadas tres semanas se volvió a evaluar a los pacientes, que obtuvieron puntuaciones medias de 16,13 los del grupo experimental y 11,56 los del grupo de control. Este último no mostró una mejoría significativa; sin embargo, el grupo del aceite de coco había subido casi cinco puntos, ¡una mejoría más que considerable, en solo tres semanas!

La doctora Mary Newport demostró que el aceite de coco administrado solo o en combinación con el aceite de TCM puede realmente detener la progresión del alzhéimer y revertir los síntomas. Su marido, Steve, había padecido la enfermedad durante cinco años antes de empezar a tomar aceite de coco. Los resultados fueron inmediatos y espectaculares.

Antes de tomarlo, a Steve se le había diagnosticado un alzhéimer moderadamente grave. No podía valerse por sí mismo. Necesitaba supervisión de alguien para realizar cualquier tarea doméstica, como cambiar una bombilla, pasar la aspiradora, poner una lavadora, fregar los platos o vestirse adecuadamente. Se distraía con facilidad cada vez que intentaba hacer cualquier cosa y nunca la terminaba. Ya no era capaz de usar el teclado del ordenador ni de hacer cálculos mentales u operaciones aritméticas elementales.

A menudo llevaba puesto solo un calcetín o un zapato y no sabía dónde estaba el otro. No era capaz de leer, porque las palabras parecían saltar por toda la página; le costaba escribir palabras sencillas, como *pon* o *pan*, y le resultaba difícil recordar muchas palabras comunes cuando estaba hablando. Tenía también problemas físicos, entre ellos cierto temblor de la mano que le dificultaba llevarse la comida a la boca y un temblor de la mandíbula, que se hacía muy patente cuando hablaba. Caminaba despacio, haciendo un movimiento extraño; tenía que levantar el pie más alto de lo normal para dar cada paso. Una resonancia magnética mostró una importante pérdida de masa cerebral, sobre todo en las zonas relacionadas con la memoria y la cognición. Los medicamentos –Aricept, Namenda y Exelon– no sirvieron de nada.

Después de empezar a tomar aceite de coco, los valores en la escala de medición del alzhéimer experimentaron una mejoría drástica. Anteriormente había realizado el MEC para evaluar el nivel de demencia y había obtenido una puntuación de 12, lo cual indicaba que estaba casi en la categoría grave. Dos semanas después empezó a tomar aceite de coco, y la puntuación saltó de inmediato a 18, una mejoría significativa, e insólita teniendo en cuenta que el alzhéimer es una enfermedad progresiva y no mejora con el tiempo, solo empeora. Los valores de las pruebas siguieron mejorando, hasta situarlo en una etapa leve de la enfermedad.

Tras año y medio de tomar aceite de coco y de TCM, había recuperado la memoria en un grado asombroso. Se acordaba de sucesos de días o semanas anteriores y era capaz de recordar con detalle las conversaciones telefónicas. Se concentraba más cuando realizaba cualquier tarea y podía ocuparse de la casa y el jardín con una supervisión mínima. Empezó a llevar puestos los dos zapatos y calcetines y a guardarlos en el armario por pares. Mejoró su capacidad para iniciar y mantener una conversación y recuperó el sentido del humor. De nuevo era capaz de leer y escribir en el ordenador. Le desapareció el temblor facial y el de la mano era entre mínimo e inexistente. Comenzó a andar a paso normal y podía correr, por primera vez desde hacía más de un año.

Steve experimentó tal mejoría que empezó a acudir como voluntario dos veces a la semana al hospital donde trabaja su esposa para ocuparse de tareas de mantenimiento y distribución de suministros. Está encantado con el trabajo y con la gente que trabaja con él. Con una gran sonrisa, dice: «He recuperado mi vida». Otros pacientes de alzhéimer que han incorporado el aceite de coco a su alimentación están experimentando una mejoría similar.

Hay otros tipo de demencia senil para los que las cetonas pueden ser igualmente útiles.

> Sabía que tenía que encontrar alguna solución, y pronto –dice Carol Flett, de Paisley (Canadá)–. Bruce, mi marido, estaba cada vez peor. La demencia progresaba con rapidez. Cada vez le costaba más construir una frase simple. No era capaz de comunicarse para decirme lo que necesitaba; ni siquiera era capaz de hacer solo las cosas más sencillas. Si la situación seguía empeorando, me preguntaba qué iba a ser de nosotros.

Unos meses antes, Bruce Flett, pastor protestante jubilado y autor de cuatro novelas cristianas, había sufrido una endocarditis, una inflamación del corazón, que en su caso era consecuencia de una infección fúngica. La infección le había destruido parte del corazón, por lo que tuvo que someterse a una intervención quirúrgica para reemplazar las válvulas dañadas, y luego pasó a la corriente sanguínea y se extendió al bazo, la vesícula biliar, el hígado y el cerebro. Se encontraba en estado crítico y estuvo a punto de morir en dos o tres ocasiones, pero a base de altas dosis de medicación antifúngica y una terapia de apoyo, consiguió salir adelante. La infección, no obstante, le había afectado gravemente al cerebro y lo había dejado en estado de demencia. El médico le dijo a su esposa, Carol, que el daño era permanente y que Bruce sería un inválido el resto de su vida.

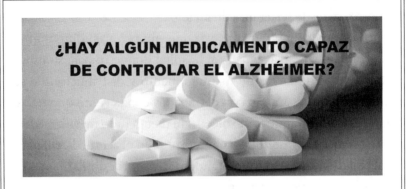

¿HAY ALGÚN MEDICAMENTO CAPAZ DE CONTROLAR EL ALZHÉIMER?

La Asociación Estadounidense contra el Alzhéimer dice: «Actualmente no hay ningún tratamiento que consiga curar, retrasar o detener la progresión de la enfermedad. Los fármacos aprobados por la Administración de Alimentos y Medicamentos ralentizan temporalmente el empeoramiento de los síntomas durante un periodo medio de entre seis y doce meses en aproximadamente la mitad de los individuos que los toman». La persona aquejada de alzhéimer vive una media de ocho años tras diagnosticársele la enfermedad. El tratamiento farmacológico surte efecto solo entre seis y doce meses, y, según la Clínica Mayo, ese efecto es como mucho «modesto» y solo la mitad de la gente que toma los medicamentos nota alguna mejoría.

Los fármacos más recetados son Aricept (donepezilo), Razadyne (galantamina) y Exelon (rivastigmina), que no atajan la progresión de la enfermedad ni pueden detener ni ralentizar la destrucción neuronal de base. Los enfermos de alzhéimer tienen un nivel bajo de una sustancia química llamada *acetilcolina*, que parece ser importante para la memoria y el razonamiento, y lo que hacen estos fármacos es impedir la acción de una enzima que la descompone. El problema es que a

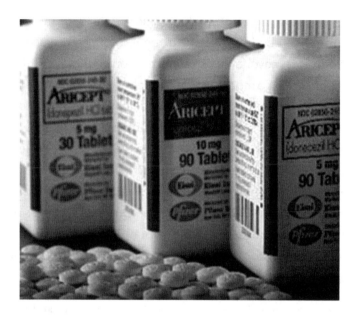

medida que la enfermedad progresa, la producción cerebral de acetilcolina va siendo cada vez menor, y por consiguiente los medicamentos acaban por no surtir ningún efecto. De ahí que se recomienden solo en las etapas inicial y media de la enfermedad, ya que su efecto es nulo en etapas posteriores. Cabría pensar que, aunque los beneficios que reportan los medicamentos sean escasos, es mejor eso que nada, ¿no? Juzga tú mismo. Como todos los fármacos, los recetados para el alzhéimer tienen algunos efectos secundarios desagradables. Se ha informado, entre otros, de dolores de cabeza, mareos, nerviosismo, alucinaciones, depresión, ofuscamiento, hosquedad, inestabilidad emocional, insomnio, dolor general, sofocos, hinchazón, dolor de garganta, sangrado gastrointestinal, náuseas, vómitos, diarrea, incontinencia, babeo, delirios, temblores, irritabilidad, agresividad, movimientos anormales al caminar, debilidad muscular, derrame cerebral, insuficiencia renal, ataque cardíaco y la muerte.* La mayoría de estos efectos son síntomas comunes del alzhéimer, de modo que ¿cómo saber cuáles son producto de la enfermedad y cuáles de la medicación? ¿De qué sirve la medicación si causa los mismos síntomas que la enfermedad? ¿De qué sirve un medicamento que, en el mejor de los casos, tiene utilidad durante un máximo de doce meses y que conlleva un riesgo de derrame cerebral, de insuficiencia renal, de paro cardíaco o de muerte? Que estos sean los mejores fármacos de que dispone la ciencia médica para tratar el alzhéimer equivale a decir que no hay en la actualidad ningún tratamiento efectivo.

*La Administración de Alimentos y Medicamentos de Estados Unidos aprobó Aricept en 1997 y es el fármaco más utilizado para tratar el alzhéimer. Un estudio clínico que llevó a cabo en el 2006 la empresa farmacéutica líder Eisai Co., Ltd. descubrió que este fármaco tiene un efecto adverso muy serio: un aumento en la incidencia de muerte. Participaron en el ensayo más de novecientos individuos aquejados de demencia senil. Hubo seiscientos cuarenta y ocho pacientes que tomaron Aricept una vez al día durante veinticuatro semanas y trescientos veintiséis que tomaron un placebo. Al cabo de las veinticuatro semanas, habían muerto once de las personas que tomaban Aricept y ninguna de las que tomaban el placebo. Si el estudio hubiera durado más de unas semanas, sin duda se habría producido un índice de muertes mucho más alto. Curiosamente, este estudio nunca se publicó en ninguna revista médica.

En el MEC, Bruce obtuvo una puntuación de 11, lo que significaba que estaba entrando en las etapas graves de la demencia. Ya no era capaz de leer y ni siquiera de hablar correctamente. Necesitaba ayuda para atender cualquiera de sus necesidades básicas. Carol tenía que ayudarlo en todo. «Me resigné a haber perdido a un marido –dice ella–; era más como cuidar de un niño pequeño».

El estrés de atender a su marido incapacitado empezó a pasarle factura a Carol. El médico le sugirió que lo ingresara en una residencia. Pero no podía hacer eso. Tenía que haber otra solución. «Señor, necesito tu guía —susurró Carol desesperada—. Dirígeme, muéstrame lo que debo hacer para ayudar a mi marido».

Al día siguiente, tenía una amiga nueva en Facebook. Esta amiga había colgado en su perfil un enlace a un vídeo de YouTube de una entrevista a la doctora Newport, que había conseguido revertir el alzhéimer de su marido con aceite de coco. Unas semanas antes, casualmente Carol había comprado aceite de coco después de que una enfermera se lo recomendara, y se había olvidado de él por completo.

Inspirada por el vídeo, le dio a Bruce un par de cucharadas. Al cabo de tres horas, su marido era capaz de construir frases claras por primera vez desde hacía meses. Siguió dándole aceite de coco a diario. Un mes más tarde se ocupaba él solo de sus necesidades personales, hablaba por teléfono, usaba el ordenador y leía libros cortos. Empezó incluso a montar una estantería. Un mes antes no hubiera podido ni soñar con hacer ninguna de estas cosas. «¡He recuperado a mi marido! —exclama Carol—. Todavía doy gracias a Dios por cada nuevo día que Bruce se despierta y me habla sin hacerse un lío».

El médico se quedó asombrado. Le pidió que realizara otro MEC —que hacía un tiempo lo había convencido de que no había esperanza para el caso de Bruce—. Esa vez la puntuación fue de 24 de un total de 30, lo cual lo colocaba en la cúspide misma de la normalidad. Carol le habló al médico de la respuesta que había recibido su oración y de que había empezado a usar aceite de coco. No se burló de ella; solo le dijo: «Siga haciendo lo que hace porque está surtiendo efecto».

Bruce siguió mejorando día a día y retomó algunas de sus ocupaciones anteriores, como oficiar matrimonios. Bruce y Carol llevan cuarenta y tres años casados y tienen la esperanza de poder pasar juntos muchos más años de felicidad, gracias al aceite de coco y a una oración que obtuvo respuesta.

¿Quién hubiera imaginado que una adición tan simple a la dieta podía tener efectos tan extraordinarios para la salud cerebral? El simple acto de añadir aceite de coco a la alimentación habitual puede prevenir y tratar el alzhéimer y otros tipos de demencia. Es interesante que en los dos casos que acabo de describir se utilizaran solo aceite de coco o una combinación de aceites de coco y de TCM para elevar los niveles de cetonas en sangre y conseguir unos resultados tan espectaculares.

Conviene dejar claro que para alcanzar niveles terapéuticos de cetonas en sangre se necesita tomar cierta cantidad de aceite de coco, un mínimo de dos cucharadas al día. Una cantidad inferior a esta no produce suficientes cetonas como para que su efecto sea demasiado obvio. Para conseguir resultados óptimos, recomiendo tomar cinco cucharadas (75 ml) al día con las comidas, es decir, añadir una parte de ese aceite de coco a cada una de las tres comidas diarias.

De todos modos, aunque añadir aceite de coco a la alimentación habitual puede tener un notable efecto en la salud cerebral, las cetonas del coco por sí solas no son la solución completa. También la dieta afecta a la salud del cerebro. Lo que comemos puede o bien intensificar el efecto de la terapia de cetonas o bien interferir en él. Una dieta inadecuada puede sabotear los efectos beneficiosos derivados de las cetonas del coco, y esto explica por qué algunos pacientes de alzhéimer que añaden aceite de coco a su alimentación experimentan una sorprendente mejoría mientras que otros solo notan una mejoría leve.

Es cierto que ni Steve Newport ni Bruce Flett adoptaron una dieta cetogénica, pero, de haberlo hecho, los resultados hubieran podido ser todavía más impresionantes. Combinar el aceite de coco con una dieta cetogénica puede parar el alzhéimer en seco y producir una mejoría sustancial. Es posible detener, o al menos ralentizar, la espiral descendente de la demencia senil prácticamente en cualquier etapa de la enfermedad. Una reversión, no obstante, es más fácil que ocurra en las etapas inicial y media.

EL PÁRKINSON

El párkinson es un trastorno cerebral progresivo que afecta a más de cuatro millones de personas en el mundo. La mayoría de quienes desarrollan esta enfermedad tienen más de sesenta años, pero esto no significa que no pueda afectar también a gente de cuarenta o incluso más joven. Como en todas las enfermedades neurodegenerativas, el deterioro neuronal se produce a lo largo de un periodo prolongado, y el 80% de las células de la zona cerebral afectada han muerto antes de que los síntomas se hagan evidentes.

La característica principal del párkinson es la acumulación de un tipo de placa denominada *cuerpos de Lewy* en la sustancia negra, una zona del cerebro medio que controla el movimiento voluntario. Las neuronas dañadas son incapaces de producir dopamina, el neurotransmisor necesario para activar los nervios que controlan el movimiento, así como los movimientos automáticos.

Los síntomas más comunes son los temblores en las manos, los brazos, la mandíbula y el rostro; la rigidez del tronco y las extremidades; la lentitud de movimientos, y la pérdida del equilibrio y la coordinación. Otros síntomas son caminar arrastrando los pies, problemas de deglución, postura encorvada y estreñimiento. Todos los síntomas van empeorando con el tiempo, si bien la progresión de la enfermedad varía de una persona a otra.

Aunque en muchos casos no afecta a la facultad de pensar o recordar, hay algunos en los que sí se manifiesta una disminución de la capacidad cognitiva y la memoria. Aproximadamente la mitad de los pacientes de párkinson presentan un deterioro cognitivo leve, y alrededor del 30% pueden desarrollar síntomas de demencia más agudos.

No hay curación médica para el párkinson. El tratamiento consiste en hacer ejercicio y someterse a una terapia física y farmacológica. Ninguno de los medicamentos detiene la progresión de la enfermedad; su finalidad es aliviar los síntomas.

En los estudios de laboratorio, los investigadores pueden crear los mismos síntomas y daños tisulares del cerebro que presentan los pacientes de párkinson mediante la exposición de los tejidos a una neurotoxina denominada MPTP. Utilizando cultivos tisulares de las neuronas dopaminérgicas (principales células afectadas en la enfermedad), es posible estudiar los efectos de la MPTP en el cerebro y poner a prueba los tratamientos. Se ha descubierto que cuando se aportan cetonas a estos tejidos, la neurotoxina tiene muy poco o ningún efecto en ellos. En otras palabras, las cetonas protegen de todo daño a las células cerebrales.[8]

Aunque no se conocen todas las causas del párkinson, se sabe que la exposición a ciertos pesticidas (por ejemplo, la rotenona) puede generar la enfermedad. Cuando a los ratones se los expone a la rotenona o la MPTP, desarrollan síntomas de la enfermedad; pero si antes de exponerlos a estas neurotoxinas se les administran cetonas, los efectos nocivos de esas sustancias químicas se reducen notablemente. Es decir, un examen del cerebro de los ratones expuestos a estas toxinas revela que las cetonas protegen de los efectos tóxicos a las neuronas dopaminérgicas de estos animales, gracias a lo cual se mantiene su funcionamiento y la producción de energía.[9]

Las cetonas no solo previenen la degeneración neuronal sino que además pueden revertir la disfunción, como se demostró en un estudio clínico de pacientes de párkinson realizado por el doctor Theodore VanItallie y sus colegas en la Facultad de Medicina y Cirugía de la Universidad de Columbia. En él, los pacientes siguieron una dieta cetogénica durante veintiocho días.

Se evaluó a cada participante utilizando la *escala de medición unificada para la enfermedad de Parkinson* al principio y al final del estudio, y se compararon las puntuaciones. En todos los casos, los sujetos mostraron una notable mejoría: en la totalidad de los participantes, los temblores, la rigidez, el equilibrio y la capacidad de andar mejoraron por término medio un 43%.[10] Es un cambio sustancial, en solo veintiocho días. Cabe imaginar cuánto mayores habrían sido los efectos si el estudio hubiera durado dos meses, seis o incluso más.

Estos son ejemplos de lo que se ha descubierto en estudios llevados a cabo en condiciones controladas, pero ¿qué ocurre en la vida real, en condiciones ordinarias? ¿Reportan algún beneficio las cetonas? La respuesta es sí. Son muchos los que toman aceite de coco y optan por una dieta cetogénica para mejorar los síntomas del párkinson.

Frank llevaba tres años y medio batallando con la enfermedad y seguía el tratamiento convencional que le habían recomendado los médicos de la Clínica Mayo. A pesar de los medicamentos, los síntomas habían continuado progresando hasta que se vio afectado por una lentitud extrema, inestabilidad, rigidez permanente, dolor articular y frecuentes episodios de parálisis, además de haber perdido la expresión facial y el olfato. Tenía la pierna izquierda seriamente afectada; debido a la retención de líquidos, presentaba un gran edema. Apenas tenía control sobre ella, y la arrastraba al caminar.

«El pasado mes de abril —dice Frank— empecé a tomar aceite de coco. Fui aumentando la dosis hasta llegar a cuatro cucharadas al día (dos con el desayuno, una con el almuerzo y una con la cena). En solo un par de días, noté una mejoría considerable. Mi esposa y mis amigos están asombrados de esta aparente recuperación, que es muy obvia».

Algunos de los aspectos en los que notó una mejoría al cabo de dos meses de consumir aceite de coco fueron:

- La velocidad que alcanzaba en el caminador elíptico pasó de 3,2 a 5,6 km/h en solo unos días.

- Es capaz de realizar las pruebas de sobriedad de campo (cerrar los ojos, sostenerse sobre un solo pie, etcétera).
- Puede levantarse de una silla sin necesidad de ayuda.
- Puede hacer los ejercicios de agilidad para el fútbol (girar a la derecha y a la izquierda, dar un paso adelante y un paso atrás, en respuesta a indicaciones aleatorias).
- Las fotografías del pasado y del presente muestran un cambio pronunciado de su expresión facial.
- Ha recuperado el olfato.
- Demuestra una considerable mejoría de la flexibilidad articular.
- La hinchazón de la pierna izquierda ha desaparecido.
- Ya no arrastra la pierna izquierda; camina con normalidad, aunque persiste la tendencia a encorvarse.

«El médico de atención primaria dice que el cambio es milagroso —comenta Frank—. No me engaño imaginando que me he curado. Sigo teniendo síntomas del párkinson, pero mi calidad de vida ha mejorado enormemente».

El aceite de coco o una dieta cetogénica pueden aumentar la eficacia de la terapia farmacológica convencional. El medicamento más utilizado para tratar el párkinson es la levodopa, o L-dopa. Las neuronas de la sustancia negra que han sobrevivido utilizan este medicamento para producir un determinado neurotransmisor, la dopamina. El problema es que, aunque la levodopa puede mejorar notablemente los síntomas de la enfermedad casi de inmediato, produce una enorme cantidad de radicales libres que dañan las neuronas dopaminérgicas supervivientes, y esto, con el tiempo, acelera el ritmo de degeneración neuronal y la progresión de la enfermedad. Además, a medida que las neuronas productoras de dopamina van muriendo, el medicamento va siendo cada vez menos efectivo, hasta que deja de surtir efecto alguno. Lo que puede hacer la terapia de cetonas es impedir esa acción destructiva de la levodopa y preservar así las neuronas dopaminérgicas que todavía quedan.[11]

LA ESCLEROSIS LATERAL AMIOTRÓFICA

La esclerosis lateral amiotrófica (ELA) es un trastorno neuromuscular caracterizado por un debilitamiento muscular progresivo que acaba produciendo parálisis y, con el tiempo, la muerte. Normalmente el paciente muere entre dos y cinco años después de manifestarse los síntomas, por lo general de parálisis respiratoria. La enfermedad ataca las neuronas motoras del cerebro y de la médula espinal que controlan los músculos voluntarios, o estriados.

Las neuronas motoras son células nerviosas que se encargan de la comunicación entre el sistema nervioso y los músculos voluntarios del cuerpo. Los mensajes de las neuronas motoras del cerebro se transmiten a las neuronas motoras de la médula espinal, y de estas a cada uno de los músculos. En la ELA, ambos tipos de neuronas se degeneran y mueren, y por tanto dejan de enviar mensajes a los músculos; y como los músculos ya no reciben mensajes para funcionar, se debilitan por la falta de uso y poco a poco se atrofian. Es decir, el cerebro pierde la facultad de iniciar y controlar el movimiento voluntario, y con el tiempo todos los músculos que dependen del control voluntario se ven afectados y el paciente pierde la fuerza y la capacidad para mover los brazos, las piernas y el tronco.

Al principio los síntomas son sutiles y no suele dárseles importancia: contracciones musculares, calambres, agarrotamiento de los músculos o defectos de dicción. Pero a medida que se deterioran los músculos, es posible que se vuelva dificultoso caminar y ese acto vaya acompañado de traspiés o inestabilidad. Las manos pierden destreza y tienen dificultad para realizar tareas cotidianas como abotonarse la camisa, escribir o girar la llave en la cerradura. Llegará un momento en que los pacientes no sean capaces de sostenerse en pie o caminar, de levantarse solos de la cama ni de utilizar las manos y los brazos. Los problemas para masticar y tragar afectan a la capacidad para comer con normalidad y aumentan el riesgo de atragantamiento. Cuando fallan el diafragma y los músculos pectorales, el paciente no es capaz ya de respirar solo y ha de depender de un respirador artificial para seguir vivo. La mayoría de los enfermos de esclerosis lateral amiotrófica mueren por un fallo respiratorio. De entrada, esta enfermedad deteriora solo las neuronas motoras y normalmente no afecta a la inteligencia, la personalidad o la memoria.

Se desconoce su causa. Su aparición se ha relacionado con diversos factores: infecciones, exposición a toxinas, defectos del ADN, anormalidades del sistema inmunitario, factores ocupacionales (pertenecer al ejército y dedicarse a los deportes profesionales) y anormalidades enzimáticas. Posiblemente sean relevantes al respecto una diversidad de sustancias químicas y toxinas naturales; la alta incidencia de la enfermedad entre los jugadores profesionales de fútbol, fútbol americano y béisbol sugiere una posible relación de la ELA con los pesticidas utilizados en los campos de juego. Asimismo, los veteranos del ejército tienen mayor riesgo de desarrollar la enfermedad; según datos de la Asociación Estadounidense de Esclerosis Lateral Amiotrófica, tendrían hasta un 60% más de probabilidades que la población general. Y no hay ningún medicamento que pueda realmente prevenir o decelerar su progresión.

En cultivos de tejidos, se ha descubierto que los cuerpos cetónicos aumentan la supervivencia de las neuronas motoras. En un estudio de la ELA en ratones, los investigadores pusieron a dieta cetogénica a la mitad de un grupo de roedores a los que se había sometido a una modificación genética para que desarrollaran la enfermedad. En un análisis comparativo, se vio que los ratones alimentados con esta dieta conservaban la fuerza y la capacidad de movimiento físicas, a diferencia de los que habían tenido una dieta estándar. Un examen de los tejidos cerebrales reveló que en los ratones alimentados con la dieta cetogénica el número de neuronas motoras que habían sobrevivido era significativamente mayor que en los del grupo de control.[12-13]

Los ácidos grasos de cadena media contenidos en el aceite de coco y en la dieta cetogénica han demostrado ser beneficiosos para los pacientes de ELA.[14] A Carl se le diagnosticó esclerosis lateral amiotrófica a los sesenta y dos años. «Empecé a tomar cuatro cucharadas de aceite de coco al día el 4 de noviembre —dice—. Animado por los resultados, aumenté la dosis a seis cucharadas el 4 de diciembre, y volví a aumentarla, a ocho cucharadas, el día 1 de enero».

Antes de empezar a tomar aceite de coco, a Carl le costaba andar, por el extremo debilitamiento de la pierna y el pie derechos:

Se me quedaba dormida la pierna derecha, y no respondía cuando intentaba caminar o moverla —dice—. Los músculos del muslo derecho se habían reducido hasta tal punto que si me palpaba el muslo por debajo, tocaba los huesos. Tenía el «pie caído» y no podía girarlo de un lado a otro ni levantarlo. Cuando estaba sentado, no podía levantar de la silla la pierna derecha. Darme la vuelta en la cama me costaba muchísimo porque esa pierna no tenía movimiento propio. No podía hacer fuerza con ella. Tenía también vibraciones en la pierna izquierda y algunas en el tercio superior del brazo derecho.

Un año después de empezar a tomar aceite de coco, experimentó muchos cambios:

He recuperado la sensación en la pierna derecha; la noto prácticamente igual que la izquierda. Tengo más fuerza y masa muscular en el muslo derecho, y también en el izquierdo. Si pongo el pie derecho estirado en el suelo, puedo levantar los dedos y la parte anterior del pie. Puedo llevar con el pie el compás de la música. Cuando estoy sentado, consigo echar el pie y la pantorrilla derechos hacia atrás, o puedo levantar la pierna derecha. Puedo girar el pie derecho hacia dentro y hacia fuera. Al tener más fuerza en la pierna derecha, soy capaz de sostenerme sobre ella un poco mejor. Puedo darme la vuelta en la cama sin demasiada dificultad. Puedo hacer fuerza con ella. Hasta el momento, solo he experimentado mejorías desde que tomo aceite de coco.

Aunque Carl sigue teniendo esclerosis lateral amiotrófica, los síntomas han mejorado radicalmente, lo cual ha supuesto una inmensa mejoría de su calidad de vida.

OTRAS AFECCIONES NEUROLÓGICAS
Embolia y trombosis

Las células necesitan un suministro ininterrumpido de oxígeno para producir la energía que les permite funcionar correctamente y mantenernos con vida. Sin oxígeno, mueren rápidamente. Cuando la sangre, que transporta oxígeno a todas las células, encuentra una obstrucción y su flujo se detiene en alguna parte del cuerpo, las células y los tejidos empiezan a morir. Hay muchas circunstancias en las que la falta de oxígeno ocasiona la muerte de los tejidos o una enfermedad. Si la sangre deja de circular por las piernas o los pies, esto puede ocasionar una neuropatía periférica o incluso gangrena. Una obstrucción del flujo sanguíneo que irriga el corazón provoca un ataque cardíaco. Una interrupción de la corriente sanguínea que irriga el cerebro puede producir una embolia cerebral. Muchas sustancias tóxicas, como el ácido cianhídrico y el monóxido de carbono, son venenosas porque interfieren en la utilización del oxígeno para la producción de energía celular.

Las cetonas necesitan mucho menos oxígeno que la glucosa o los ácidos grasos para producir energía. En un estado de hipoxia (deficiencia de oxígeno), pueden continuar produciendo energía, y de este modo prolongar la supervivencia de las células y reducir la lesión.

El cerebro es muy sensible a la falta de oxígeno. Algunas células cerebrales empiezan a morir solo unos minutos después de que el suministro de oxígeno se detenga; como consecuencia, la hipoxia puede provocar rápidamente daños cerebrales o la muerte. En caso de trombosis o embolia, las cetonas pueden ser de ayuda al limitar los daños y acelerar la recuperación. Los ratones a los que, tras administrárseles cetonas, se los sometió a una hipoxia cerebral experimental que simulaba una embolia demostraron tener una mayor tolerancia a la falta de oxígeno, lo que les ocasionó menos daños cerebrales y un mayor índice de supervivencia a largo plazo.[15-16]

Además de proporcionar una fuente superior de energía a las células del cerebro, las cetonas son también la fuente principal de elementos lipídicos básicos para la producción de nuevas células cerebrales. Las neuronas dañadas pueden repararse o reemplazarse con más rapidez cuando el cuerpo dispone de cetonas en abundancia.[17]

Por todas estas razones, en la actualidad se añaden cetonas y triglicéridos de cadena media a las soluciones intravenosas para impedir las deficiencias cognitivas causadas por una insuficiente irrigación sanguínea del cerebro durante una revascularización cardíaca y otras intervenciones quirúrgicas.[18]

Lesión cerebral traumática

Una lesión cerebral traumática puede causar en la víctima discapacidades mentales y físicas permanentes. Casi la mitad de los casos de traumatismo craneal corresponden a niños y jóvenes. El traumatismo cerebral provoca la secreción inmediata de neurotransmisores y una perturbación del equilibrio iónico de las membranas celulares, acompañada de la producción masiva de radicales libres. Este caos inicia una elevación inmediata, aunque temporal, del metabolismo cerebral de la glucosa, seguida de un periodo prolongado de depresión metabólica de esta. Los estudios han revelado que poner a dieta cetogénica al animal o la persona que ha sufrido una lesión craneoencefálica, o administrarle triglicéridos de cadena media, puede acelerar la recuperación y aumentar las probabilidades de supervivencia.[19-22]

La enfermedad de Huntington

Se cree que la enfermedad de Huntington es una afección hereditaria, caracterizada por movimientos incontrolados, pérdida de la facultad intelectual y perturbaciones emocionales. Los síntomas pueden aparecer antes de los treinta o cuarenta años, pero lo más frecuente es que no se manifiesten hasta la mediana edad. Es una enfermedad en la que ciertas proteínas de manera anómala tienden a formar en el cerebro acúmulos proteicos a modo de placas, que interfieren en la función celular normal. En los estudios con animales, la dieta cetogénica ha demostrado retrasar la aparición y gravedad de la enfermedad.

Migrañas

El primer estudio de la dieta cetogénica como tratamiento para las migrañas se realizó en 1928, solo unos años después de que la dieta se utilizara por primera vez para tratar la epilepsia.[23] En él, nueve de los veintiocho participantes declararon haber notado «cierta mejoría». Aunque el resultado indica un beneficio bastante discreto, algunos sujetos admitieron no haber seguido la dieta al pie de la letra. Se trataba de la dieta cetogénica clásica, que es enormemente estricta y difícil de llevar. Con una dieta cetogénica y de TCM más permisiva, tal vez la observancia habría sido mayor, y mejores los resultados. Un estudio más reciente en el que se empleó una dieta Atkins modificada, mucho menos restrictiva, demostró su utilidad para tratar a niños que sufrían de dolores de cabeza crónicos.[24]

Entre el 20 y el 30% de aquellos que padecen migrañas experimentan lo que se conoce como *depresión cortical propagada* (DCP), o *migraña con aura*, que advierte del dolor que se avecina. Suele comenzar con un destello luminoso en el centro del campo visual y luego se extiende hasta formar un arco de luces parpadeantes y zigzagueantes que dejan tras de sí un oscurecimiento temporal seguido rápidamente por el dolor pulsátil de la migraña. Suele explicarse como una frenética actividad neuronal anormal, que se desplaza como un frente de onda que deja a su paso a las células temporalmente desprovistas de electricidad. La migraña con aura es observable en animales de laboratorio. Las investigaciones han descubierto que una dieta cetogénica puede reducir significativamente la velocidad de la DCP en los ratones, lo cual hace pensar que podría ser beneficiosa para quienes padecen migrañas.[25]

Trastornos del sueño

Uno de los beneficios de la dieta cetogénica que más a menudo comentan quienes la prueban es una mejor calidad del sueño, lo cual hace pensar en la posibilidad de emplearla para tratar los trastornos relacionados con él. Aunque son pocos los estudios que se han efectuado al respecto, hay evidencias que apoyan esta posibilidad. Uno de ellos, realizado en la Universidad de Duke, en Durham (Carolina del Norte), investigó los efectos de la dieta cetogénica en la narcolepsia, un trastorno del sueño que se traduce en una excesiva somnolencia diurna y episodios intermitentes e incontrolables de sueño, que hacen que quien la padece se quede dormido a cualquier hora del día y durante prácticamente cualquier tipo de actividad. Aunque se desconoce su causa, se cree que podría ser consecuencia de un trastorno genético por el que el organismo secreta sustancias químicas que envían al cerebro la orden de dormir. En el estudio participaron nueve sujetos aquejados de narcolepsia a los que se sometió a una dieta cetogénica durante ocho semanas. Utilizando el *cuestionario y escala de somnolencia de Epsworth*, manifestaron una ligera mejoría, del 18%, en el estado de somnolencia diurna.[26]

Esclerosis múltiple

La esclerosis múltiple (EM) es una enfermedad inflamatoria caracterizada por la desmielinización, o deterioro del recubrimiento protector (la vaina de mielina) que envuelve las fibras nerviosas del cerebro y de la médula espinal, y que afecta a la transmisión de los impulsos nerviosos e interfiere en la capacidad del cerebro para comunicarse con el resto del cuerpo.

La persona que padece EM puede presentar casi cualquier síntoma neurológico, por ejemplo discapacidad cognitiva, entumecimiento o debilidad de los músculos, espasmos, hormigueo o dolor musculares que dificultan los movimientos, problemas de coordinación y equilibrio, visuales y de dicción, fatiga y disfunciones urinarias e intestinales. Al menos el 85% de los pacientes de EM experimentan brotes impredecibles seguidos de meses o incluso años de calma relativa en los que la enfermedad no da ninguna señal de actividad. Entre brote y brote los síntomas pueden desaparecer por completo, o pueden continuar y agravarse progresivamente con cada nuevo brote. Entre un 10 y un 15% de los individuos nunca experimentan una remisión tras la aparición inicial de los síntomas.

No se sabe demasiado sobre los mecanismos que intervienen en el proceso de esta enfermedad. En general, se cree que es la consecuencia de una reacción autoinmune por la que el cuerpo se agrede a sí mismo. Algunos investigadores opinan que esencialmente está causada por una disfunción mitocondrial que interfiere en la actividad neuronal dirigida a producir energía, y esto ha hecho que algunos investigadores teoricen sobre la posibilidad de usar la dieta cetogénica para tratarla. En estudios con animales, gracias a la dieta cetogénica se ha logrado calmar la inflamación y revertir las lesiones características de la enfermedad.[27]

En la actualidad, los estudios con seres humanos revelan también que la dieta cetogénica podría ser un tratamiento prometedor para la esclerosis múltiple. Un grupo de investigadores de la

Universidad Charité de Berlín ha visto experimentar una mejoría significativa a pacientes de EM al utilizar la dieta cetogénica y el ayuno. En su estudio, de seis meses de duración, dividieron a los participantes en tres grupos: uno seguía la dieta cetogénica, otro hacía ayunos periódicos y el tercero era el grupo de control.

Desde las primeras semanas hasta finalizado el estudio, los grupos de la dieta cetogénica y del ayuno mostraron una notable mejoría con respecto al grupo de control en todos los aspectos que se valoraron. Se evaluó la calidad de vida utilizando un cuestionario de autoevaluación que considera la salud mental así como la salud, las funciones y el dolor físicos. Sin embargo, los resultados revelaron que el grupo del ayuno había mejorado ligeramente más en lo referente al dolor que el grupo cetogénico.[28]

Trastornos psiquiátricos

Tras observar que los niños aquejados de epilepsia y además con problemas del comportamiento, trastornos bipolares, hiperactividad y defectos cognitivos experimentan una notable mejoría cuando adoptan una dieta cetogénica, se pensó que la dieta podría resultar útil para tratar ciertos trastornos psiquiátricos. Una de estas afecciones es la depresión. Estar deprimido es estar triste, pero la depresión clínica puede tener efectos adversos para la salud y provocar inmunosupresión, hipertensión y trastornos endocrinos. Investigadores de la Universidad de Toronto, en Canadá, utilizaron la prueba Porsolt de natación forzada, un modelo animal de depresión, para determinar si la dieta cetogénica tiene propiedades antidepresivas.

La prueba se utiliza para evaluar la eficacia de los medicamentos antidepresivos. Se coloca a los roedores en un tanque de cristal lleno de agua del que no pueden escapar, y se graba la actividad. Los ratones pueden flotar en el agua sin correr ningún riesgo; sin embargo, lo primero que hacen cuando se los introduce en el tanque es intentar escapar, y empiezan a nadar enérgicamente de un lado a

Prueba de natación forzada

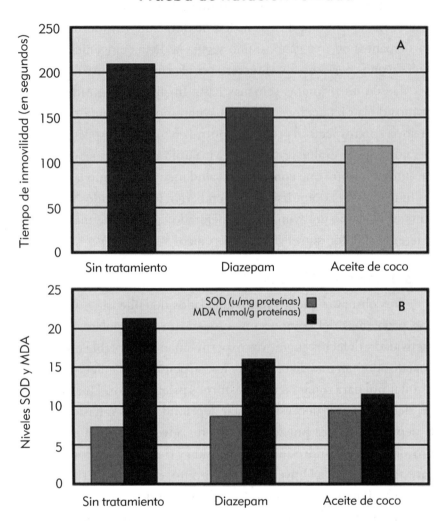

Efectos antidepresivos y antiestrés del aceite de coco durante la prueba de natación forzada. (A) Los ratones tratados con aceite de coco mostraron un tiempo de inmovilidad reducido en comparación con los del grupo de control, que no recibieron tratamiento, y con los tratados con diazepam. (B) Niveles de superóxido dismutasa (SOD) y malondialdehído (MDA) en sangre tras la prueba de natación forzada.

Fuente: Yeap, S.W. *et al.* «Antistress and Antioxidant Effects of Virgin Coconut Oil in Vivo». *Experimental and Therapeutic Medicine* n°. 9, 2015, pp. 39-42.

otro. Al cabo de un rato, cuando ven que sus intentos son en vano, dejan de esforzarse y pasan la mayor parte del tiempo flotando en el agua sin más. Esa inmovilidad es señal de desesperación. Se mide el tiempo de inmovilidad, y cuanto mayor sea, mayor se considera el grado de depresión. Los ratones a los que antes de empezar la prueba se les administra una medicación antidepresiva se muestran más optimistas y siguen luchando durante un periodo más largo, es decir, manifiestan menos inmovilidad. La prueba concluye al cabo de solo seis minutos, mucho antes de lo que habrían tardado en dejar de nadar por agotamiento.

En este estudio, se comparó el tiempo total de inmovilidad de los ratones sometidos a una dieta cetogénica con el de los ratones del grupo de control. Los primeros pasaron menos tiempo inmóviles, lo cual daba a entender que tanto estos como los del grupo tratado con antidepresivos tenían menos probabilidades de manifestar un «comportamiento desesperado». Llegaron a la conclusión de que posiblemente la dieta cetogénica tuviera propiedades antidepresivas.[29]

Los resultados han sido similares cuando se ha sometido a la prueba de natación a ratones a los que se les habían administrado TCM.[30] En un estudio, se investigaron los efectos antidepresivos y antiestrés del aceite de coco en ratones sometidos a la prueba de natación forzada y la prueba de estrés por frío.[31] La primera parte del estudio evaluó los efectos antidepresivos. Se dividió a los ratones en tres grupos. El primero servía de grupo de control y no se le administró ningún tratamiento. Al segundo grupo, se le administró diazepam (Valium), un fármaco antidepresivo. Al tercer grupo se le dio aceite de coco. Al cabo de siete días de tratamiento, se sometió a los ratones a la prueba de natación forzada durante seis minutos y se registró, en segundos, el tiempo total de inmovilidad o flotación. Los ratones que no habían recibido tratamiento permanecieron inmóviles una media de doscientos diez segundos; los que habían recibido el tratamiento de diazepam, ciento sesenta segundos, y los tratados con aceite de coco, ciento veinte segundos, lo cual sugiere que el aceite de coco es más efectivo que el diazepam para prevenir la depresión (ver el gráfico A de la prueba de natación forzada, en la página 188). Se analizaron los tejidos hepáticos midiendo la supeóxido dismutasa (SOD), una enzima antioxidante, y el malondialdehído (MDA), un radical libre que se utiliza como marcador del estrés oxidativo. El gráfico B muestra una reducción significativa del estrés oxidativo en los grupos que recibieron tratamiento.

Se ha visto que la depresión y el estrés alteran los perfiles bioquímicos y de neurotransmisores del sistema nervioso central, así como su estado de oxidación. De modo que en la segunda parte del estudio se sometió a los ratones a la prueba de estrés por frío para evaluar estos parámetros. Se los dividió en cuatro grupos. El primero, sirvió de grupo de control sin estrés; el segundo era un grupo de control estresado y que no recibió tratamiento; el tercero recibió diazepam, y el cuarto, aceite de coco. El estudio duró veintiocho días. A partir del día 21, a los ratones del grupo tratado con diazepam, el del aceite de coco y el de control sin tratamiento se los sometió a una hora diaria de frío (4 °C) siete días seguidos. Al final del experimento, se apreciaron notables diferencias entre el grupo de control no estresado y los grupos que recibieron tratamiento. En comparación con el grupo de control no estresado, el grupo estresado que no recibió tratamiento mostraba niveles más altos de colesterol, triglicéridos, glucosa, corticosterona (la hormona del estrés) y MDA (estrés oxidativo), así como mayor peso de las glándulas suprarrenales. Los niveles de SOD y de dopaminas se habían reducido. Todos estos cambios indican mayor estrés y depresión. Los tratamientos con diazepam y con aceite de coco consiguieron restablecer el perfil bioquímico en sangre y reducir el peso de las glándulas suprarrenales, y aliviar por tanto los efectos adversos del estrés.

Muchas personas aquejadas de psicosis presentan anomalías en el metabolismo de la glucosa, como revela la prueba de tolerancia a la glucosa. Por ejemplo, quienes padecen esquizofrenia suelen ser en cierto grado resistentes a la insulina, y tienen entre dos y tres veces más riesgo de desarrollar una diabetes tipo 2.[32] Dado que la glucosa es esencial para el metabolismo cerebral y la producción de energía, cualquier cambio de los niveles de glucosa en el cerebro puede tener repercusiones clínicas significativas.

TRATAMIENTO Y PREVENCIÓN

Añadir aceite de coco a la alimentación puede ser muy beneficioso para tratar y prevenir prácticamente cualquier trastorno neurodegenerativo. Para el tratamiento, se recomienda incorporar a las comidas cinco cucharadas de aceite de coco al día. Por favor, ten en cuenta que una cucharada es una medida, no la cantidad que contiene una cuchara sopera. Una cucharada equivale a 15 ml, de modo que cinco serían 75 ml.

Muchas veces, cuando alguien oye hablar del uso del aceite de coco para tratar el alzhéimer u otra disfunción cerebral, empieza a añadir un par de cucharaditas a las comidas. Una cucharadita son solo 5 ml; un par de ellas, solo 10 ml, y esta cantidad no tendrá ningún efecto en la salud cerebral. Se necesita alrededor de una cucharada colmada para que el cuerpo transforme los ácidos grasos de cadena media en cetonas; menos de eso, no tendrá demasiado efecto. Se precisa una dosis de una a dos cucharadas para conseguir un leve aumento del nivel de cetonas en sangre.

Aunque el aceite de coco puede realmente decelerar la progresión de los trastornos neurodegenerativos o incluso revertirlos, los efectos terapéuticos son mucho mayores cuando se combina el aceite con una dieta cetogénica.

Además, es importante eliminar el azúcar, los cereales refinados y los alimentos altamente procesados, que contienen aditivos químicos (muchos de los cuales son perjudiciales para la salud cerebral), y controlar los niveles de glucosa en sangre para mejorar la salud del cerebro. Las dietas altas en azúcares y cereales refinados han demostrado aumentar el riesgo de desarrollar trastornos neurodegenerativos. Algunos aditivos alimentarios comunes, como el glutamato monosódico y el aspartamo, se ha comprobado que aumentan el riesgo. Una dieta cetogénica basada en alimentos naturales integrales eliminaría los productos e ingredientes dudosos que de entrada pudieron haber contribuido a generar el trastorno. No tiene sentido añadir aceite de coco para mejorar la salud del cerebro y seguir consumiendo grandes cantidades de azúcar, que fomentan el envejecimiento y la degeneración.

Para tratar enfermedades neurodegenerativas serias y con el tiempo terminales, como el alzhéimer, el párkinson o la esclerosis lateral amiotrófica, la terapia de cetonas ha de mantenerse de por vida. Son enfermedades que solo se manifiestan o se diagnostican una vez que las partes del cerebro afectadas han quedado destruidas en buena medida, y por tanto quizá no sea posible una recuperación completa, si ha desaparecido una parte demasiado grande del tejido afectado; pero en casos leves sí se ha conseguido un total restablecimiento, o al menos revertir por completo los síntomas detectables.

Los trastornos neurodegenerativos no ocurren de la noche a la mañana; tardan años en desarrollarse. Nadie puede predecir quién acabará sufriendo alzhéimer u otra afección neurológica, pero se puede prevenir, y una sencilla medida preventiva es proponernos elevar periódicamente el nivel de cetonas en sangre. Las cetonas aumentarán el flujo de sangre que irriga el cerebro, y con él un buen suministro del oxígeno y los nutrientes necesarios para la buena salud cerebral. Activarán los factores neurotróficos derivados del cerebro, que regulan el desarrollo y la función neuronales, calmarán la inflamación y reducirán el estrés oxidativo causado por los radicales libres.

Para aumentar el nivel de cetonas en sangre:

- Añadir aceite de coco a la dieta, de una a tres cucharadas diarias.
- Adoptar una dieta cetogénica unos meses al año.
- Ayunar, consumiendo solo agua, de uno a catorce días, repetidamente a lo largo del año, o ayunar periódicamente durante dieciséis horas o más a diario.

Encontrarás una explicación más completa sobre el alzhéimer, el párkinson y otros trastornos neurodegenerativos y cómo tratarlos con una dieta cetogénica y aceite de coco en mi libro *¡Alto al Alzheimer!: cómo prevenir y dar marcha atrás a la demencia senil, la enfermedad de Parkinson, la esclerosis lateral amiotrófica (ELA), la esclerosis múltiple y las demás enfermedades neurodegenerativas.*[*]

---

[*] Versión en castellano publicada por Editorial Sirio.

LA DIABETES Y EL SÍNDROME METABÓLICO

L a diabetes es una importante causa de discapacidad; puede desembocar en ceguera, amputación de las extremidades inferiores, insuficiencia renal o lesiones del sistema nervioso. En la actualidad, casi veinticuatro millones de estadounidenses (el 7,8% de la población) tienen diabetes, y hay casi seis millones más que viven con la enfermedad sin saberlo. Más del 23% de los adultos mayores de sesenta años la sufren: ¡más de 1 de cada 5 adultos de edad avanzada! Pero esta no es solo una enfermedad de la vejez; hay casi doscientas mil personas menores de veinte años a las que se les ha diagnosticado algún tipo de diabetes. En el conjunto de los distintos grupos de edad, se diagnostican más de un millón seiscientos mil casos nuevos cada año. La diabetes es la sexta causa principal de muerte en Estados Unidos, justo por delante del alzhéimer.

Y va en aumento. Según informa la Clínica Mayo, en Estados Unidos se ha duplicado el número de casos de diabetes en los últimos quince años. A escala mundial, en los últimos veinte años las cifras han aumentado de treinta millones a doscientos treinta millones de casos.

La diabetes se produce porque el cuerpo no es capaz de regular correctamente la glucemia. Cuando comemos, gran parte de los alimentos se convierten en glucosa y entran en la corriente sanguínea. Cuando los niveles de azúcar en sangre suben demasiado (o bajan demasiado), puede desatarse el pánico en el cuerpo, metabólicamente hablando. La insulina, la hormona que secreta el páncreas al torrente sanguíneo, devuelve los niveles de glucosa a la normalidad. Ahora bien, si por alguna razón el azúcar no se normaliza en un plazo de tiempo razonable, las células y los tejidos sufren las consecuencias. Esto es lo que les ocurre a los diabéticos.

Hay distintos tipos de diabetes. La diabetes tipo 1 tiene lugar cuando el páncreas deja de producir insulina o la produce en cantidad insuficiente para regular y controlar la glucosa en sangre. Antes se denominaba diabetes de inicio infanto-juvenil, o diabetes *mellitus* insulinodependiente. Este tipo de diabetes obliga al paciente a inyectarse insulina con regularidad toda la vida, a fin de mantener equilibrados los niveles de glucosa. También puede desarrollarse en individuos de más edad, debido a una disfunción del páncreas causada por el alcoholismo o una enfermedad. Constituye alrededor del 10% de los casos de diabetes en Estados Unidos.

En la diabetes tipo 2, puede que el páncreas sea capaz de producir una cantidad normal de insulina, pero las células del cuerpo son insensibles o resistentes a ella, y es necesario por tanto una cantidad mayor de insulina para que cumpla su función. Suele denominarse a esta disfunción *resistencia a la insulina*, y es, con mucho, el tipo más común de diabetes, ya que constituye aproximadamente el 90% del total de los casos. Lo habitual es que la diabetes tipo 2 se presente en la edad adulta, generalmente después de los cuarenta y cinco años. Solía denominarse diabetes *mellitus* de inicio maduro o no insulinodependiente. Pero en realidad estos nombres no son muy acertados, ya que la diabetes tipo 2 se presenta a veces en gente joven y algunos de los que la padecen necesitan inyectarse insulina. En las etapas iniciales de la enfermedad, el páncreas normalmente es capaz de producir las grandes cantidades de insulina necesarias para vencer la resistencia insulínica de las células; sin embargo, con el tiempo este órgano sufre las consecuencias de tener que atender a esa alta demanda de insulina, y la producción empieza a declinar. Más de la mitad de los diabéticos de tipo 2 acaban necesitando un aporte de insulina para controlar los niveles de azúcar en sangre al ir avanzando en edad. Por lo general, la diabetes tipo 2 se controla con la dieta, vigilando el peso, haciendo ejercicio y con medicación oral.

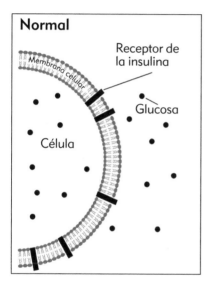

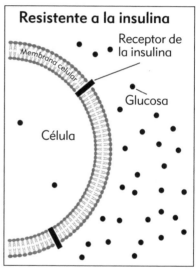

La resistencia a la insulina provoca una deficiencia de glucosa en las células y un exceso de glucosa en la sangre.

Se ha identificado recientemente una tercera forma de diabetes, denominada tipo 3, que enlaza la resistencia a la insulina con la degeneración neurológica, y más concretamente con el alzhéimer. La diabetes tipo 3 combina las características de los otros dos tipos de diabetes: el cerebro tiene una deficiencia de insulina, como en la diabetes tipo 1, y es resistente a la insulina, como en la de tipo 2. La resistencia a la insulina es su rasgo más distintivo. En este libro, cuando hablo de «diabetes», en general me refiero a la de tipo 2. Si es necesario hacer alguna diferenciación entre los tipos 1, 2 y 3, lo especificaré claramente.

DIABETES Y SALUD CEREBRAL

Que el alzhéimer se reconozca como una forma de diabetes no es tan raro como puede parecer. Se sabe desde hace mucho que la diabetes tiene un efecto adverso en los tejidos nerviosos del cuerpo entero, incluidos el cerebro y los ojos. Diversos estudios han mostrado que el cerebro de los diabéticos presenta un volumen sustancialmente menor que el de los no diabéticos, lo cual es debido a la muerte de numerosas células cerebrales. El cerebro del individuo diabético experimenta un envejecimiento prematuro. Según la doctora Sudha Seshadri, profesora de Neurología en la Universidad de Boston, el cerebro de los diabéticos es unos «diez años mayor» que el de los no diabéticos de la misma edad. «Incluso aunque no fuera una causa directa, la diabetes podría acelerar la aparición de manifestaciones clínicas del alzhéimer, puesto que el cerebro se deteriora con mayor rapidez», manifiesta.

La insulina no solo regula los niveles de glucosa en sangre, sino que interviene además en la función cognitiva; de ahí que su desregulación aumente el riesgo de discapacidad cognitiva, alzhéimer y otros trastornos neurodegenerativos. Varios estudios recientes han confirmado que la diabetes genera un importante deterioro cognitivo y aumenta el riesgo de demencia senil y alzhéimer en un 150 %.[1]

Aunque las investigaciones han relacionado los procesos neurodegenerativos en general, y el alzhéimer en particular, con anomalías en el metabolismo de la insulina, hay otros trastornos, como la demencia vascular, el párkinson, la enfermedad de Huntington y la esclerosis lateral amiotrófica, que por sus características sugieren que la resistencia a la insulina podría ser un importante factor causante, o coadyuvante, del inicio y la progresión de la enfermedad.[2-3]

Todas las principales enfermedades neurodegenerativas manifiestan un acusado declive en el metabolismo de la energía, que da lugar a la muerte celular y la consiguiente disminución del volumen del cerebro. Cualquier perturbación de la función normal de la insulina puede tener una influencia nefasta en el metabolismo de la energía y por tanto en la función cerebral. Desde esta perspectiva, todas ellas podrían considerarse manifestaciones diversas de la diabetes tipo 3.

Es de suponer que futuras investigaciones harán más evidente la conexión entre otras afecciones neurodegenerativas y la resistencia a la insulina. En la actualidad, se está empezando a descubrir su relación con el párkinson,[4] ya que hasta un 80% de los pacientes que sufren esta enfermedad manifiestan una tolerancia anormal a la glucosa. Es sabido que una disfunción del metabolismo de la insulina en el cerebro precede a la muerte de las neuronas productoras de dopamina, uno de los procesos que caracterizan el desarrollo de esta dolencia.[5] La resistencia a la insulina exacerba además la gravedad de los síntomas y reduce la eficacia terapéutica de la medicación utilizada para su tratamiento.[6]

Los datos demuestran que quienes padecen diabetes tienen mayor riesgo de desarrollar párkinson. En uno de los mayores estudios sobre el tema que se hayan realizado hasta la fecha, los investigadores siguieron la evolución de un grupo de más de cincuenta mil hombres y mujeres durante un periodo de dieciocho años. En ese tiempo, desarrollaron párkinson trescientos veinticuatro hombres y trescientas nueve mujeres. Los que tenían diabetes tipo 2 al comenzar el estudio mostraron un 83% más de probabilidades de recibir un diagnóstico de párkinson en un momento posterior de su vida que los no diabéticos.[7]

Incluso en la enfermedad de Huntington, que se considera principalmente una afección hereditaria, parece influir la resistencia a la insulina. Los estudios muestran que quienes la padecen tienen más probabilidades de ser diabéticos que quienes no la padecen.[8-9]

Los cambios corporales que dan lugar a la diabetes, y con el tiempo a la degeneración neuronal, se producen mucho antes de que se hagan evidentes la una y la otra. El metabolismo de la glucosa empieza a ser anormal una o dos décadas antes de que se diagnostique la diabetes tipo 2, y la enfermedad neurodegenerativa puede tardar en aflorar otro par de décadas más. De ahí que los trastornos neurodegenerativos normalmente se manifiesten a una edad avanzada.

LA GLUCOSA ENERGIZA LAS CÉLULAS

Son tres los macronutrientes de nuestra dieta que nos aportan energía: los hidratos de carbono, las proteínas y las grasas. Sin embargo, aunque las proteínas y las grasas puedan utilizarse para producir energía, su función principal es proporcionar los elementos básicos para la formación de tejidos, hormonas, enzimas y otras estructuras que constituyen el cuerpo humano; en cambio, la finalidad primordial de los carbohidratos es producir energía. Los hidratos de carbono son nuestra principal fuente de combustible. Normalmente cubren entre el 55 y el 60% de las necesidades energéticas del organismo; el resto procede de las proteínas y las grasas.

Los hidratos de carbono se encuentran prácticamente en todos los productos vegetales. Puede decirse que la leche es el único alimento de origen animal que contiene una cantidad de carbohidratos considerable. Los vegetales están constituidos predominantemente de hidratos de carbono, y estos están constituidos de azúcares. Las moléculas de azúcar proporcionan los elementos estructurales básicos para la formación de todas las plantas. La hierba que crece en el jardín, las flores de la terraza, las manzanas y naranjas que ves en el frutero y las hortalizas que guardas en la nevera están compuestas predominantemente de azúcar y agua.

Hay tres tipos básicos de moléculas de azúcar que son importantes en nuestra dieta: la glucosa, la fructosa y la galactosa. En esencia, todos los hidratos de carbono de nuestra dieta consisten en una u otra combinación de estos tres tipos de moléculas. Los carbohidratos simples constan solo de una o dos unidades de azúcar. El azúcar de mesa, o sacarosa, por ejemplo, consta de una molécula de glucosa y una de fructosa y el azúcar de la leche, o lactosa, de una molécula de glucosa y una de galactosa. Los carbohidratos complejos, en cambio, están compuestos por muchas moléculas de azúcar unidas por enlaces químicos. Los almidones, por ejemplo, constan de cadenas largas de glucosa, con diferencia la molécula de azúcar más abundante en los vegetales.

Cuando comemos una rebanada de pan, estamos comiendo principalmente glucosa en forma de almidón. Además del almidón, obtenemos un poco de agua, fibra (que es también un tipo de carbohidrato), vitaminas y minerales. Lo mismo ocurre cuando comemos una manzana, una zanahoria, maíz, patatas o cualquier otro producto de origen vegetal.

Cuando consumimos alimentos que contienen hidratos de carbono, las enzimas digestivas rompen los enlaces químicos que unen las moléculas de azúcar y liberan las moléculas individuales de glucosa, fructosa y galactosa. Esos azúcares se transportan al torrente sanguíneo, que distribuye la glucosa, o sea, el azúcar en sangre, a todo el cuerpo para suministrar el combustible que las células necesitan. El hígado absorbe la fructosa y la galactosa y las convierte en glucosa, que libera luego de vuelta al torrente sanguíneo. Los alimentos ricos en glucosa producen un rápido aumento de la concentración de azúcar en sangre, mientras que la fructosa y la galactosa, aunque también elevan la glucemia, no lo hacen con tanta rapidez, puesto que antes deben pasar por el hígado.

La fibra dietética es también un hidrato de carbono, pero el cuerpo humano no produce las enzimas necesarias para romper los enlaces químicos que mantienen unidos sus azúcares. Por eso, la fibra pasa por el tracto digestivo prácticamente intacta, y como libera poco o ningún azúcar, no eleva los niveles de azúcar en sangre.

La mayoría de las células no pueden almacenar glucosa. Absorben y utilizan la precisa para cubrir sus necesidades inmediatas. Una excepción son las células hepáticas y musculares, que tienen la capacidad de almacenar glucosa de reserva para su uso posterior. Es decir, el exceso de glucosa en sangre se almacena ordenado en largas cadenas ramificadas, denominadas *glucógeno*, que los músculos utilizarán cuando necesiten una fuente inmediata de energía. Entre comidas, cuando los niveles de glucosa en sangre descienden, el hígado liberará glucógeno convertido en glucosa. Y a diferencia del glucógeno de los músculos, del que solo ellos pueden disponer, la glucosa que libera el hígado suministra la energía que el resto del cuerpo necesita.

El hígado tiene una reserva de glucógeno suficiente para cubrir las necesidades corporales de glucosa durante unas doce horas. Si no se ingiere ningún alimento durante cierto tiempo y las reservas de glucógeno se agotan, el cuerpo empieza a metabolizar las grasas y las proteínas para satisfacer sus necesidades energéticas. Cuando se vuelve a comer en abundancia, el hígado se aprovisiona nuevamente de glucógeno, y cuando las reservas de glucógeno alcanzan el límite máximo, convierte la glucosa en grasa, que posteriormente se acumula en los adipocitos. Esa grasa servirá de fuente de energía cuando desciendan los niveles de glucosa en sangre. Hasta cierto punto, las proteínas pueden convertirse en glucosa para satisfacer nuestras necesidades energéticas. Las grasas no. Se liberan en forma de ácidos grasos, algunos de los cuales se convierten en cetonas.

LA FUNCIÓN DE LA INSULINA

La glucosa circula por todo el cuerpo, y las células la absorben y metabolizan para producir energía. Sin embargo, no pueden absorberla ellas solas; necesitan que intervenga una hormona: la insulina. La insulina abre la puerta de la membrana celular, por así decirlo, y permite que la glucosa entre. Sin la insulina, la glucosa no puede introducirse en las células. Aunque tuviéramos la sangre saturada de glucosa, si no fuera por la insulina no podría traspasar la membrana celular, y las células se morirían de hambre.

Todas las células del cuerpo necesitan un suministro continuo de glucosa para funcionar con normalidad. Si no comemos lo suficiente a intervalos regulares, nuestra salud se deteriora y nos morimos. Lo mismo les ocurre a las células: si no reciben suficiente glucosa continuamente, se degeneran y mueren.

Pero la sobreabundancia de glucosa tampoco es buena. En exceso, tiene un efecto tóxico. Al igual que si comemos demasiado y con demasiada frecuencia aparecerán problemas de obesidad, y enfermaremos y tendremos una muerte prematura, también las células sufren si disponen de demasiada glucosa.

Para evitar las consecuencias desastrosas de un exceso o un déficit de glucosa en la sangre, el cuerpo cuenta con unos mecanismos de respuesta que mantienen un control estricto de la glucemia.

Cada vez que comemos, y consiguientemente suben los niveles de glucosa, se activan unas células del páncreas que segregan insulina en el torrente sanguíneo, y en cuanto la insulina transporta la glucosa al interior de las células, los niveles de azúcar en sangre descienden. En ese momento, el páncreas recibe otra señal que le ordena detener la secreción de insulina. Si los niveles de azúcar descienden excesivamente, el páncreas recibe la orden de segregar otra hormona, denominada *glucagón*. El glucagón induce la liberación de la glucosa almacenada en el hígado, y de este modo suben los niveles de azúcar. Así es como se mantiene continuamente un estricto control de la glucosa en sangre.

Lo natural es que esos niveles de azúcar fluctúen ligeramente a lo largo del día. Cada vez que comemos, los niveles suben; entre comidas o en momentos de gran actividad física, en que aumenta la demanda corporal de energía, los niveles de azúcar en sangre decaen. Mientras el cuerpo sea capaz de compensar tanto los picos ascendentes como los descendentes, se restablece rápidamente el equilibrio, y se mantiene.

Ahora bien, lo que comemos influye sustancialmente en la actividad de estos mecanismos. Las comidas ricas en hidratos de carbono, sobre todo si contienen una cantidad significativa de carbohidratos simples y una falta de carbohidratos complejos, fibra, grasas y proteínas, pueden hacer que la glucemia suba con mucha rapidez. Los almidones refinados, como la harina blanca, a los que se ha despojado de la mayor parte de la fibra y el salvado, tienden a actuar como azúcares y provocan igualmente una elevación súbita de la glucosa en sangre.

La fibra, las proteínas y en especial las grasas ralentizan la digestión y absorción de los hidratos de carbono, de modo que la glucosa va filtrándose poco a poco en el torrente sanguíneo y proporcionando un suministro constante y uniforme. Cuanto mayor sea la cantidad de carbohidratos refinados que contiene una comida, mayor será la subida repentina del azúcar en sangre y mayor la presión a la que someteremos a nuestro cuerpo, y concretamente al páncreas, que produce ambas hormonas: la insulina y el glucagón.

Si ingerimos una comida alta en hidratos de carbono cada cuatro o cinco horas, y a esto se suman uno o dos tentempiés altos igualmente en carbohidratos —una chocolatina, una bebida carbonatada, un bizcocho o un café con azúcar— entre comidas, tendremos unos niveles altos de insulina durante gran parte del día. Y cuando las células están expuestas continuamente a niveles elevados de insulina, empiezan a perder la sensibilidad a esta hormona. Es como si entras en una habitación que huele mal. Al principio, es posible que el olor te resulte insoportable, pero si tienes que estar un rato en la habitación, los receptores del olfato se insensibilizan y ya no lo notas. No es que el olor haya desaparecido, sino que ha disminuido tu capacidad de detectarlo. Si sales de la habitación y te quedas un rato fuera, el sentido del olfato recuperará la sensibilidad y en cuanto vuelvas a entrar notarás otra vez el olor. Nuestro cuerpo reacciona a la insulina de la misma manera. Una exposición crónica a unos niveles de insulina elevados insensibiliza a las células, que dejan de responder o se resisten a la acción de la insulina. Esto es la resistencia a la insulina. Para introducir la glucosa en las células se necesita una concentración de insulina mayor de lo normal, lo cual somete al páncreas a una redoblada presión para producir la hormona en mayor cantidad. La resistencia a la insulina es el primer paso en el desarrollo de la diabetes, y por tanto la dieta es responsable directa de que se produzca una resistencia a la insulina y de la diabetes consiguiente.

El problema de la resistencia a la insulina puede agudizarse aún más si se reduce la capacidad del páncreas para producirla. Después de una comida de alto contenido en carbohidratos, la glucemia puede subir peligrosamente; y si sube demasiado o permanece alta demasiado tiempo, puede causar problemas de salud graves, en el peor de los casos un coma o la muerte. Por eso, cuando la glucemia aumenta mucho de repente, el cuerpo entra en estado de emergencia extrema, y el páncreas se ve obligado a secretar insulina a un ritmo frenético. Si todo funciona correctamente, la alta cantidad de insulina pronto hace que las concentraciones de azúcar en sangre desciendan a niveles normales. Sin embargo, ha sido tan excesiva la cantidad de insulina que ha entrado de golpe en el torrente sanguíneo para resolver la crisis que los niveles de insulina seguirán siendo altos una vez que el azúcar en sangre haya descendido al nivel normal. Y como esa cantidad excesiva de insulina sigue canalizando la glucosa del torrente sanguíneo al interior de las células, rápidamente los niveles de azúcar empiezan a descender por debajo de lo normal. De nuevo, el cuerpo entra en estado de emergencia. El páncreas, que apenas ha tenido tiempo de reponerse de la secreción masiva de insulina, ahora se ve obligado a producir glucagón al mismo ritmo frenético para contrarrestar los efectos de las grandes cantidades de insulina que antes produjo. El glucagón envía una señal al hígado para que segregue glucógeno, y los niveles de glucosa vuelven a subir.

Para contrarrestar los altos niveles de insulina, se necesita una cantidad enorme de glucagón, que da lugar a una subida del azúcar en sangre, y acto seguido el páncreas recibe de nuevo la orden de secretar más insulina para equilibrar los niveles excesivos de glucagón. Este efecto rebote puede continuar, como el de una pelota de goma lanzada desde lo alto de un edificio que en cada rebote poco a poco va perdiendo altura. El proceso somete al páncreas a una fuerte presión y, con el tiempo, se resiente tanto que la producción de hormonas disminuye, así como la capacidad para mantener unos niveles de glucosa saludables.

Si cada comida que hacemos abunda en hidratos de carbono simples y refinados, y es escaso su contenido en fibra, proteínas y grasas, el cuerpo se ve sometido a una intensa presión. Y si esto ocurre día tras día y año tras año, su capacidad para responder adecuadamente irá siendo cada vez menor. Puede que llegue un momento en que se hagan necesarias las inyecciones de insulina para suplementar la debilitada capacidad del organismo para producir la hormona. Para entonces, la resistencia a la insulina habrá progresado hasta dar lugar a la diabetes propiamente dicha. Este es el motivo por el que quienes padecen diabetes tipo 2 acaban necesitando en muchos casos un suplemento de insulina.

LA RESISTENCIA A LA INSULINA

Si eres una persona común no diabética, cuando te despiertas por la mañana tu sangre contiene entre 65 y 100 mg/dl de glucosa (de 3,6 a 5,6 mmol/l). Esto se llama *concentración de glucosa en sangre en ayunas*, y se mide después de que no se haya comido nada durante al menos ocho horas. El índice ideal de glucosa en sangre en ayunas está entre los 65 y los 90 mg/dl (de 3,6 a 5,0 mmol/l).

Cuando no comemos y las células siguen obteniendo glucosa de la sangre, los niveles de glucosa descienden. La mayoría de la gente empieza a sentir hambre cuando los niveles son de 65 mg/dl, el límite mínimo del rango normal. La respuesta habitual a esa sensación es comer, lo cual eleva la glucemia. Normalmente, el azúcar en sangre no debería exceder los 139 mg/dl (7,7 mmol/l) después de una comida; estro se denomina *glucemia*, o *nivel de glucosa*, *posprandial*. Unos niveles altos de glucosa, ya sea en ayunas o posprandial, indican que existe resistencia a la insulina.

Se diagnostica diabetes cuando los valores glucémicos en ayunas superan los 126 mg/dl (7mmol/l). Se considera que las personas que en ayunas presentan unos niveles de azúcar en sangre de entre 101 y 125 mg/dl (5,6 y 6,9 mmol/l) se encuentran en las primeras etapas de la diabetes, y a menudo se las denomina *prediabéticas*, pero unos niveles superiores a 90 mg/dl (5 mmol/l) indican ya la presencia de una resistencia a la insulina. A medida que esta aumenta, aumentan también los niveles de glucosa en sangre. Por lo general, cuanto más alta es la glucemia, mayor es la resistencia a la insulina.

A partir de qué nivel se considera que una persona tiene diabetes es más o menos arbitrario. Durante muchos años, un valor de glucemia en ayunas de 140 mg/dl (7,8 mmol/l) se consideraba el punto que definía la diabetes. En 1997, la Asociación Estadounidense de la Diabetes rebajó ese valor a 126 mg/dl. ¿Significa eso que si tu nivel de glucosa en sangre es de 125 mg/dl no eres diabético y estás sano? En realidad no. Los 126 mg/dl son igual de arbitrarios que los 140 mg/dl. Generalmente, tiene cierta resistencia a la insulina cualquier persona cuyo nivel de glucosa en sangre supere los 90 mg/dl en ayunas. Aunque en general suelen considerarse normales aquellos niveles que no superan los 100 mg/dl, se debe únicamente a la enorme cantidad de gente que entra en esta categoría. Pero en realidad no son los niveles «normales» de una persona sana. Tener resistencia a la insulina no puede indicar un estado de buena salud, ni aunque la resistencia sea relativamente leve.

Además de los veinticuatro millones de estadounidenses a los que se les ha diagnosticado diabetes, otros cuarenta y un millones presentan una resistencia a la insulina lo suficientemente seria para que puedan considerarse prediabéticos. Se estima que hasta un 80% de la población tiene resistencia a la insulina en uno u otro grado (unos valores de glucemia en ayunas superiores a 90 mg/dl), y la tasa es similar en la mayoría de los países occidentales en los que predominan las dietas de alto contenido en carbohidratos, ricas en azúcares y harinas refinadas.

Hay gente más susceptible que otra a desarrollar diabetes o resistencia a la insulina, y es una susceptibilidad heredada de los padres. Los hijos de padres diabéticos tienen mayor riesgo de desarrollar resistencia a la insulina y de ser diabéticos ellos también.[10]

Si el padre o la madre presentan cierto grado de resistencia a la insulina, incluso aunque no sea tan alto como para que se los considere diabéticos, los hijos tienen mayor riesgo de padecerla a su vez. Las madres que desarrollan diabetes gestacional predisponen a sus hijos a ser resistentes a la insulina en una etapa posterior de sus vidas. Por eso la diabetes parece a veces hereditaria. Sin embargo, esa susceptibilidad no proviene de un defecto genético, sino de deficiencias nutricionales. Es decir, se transmite a las generaciones futuras a consecuencia de una mala alimentación. Y por si esto fuera poco, los hábitos alimentarios se enseñan a los hijos, que luego se los enseñarán a los suyos. De ahí que se produzcan casos de diabetes a edad cada vez más temprana.

En junio de 1997, el Gobierno de Estados Unidos recomendó que todos los adultos se hicieran una prueba de diabetes antes de cumplir los cuarenta y cinco años, es decir, antes de que las complicaciones se agravaran y fueran difíciles de tratar. Pero los cuarenta y cinco años pueden ser demasiado tarde.

La diabetes tipo 2 solía denominarse diabetes de inicio maduro porque se desarrollaba a partir de los sesenta años. Se consideraba una enfermedad de la gente mayor, debida a la edad. Pero desde hace varias décadas, este tipo de diabetes ha empezado a manifestarse en gente cada vez más joven; hay incluso adolescentes que desarrollan esta enfermedad degenerativa. Por tanto, dejó de ser apropiado llamarla «diabetes de inicio maduro», y se le dio el nombre de diabetes tipo 2.

La edad a la que se diagnostica en la actualidad es, por término medio, de treinta y siete años. De ahí que en Estados Unidos los investigadores de los Centros para el Control y la Prevención de las Enfermedades recomienden hacerse una prueba de diabetes tipo 2 al cumplir los veinticinco.

Ahora bien, el hecho de heredar una susceptibilidad a la diabetes o a la resistencia a la insulina no garantiza que vayan a manifestarse estas afecciones. Se desarrollarán solo si las condiciones son las propicias; y las condiciones propicias en este caso son consumir grandes cantidades de carbohidratos, especialmente de carbohidratos refinados y de dulces. Pero la persona que ha heredado esa susceptibilidad puede disfrutar de salud y una larga vida sin que la resistencia a la insulina le cause el menor problema a condición de que tenga una alimentación saludable.

EL ACEITE DE COCO Y LA DIABETES

El aceite de coco hace maravillas en lo que respecta a aliviar los síntomas asociados con la diabetes y la resistencia a la insulina. Los estudios muestran que los ácidos grasos de cadena media mejoran la secreción de insulina y la sensibilidad a ella. Añadir grasas saludables a las comidas, y en particular aceite de coco, ralentiza la absorción de azúcar en el torrente sanguíneo, y se moderan así los niveles de glucosa. Tomado con las comidas, el aceite de coco puede ser muy eficaz para mantener controlados los niveles de glucosa en sangre. Incluso tomado después de comer o entre comidas, puede bajar un nivel de azúcar alto.

La glucemia varía a lo largo del día dependiendo de la frecuencia de las comidas y del tipo de alimentos que comamos. En una persona no diabética, los niveles diarios de azúcar deberían mantenerse por debajo de los 140 mg/dl (7,8 mmol/l) después de comer. Quienes se encuentran en una etapa inicial de diabetes tienen unos valores superiores a 140 mg/dl; y unos valores por encima de los 200 mg/dl (11 mmol/l) indican un caso de diabetes en toda regla. El aceite de coco puede tener un efecto radical en estos casos. Por ejemplo, una paciente con un nivel de azúcar de 290 mg/dl (16 mmol/l) a lo largo de todo el día –dentro del rango diabético, sin lugar a dudas– tomó dos cucharadas de aceite de coco y casi de inmediato la glucemia descendió 130 mg/dl (7,2 mmol/l), es decir, se situó en 160 mg/dl (8,9 mmol/l), unos valores mucho más seguros. Es algo que les ocurre con frecuencia a los pacientes diabéticos que ingieren aceite de coco.

Este efecto reduce la necesidad de las inyecciones de insulina. En algunos casos, tomar aceite de coco hacía incluso innecesaria una aportación de insulina adicional. «El aceite virgen de coco tiene un efecto sustancial en los niveles de glucosa en sangre –dice Ed M.– Mi esposa y mi hija, ambas con diabetes tipo 2, se miden los niveles de azúcar por lo menos tres veces al día. Cuando comen lo que no deben y la glucemia les sube 80 o 100 puntos por encima de lo normal, no aumentan la medicación; se toman dos o tres cucharadas de aceite de coco directamente del tarro. En media hora los niveles de azúcar en sangre vuelven a la normalidad».

Me diagnosticaron diabetes tipo 2 en julio de 2001 y de inmediato me pusieron un tratamiento con Amaryl RX –narra Sharon R.–. Llevo buscando una forma de revertir la enfermedad desde que me la diagnosticaron. He encontrado cantidad de información sobre diversos suplementos y tipos de dieta, pero no por mi médico, que se limitó a decirme «tranquila, hay mucha gente en tu situación» y a insistir en que me tomara la pastilla. Yo lloraba, ¡y él estaba tan contento! En definitiva, poco a poco he conseguido ir dejando el RX ¡y ahora me controlo el azúcar con la dieta y con suplementos de aceite de coco! Increíble, ¿no? Sigo midiéndome la glucosa una o dos veces al día y se mantiene igual ¡o incluso MEJOR! que cuando tomaba Amaryl RX. Llevo sin tomarlo desde finales de marzo de 2003.

El aceite de coco hace más que equilibrar la glucemia; realmente, puede revertir los daños que haya causado la resistencia a la insulina. La neuropatía diabética es una dolencia que provoca la degeneración de los nervios del cuerpo entero. Los efectos se manifiestan a menudo como dolor o insensibilidad en los pies y las piernas, y otros de sus síntomas son trastornos digestivos, mareos, dificultad de dicción, cambios en la vista y pérdida de la sensación de calor y frío. Aproximadamente el 50% de los diabéticos sufrirán tarde o temprano daños neurales obvios.

La neuropatía suele ir además acompañada de problemas circulatorios, que retrasan la curación. La mala circulación en las extremidades es una causa común de las úlceras de pie diabético, que pueden llegar a provocar gangrena y obligar a la amputación. Debido a esos problemas circulatorios, cualquier pequeño corte o herida en los pies o las piernas puede infectarse y tardar en curarse varios meses. Si el miembro ha perdido la sensibilidad, la herida, la infección y el deterioro que la acompañan pueden ser indoloros.

Las cetonas del coco pueden revertir estas afecciones. Cuando las células desarrollan resistencia a la insulina, dejan de absorber correctamente la glucosa. Y la glucosa es su sustento; es el alimento que las mantiene vivas y operativas. Con el tiempo, esa falta de energía las hace degenerar y morir, y es esto lo que conduce a la neuropatía y a otras complicaciones asociadas con la diabetes. En los pies, las células y los tejidos afectados pueden infectarse y gangrenarse. Pero cuando se consume aceite de coco, los ácidos grasos de cadena media se convierten en cetonas y la resistencia a la insulina no tiene ningún efecto sobre ellas: las cetonas pueden penetrar directamente en las células tanto si estas son resistentes a la insulina como si no, y de este modo nutrir a esas células que se mueren de hambre. Esto les da la energía que necesitan para seguir vivas, funcionar correctamente, prevenir la degeneración y estimular la curación y el rejuvenecimiento.

Muchos diabéticos han notado una mejoría de la circulación y un «redespertar» de los miembros aparentemente muertos cuando han incorporado el aceite de coco a su dieta:

> Me hice un pequeño rasguño en la espinilla derecha, y llevaba intentando que se curase desde hacía un par de meses –dice Edward K.–. Mi esposa dijo que la herida no tenía buen aspecto. Hace seis años que empecé a perder la sensibilidad en los pies; empezó por el dedo gordo y, con los años, los pies se me han ido quedando cada vez más entumecidos. Comencé a tomar de tres a cuatro cucharadas de aceite de coco al día, y al cabo de diez días la herida de la pierna estaba totalmente curada. Estoy muy contento de haber recuperado algo de sensibilidad en los pies; el embotamiento va desapareciendo.

Edward tenía alto riesgo de que la herida se infectara y quizá de que con el tiempo hubiera que practicarle una intervención quirúrgica o incluso una amputación. Y en solo diez días de tomar aceite de coco, la circulación había mejorado tanto que la herida se curó completamente y, además, les devolvió la vida a las piernas y la sensación a los pies, que llevaban insensibles desde hacía seis años. El de Edward no es un caso inusual. Muchos diabéticos experimentan la misma respuesta cuando empiezan a tomar aceite de coco con regularidad.

Las cetonas del coco estimulan la curación y reparación de los tejidos dañados, mejoran la circulación y revierten los daños neurales de las extremidades. Hay razones para suponer que puedan actuar de igual modo en el cerebro, los ojos, los riñones y otros órganos y tejidos que hayan sufrido los efectos adversos de la resistencia a la insulina. Para toda persona diabética, y para cualquiera que tenga resistencia a la insulina en uno u otro grado, podría ser beneficioso tomar aceite de coco con regularidad o seguir una dieta cetogénica.

La diabetes se puede controlar a la perfección con una dieta cetogénica, baja en hidratos de carbono y que contenga aceite de coco en abundancia. La ingesta reducida de hidratos de carbono mantiene controlados los niveles de glucosa en sangre. Una dieta cetogénica no solo puede controlar la diabetes, sino que puede revertir la resistencia a la insulina y por tanto revertir la diabetes. Cuando se recorta el consumo de hidratos de carbono, el azúcar en sangre se mantiene relativamente bajo, y también la insulina. Y si los niveles de insulina pueden mantenerse bajos de forma continuada, las células irán haciéndose más sensibles a la insulina y se revertirá por consiguiente la resistencia insulínica. ¿Te acuerdas del ejemplo de la habitación que olía mal? Después de salir y estar un rato fuera recuperamos el sentido del olfato, y cuando volvemos a entrar notamos al instante el mal olor. Y lo mismo les sucede a las células resistentes a la insulina: cuando descienden los niveles de insulina y se mantienen bajos durante cierto tiempo, las células pueden recuperar la sensibilidad a la acción de la insulina.

EL SÍNDROME METABÓLICO

El síndrome metabólico hace referencia a una asociación entre un grupo de cinco trastornos metabólicos, que normalmente se presentan juntos, y a un aumento del riesgo de sufrir un ataque cardíaco, una embolia o una trombosis, diabetes, alzhéimer y otras enfermedades degenerativas crónicas.

La Asociación Estadounidense del Corazón y el Instituto Nacional del Corazón, los Pulmones y la Sangre consideran que una persona sufre el síndrome metabólico si presenta tres o más de estas anomalías:

Gran contorno de cintura:
Hombres: igual o superior a 102 cm
Mujeres: igual o superior a 88 cm

Índice elevado de triglicéridos:
Igual o superior a 150 mg/dl (1,7 mmol/l)

Bajo índice de colesterol HDL (bueno):
Hombres: inferior a 40 mg/dl (1,0 mmol/l)
Mujeres: inferior a 50 mg/dl (1,3 mmol/l)

Tensión arterial alta:
Igual o superior a 130/85 mmHg

Glucemia elevada en ayunas (indicadora de resistencia a la insulina): Igual o superior a 100 mg/dl (5,6 mmol/l)

Un estudio publicado en la revista *Lipids* había revelado que el consumo de aceite de coco aumenta el colesterol HDL (bueno), reduce la proporción de colesterol (lo cual disminuye el riesgo de enfermedad coronaria), mejora los niveles de glucosa en sangre, reduce el riesgo de diabetes así como la grasa corporal y el contorno abdominal y puede ayudar a combatir el sobrepeso y la obesidad.[11]

El estudio había examinado los efectos de tomar un suplemento de aceite de coco en mujeres que presentaban obesidad abdominal, es decir, más de 88 cm de contorno de cintura. El estudio hacía una comparación entre cuarenta mujeres de edades comprendidas entre los veinte y los cuarenta años. A veinte de ellas se les dio un suplemento de aceite de coco de 30 ml (dos cucharadas) y a las otras veinte se les dieron 30 ml de aceite de soja a diario durante doce semanas. Se les indicó asimismo a todas ellas que llevaran una dieta equilibrada, baja en hidratos de carbono, y que caminaran cincuenta minutos al día. Se registraron los niveles de colesterol y otras mediciones al principio y al final del estudio.

Tras indicárseles que disminuyeran las calorías, las participantes de ambos grupos habían reducido la ingesta calórica total rebajando la cantidad de carbohidratos que comían. La ingesta de proteínas y fibra había aumentado ligeramente, mientras que el consumo de grasas permaneció igual incluso a pesar de las dos cucharadas de aceite añadidas. Cada participante consumió el número de calorías que se consideró ideal para su peso, o una media justo por encima de las 1.900 calorías diarias. Por tanto, no estaban a dieta, simplemente comían un poco menos de lo que habrían comido normalmente.

Al cabo de doce semanas, los índices corporales de peso y masa habían decrecido en ambos grupos. Sin embargo, solo el grupo del aceite de coco había experimentado una reducción significativa del contorno de cintura (en el grupo del aceite de soja, de hecho había aumentado). Estos cambios eran muy importantes por diversas razones. La primera es que indicaban que el grupo del aceite de coco había experimentado una pérdida de *grasas* mayor que de proteínas o de líquidos, como demostraba la reducción de la medida de la cintura; pero lo que es más importante aún, indicaban un menor riesgo de desarrollar diabetes y enfermedades coronarias, algo que no podía decirse del grupo del aceite de soja.

El grupo que tomaba aceite de coco tenía unos niveles más altos de colesterol HDL, que se cree que protege contra las enfermedades cardiovasculares, y una proporción menor de colesterol LDL/HDL. De todas las mediciones, la proporción de colesterol se considera el indicador más fiable de riesgo cardiovascular. Por favor, lee bien esto: el estudio mostró que, atendiendo a los valores de colesterol, el aceite de coco *reduce* el riesgo de padecer enfermedades cardiovasculares.

A las participantes que tomaban aceite de soja, en cambio, no les fue tan bien. En este grupo, habían subido el colesterol total, el colesterol LDL (el malo) y la proporción de colesterol, mientras que el colesterol HDL, protector de la salud cardíaca, había bajado. ¡Un desastre!, ya que cada uno de estos cambios indica un mayor riesgo cardiovascular. Por consiguiente, según este estudio, el aceite de soja, uno de los aceites vegetales poliinsaturados supuestamente beneficiosos para el corazón, aumenta el riesgo de enfermedad cardíaca, mientras que el de coco nos protege contra ella.

Este estudio muestra que quienes añadieron aceite de coco a su dieta reflejaron una reducción del contorno de cintura, un aumento de HDL y una disminución del azúcar en sangre en ayunas. Los triglicéridos no mejoraron en ninguno de los dos grupos, y no se midió la tensión arterial. Esto significa que de los cuatro parámetros evaluados, el aceite de coco produjo una mejoría en tres. Otros estudios han mostrado que el aceite de coco puede reducir las cinco anomalías que definen el síndrome metabólico,[12-17] lo cual probablemente se deba, al menos en parte, a las cetonas, ya que con una dieta cetogénica se consigue lo mismo.[18]

Otro interesante hallazgo de este estudio dietético fue que la proteína C reactiva (PCR), utilizada como marcador de cualquier tipo de inflamación, mostró una reducción significativa en el grupo del aceite de coco. Un nivel alto de PCR está relacionado con un aumento de riesgo cardiovascular. De hecho, en un estudio sobre la salud de la mujer realizado por la Universidad de Harvard, los niveles de PCR resultaron más acertados que el colesterol en la predicción de problemas cardiovasculares. Después de tres años, esta proteína demostró ser el indicador más fiable de riesgo. Las mujeres del grupo con los niveles más altos de PCR tenían, como mínimo, cuatro veces más probabilidades de haber muerto de un ataque cardíaco, o de haber sufrido un ataque cardíaco no mortal o una trombosis cerebral. Este grupo mostraba también más probabilidades de haber necesitado cirugía cardiovascular, por ejemplo una angioplastia o una revascularización miocárdica, que el grupo que presentaba los niveles más bajos.

Además de en las enfermedades cardíacas, la inflamación actúa como importante variable de confusión en numerosas dolencias degenerativas: diabetes, enfermedad de Crohn, colitis ulcerosa, artritis, alzhéimer, párkinson, insuficiencia hepática y renal..., y la lista continúa. Se está descubriendo que la inflamación está asociada con una diversidad cada vez mayor de enfermedades crónicas. Normalmente se usan medicamentos antiinflamatorios para tratarla, y el aceite de coco y la dieta cetogénica son otra manera de controlar la inflamación y además combatir estas enfermedades.

CÓMO PROTEGER Y RECUPERAR LA VISTA

DISMINUCIÓN VISUAL DEGENERATIVA

A Vivian le diagnosticaron diabetes hace veinte años, a los cincuenta y ocho. «Si he de ser sincera –relata–, en realidad no recuerdo lo que me dijeron en aquel momento, de lo impactada que me había dejado saber que tenía diabetes. Era lo último que habría podido imaginar. Siempre había sido una mujer sana, nunca estaba enferma». En la actualidad, Vivian controla su enfermedad con cuatro inyecciones al día: dos de insulina y dos de Byetta (exenatida), un fármaco que ayuda a controlar el azúcar en sangre.

Hace diez años, se le diagnosticó retinopatía diabética, una enfermedad ocular degenerativa causada por la diabetes:

No estaba preparada para aquello. El médico que en un principio me había tratado la diabetes no me había dicho que tuviera que cuidarme la vista; no me recomendó que me hiciera una revisión oftalmológica una vez al año. No creo que haya demasiada gente que sepa que puede perder la vista por la diabetes. He oído hablar de personas a las que les han amputado las piernas o los pies, pero no sabía que pudiera afectar a los ojos.

Vivian había tenido cataratas durante años, pero no fue consciente de que la diabetes le estuviera afectando a la vista hasta después de la operación para eliminarlas. El oftalmólogo le dijo que tenía retinopatía diabética y que a consecuencia de ella había perdido algo de visión. La diabetes inicia cambios degenerativos en los vasos sanguíneos que irrigan la retina, es decir, las células fotosensibles que hay en el fondo del ojo y que transmiten mensajes visuales al cerebro. Cuando la glucemia no se controla debidamente, esos vasos sanguíneos pueden sufrir una fuga de fluido o sangre que provoque la inflamación de la retina y una visión borrosa, o una completa pérdida de visión. La retinopatía diabética es la principal causa de ceguera en individuos de entre veinte y sesenta y cinco años. La pérdida de visión suele ser permanente. A Vivian se le aconsejó que se pusiera en tratamiento lo antes posible.

Encontré un oftalmólogo especializado en tratamientos con láser —cuenta—. Me dio muchas esperanzas. Me dijo que, a pesar de que había tejido cicatrizal [como resultado de las hemorragias], iba a intentar resolver el problema. Me operó (la intervención se llama *vitrectomía*), y pudo eliminar parte del tejido cicatrizal. Todavía se me considera oficialmente ciega; pero veo, solo que no con claridad. Veo a una persona entera cuando está delante de mí, pero no con nitidez, y la visión periférica deja bastante que desear. Cuando alguien aparece por detrás y se pone a mi lado, no siempre me doy cuenta.

Vivian admite que le sigue gustando comer un helado o algo de fruta de vez en cuando, aunque sabe que le suben el nivel de glucosa:

Noto que la visión cambia a la par que los niveles de azúcar —dice—. Por ejemplo, me pongo cuarenta y seis unidades de insulina por la mañana y veinte por la noche. Vamos a suponer que al mediodía decido comer un montón de fruta, algo que sé que no debería hacer por todo el azúcar que contiene; entonces tengo una subida rápida de azúcar y me cambia la visión [se vuelve borrosa]. Para la noche el azúcar ya me ha bajado y veo mejor».

Cuanto más tiempo se tenga diabetes, más probabilidades hay de desarrollar una retinopatía. Prácticamente todas las personas que tienen diabetes tipo 1, y la mayoría de las que tienen diabetes tipo 2, con el tiempo sufrirán una retinopatía. Casi la mitad de aquellos a los que se les ha diagnosticado diabetes ya la sufren en uno u otro grado.

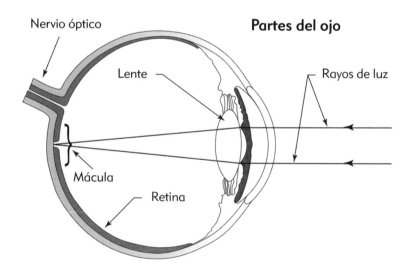

Partes del ojo

La retinopatía a veces se desarrolla sin síntomas apreciables. Es posible que la retina esté ya dañada antes de que la persona se dé cuenta de cualquier cambio de visión. La visión borrosa puede ser consecuencia de la inflamación de la retina causada por la fuga de fluido. Al principio, tal vez aparezcan también puntos o diminutas manchas de sangre que interfieran en la visión. A veces desaparecen luego sin necesidad de tratamiento, y la persona empieza a ver mejor; ahora bien, pueden volver a producirse hemorragias que provoquen una visión seriamente borrosa, y cicatrices. Si sigue avanzando, el riesgo de sufrir una pérdida permanente de la visión es considerable. A pesar de la medicación para controlar la glucemia, cada vez que Vivian come algo que contiene demasiados hidratos de carbono, la visión se le vuelve borrosa, lo cual indica una fuga en los vasos sanguíneos y la consiguiente inflamación de la retina. Muchas veces, la visión borrosa es una de las primeras señales de diabetes.

Según la Academia Estadounidense de Oftalmología, los diabéticos tienen un 25% más de probabilidades de quedarse ciegos que quienes no lo son. Más de 1 de cada 4 adultos que han cumplido los sesenta y cinco años padecen diabetes, y hay además muchas otras personas —ochenta y seis millones de más de veinte años— que son prediabéticas. Todos ellos presentan un mayor riesgo de desarrollar problemas de visión en algún momento de sus vidas.

Pero la diabetes no solo causa retinopatía, sino que aumenta el riesgo de desarrollar otros problemas de la vista, como cataratas, glaucoma y degeneración macular. Quienes sufren de diabetes suelen desarrollar cataratas a edad más temprana y tienen casi el doble de probabilidades de sufrir glaucoma que los no diabéticos.

Perder la vista puede ser demoledor. Dependemos del sentido de la vista para tantas cosas en la vida que puede ser aterrador pensar en vivir sin él. A casi la mitad de los adultos les preocupa más la posibilidad de perder la vista que la de perder la memoria o el oído o no poder andar. Entre la gente de edad avanzada, el mayor miedo, después del miedo a la muerte, es a quedarse ciego.

RESISTENCIA A LA INSULINA Y SALUD OCULAR

No es necesario ser diabético para desarrollar una retinopatía. Incluso los prediabéticos tienen un alto riesgo. De hecho, cualquiera con una glucemia alta en ayunas tiene un alto riesgo de desarrollar no solo una retinopatía, sino muchas otras afecciones oculares degenerativas. Los niveles de azúcar de un individuo sano en ayunas no deberían superar los 90 mg/dl (5 mmol/l). Cuanto más alto sea el nivel de azúcar, mayor es el riesgo. Unos niveles crónicos superiores a 90 mg/dl en ayunas aumentan el riesgo de sufrir una enfermedad ocular degenerativa.

Si tienes problemas de cataratas, glaucoma, degeneración macular o cualquier otro trastorno ocular relacionado con la edad, probablemente seas resistente a la insulina en uno u otro grado. Por ejemplo, cuanto más alto sea el nivel de azúcar en sangre, mayor es el riesgo de cataratas. Un equipo de investigadores de la Universidad de Yale estudió el efecto de tres dietas distintas —alta en carbohidratos, alta en proteínas y alta en grasas— en la incidencia de cataratas en ratas diabéticas. El mayor índice de aparición de cataratas correspondía a las alimentadas con la dieta alta en carbohidratos; se observó una incidencia menor en las que seguían la dieta alta en proteínas, mientras que no hubo ni un solo caso de cataratas en las alimentadas con la dieta alta en grasas.[1] Aunque todas las ratas del estudio eran diabéticas, sus respectivos niveles de azúcar determinaron la gravedad de las cataratas que desarrolló cada una de ellas: cuanto más altos eran los niveles de azúcar, mayor era la incidencia de cataratas, y cuando la glucemia estaba controlada por una dieta alta en grasas y baja en carbohidratos, las cataratas no aparecían. El efecto se ha observado no solo en animales de laboratorio; un buen control de la glucemia ha tenido resultados similares en seres humanos.[2]

Seas diabético o no, una dieta alta en carbohidratos te subirá el azúcar en sangre y lo mantendrá elevado continuamente, lo cual aumenta el riesgo de desarrollar problemas de la vista. En un estudio financiado por el Servicio de Investigación Agrícola de Estados Unidos, se hizo un seguimiento a cuatrocientas setenta y una mujeres de mediana edad durante un periodo de catorce años. Se vio que las participantes cuya ingesta media de carbohidratos estaba entre los 200 y los 268 g diarios, la cantidad típica en la mayoría de las mujeres de peso normal, tenían más del doble de probabilidades de desarrollar cataratas que aquellas cuya ingesta estaba entre 101 y 185 g al día; y eso que este consumo de entre los 101 y los 185 g, pese a estar por debajo de la media, no se considera un nivel bajo de carbohidratos (las dietas bajas en carbohidratos generalmente no contienen más de 100 g al día, y las dietas cetogénicas típicas restringen el contenido a menos de 30 g de carbohidratos diarios), lo cual quiere decir que incluso una reducción modesta de la ingesta de carbohidratos, con el correspondiente descenso de los niveles de azúcar en sangre, puede reducir el riesgo de cataratas significativamente.[3]

Un examen de glucemia en ayunas mide los niveles de glucosa en sangre en el momento de la prueba. Otra forma de medir el azúcar, que nos muestra una media de los tres meses anteriores, es la prueba de hemoglobina glucosilada, o HbA1c. Un estudio realizado en la Universidad de Oxford reveló que si los niveles de HbA1c en personas diabéticas de tipo 2 disminuyen solamente un 1%, su riesgo de desarrollar cataratas se habrá reducido en un 19%.[4] Incluso una reducción mínima en el índice medio de glucemia puede tener una repercusión en la salud ocular.

La degeneración macular es la principal causa de ceguera en la población mayor de sesenta y cinco años. Esta enfermedad afecta a la mácula, la parte de la retina que se encarga de la agudeza de visión frontal, y provoca una pérdida de la visión central. Cuando la mácula está dañada, el centro del campo de visión puede aparecer borroso, distorsionado u oscuro. Hasta la fecha, no se conoce ningún tratamiento médico que pueda prevenir, detener o revertir el problema. La atención se centra en enseñar al paciente a vivir con esta afección y a aprovechar al máximo la visión que aún le queda.

Un estudio de la Universidad de Tufts, en Boston, reveló que una dieta que contenga alimentos con alto índice glucémico supone un aumento de la degeneración macular avanzada del 49%.[5] El índice glucémico mide la rapidez con que ciertos alimentos elevan los niveles de azúcar en sangre. Los que más incrementan la glucemia, como el pan y el azúcar, son los más perjudiciales. El doctor Allen Taylor, director del estudio, concluyó que al menos 1 de cada 5 casos de degeneración macular avanzada relacionada con el envejecimiento (la única enfermedad ocular que se evaluó en el estudio) habría podido evitarse por completo con una dieta baja en hidratos de carbono. Es decir, es posible prevenir la degeneración macular siguiendo una dieta baja en carbohidratos.

Podrías estar en riesgo de desarrollar una enfermedad ocular relacionada con la edad aunque no seas diabético ni seas consciente de tener ningún problema visual; todos estamos en riesgo. Las enfermedades oculares degenerativas, sin embargo, no aparecen de la noche a la mañana. Tardan años, incluso décadas, en desarrollarse. El metabolismo de la glucosa empieza a ser anormal una o dos décadas antes de que se diagnostique una diabetes tipo 2;[6] en ese tiempo, los daños que puede causar son enormes, aunque no tengamos aún ningún síntoma perceptible. Y como no provoca dolor ni se percibe un cambio de visión súbito, la pérdida gradual de la vista no se reconoce hasta que se han producido daños sustanciales. Por eso, si esperamos a que se manifiesten los síntomas, puede ser ya demasiado tarde.

La manera de prevenir o detener una enfermedad ocular degenerativa es controlando los niveles de azúcar en sangre. El método médico habitual para conseguirlo es a base de medicamentos. Ahora bien, muchos diabéticos tienen la idea equivocada de que, mientras los tomen, están protegidos, y, llevados por esta falsa sensación de seguridad, se permiten comer cantidades excesivas de carbohidratos, que les provocan una subida de azúcar. Vivian, de la que hablábamos al principio del capítulo, se tomaba religiosamente la medicación y, aun así, perdió la vista porque siguió comiendo alimentos que no debía.

Cuidar la alimentación es mucho mejor, y nos evita tener que tomar medicamentos. Incluso aunque el tuyo sea un caso grave de diabetes, puedes regular la glucemia con una dieta cetogénica o baja en hidratos de carbono que tenga como base el aceite de coco. Restringir la ingesta de carbohidratos puede ayudarte a regular los niveles de azúcar. Las cetonas resultantes de una dieta cetogénica o del consumo habitual de aceite de coco pueden revertir gran parte del daño que hayan causado unos niveles permanentemente altos de azúcar en sangre.

Las cetonas pueden detener el proceso degenerativo y restablecer la salud y la función de los vasos sanguíneos y los capilares que han resultado dañados. A diferencia de lo que le ocurre a la glucosa, a las cetonas no les afecta la resistencia a la insulina, puesto que no la necesitan para entrar en las células. Atraviesan con facilidad la membrana celular y suministran nutrientes a las células oculares, lo cual hace posible que los vasos sanguíneos y los capilares se regeneren y se restablezca la buena circulación.

EL GLAUCOMA

Joe Lovett se quedó de piedra cuando el médico le dio la noticia de que tenía glaucoma. El mundo se le vino encima. El glaucoma es una enfermedad ocular degenerativa caracterizada por la pérdida gradual de la visión periférica, que puede progresar y provocar visión de túnel y, con el tiempo, ceguera total.

Joe era un próspero director y productor de cine de Nueva York. En los ochenta había producido para ABC News el magacín informativo *20/20*, presentado por Hugh Downs y Barbara Walters. Tras dejar ABC News en 1989, fundó su propia compañía, Lovett Productions, y se dedicó a producir documentales para poner de relieve problemas sociales y de salud.

Con veintitantos años, en una revisión oftalmológica, el médico le dijo a Joe que tenía la tensión intraocular (la presión que hacen los fluidos en el interior del ojo) un poco alta, pero que por el momento no había de qué preocuparse. Así que no se preocupó.

No pensó más en ello hasta que a los cuarenta y tantos años otro médico se mostró preocupado por la tensión ocular anormalmente alta y lo envió a un oftalmólogo, que pudiera darle un diagnóstico definitivo. Joe recibió la noticia de que tenía glaucoma.

Una elevada presión de los líquidos del interior del ojo es la característica más distintiva del glaucoma y la primera señal de la enfermedad. Se cree que la tensión intraocular excesiva, que presiona la retina y el nervio óptico, situados al fondo del ojo, los va degenerando. El glaucoma no tiene cura, de modo que el tratamiento habitual intenta reducir la tensión ocular para ralentizar, y con suerte detener, la progresión de la enfermedad. A Joe se le recetó un colirio para mantener controlada la tensión ocular.

«Empecé el tratamiento tradicional con el colirio, pero no me lo tomé demasiado en serio –dice–. En aquel momento, pensaba que el glaucoma se reducía a tener que usar un colirio y que, si lo usaba, todo estaba resuelto. Pero ¡no es así necesariamente!».

Aunque todas las pruebas indicaban que tenía una visión frontal lo suficientemente buena, la visión lateral o periférica se iba deteriorando, y en general cada vez veía peor.

«Una tarde estaba dando un paseo y de repente apareció un hombre delante de mí. Fue como si uno de esos muñecos con muelle hubiera saltado de pronto de una caja de sorpresas: en un instante dado no había nada delante de mí, y al instante siguiente allí estaba aquel hombre súbitamente en medio de mi campo de visión». Joe se lo contó a su médico, que lo remitió de inmediato a una especialista.

«La oftalmóloga se puso enfrente de mí, al otro lado de la sala, y me pidió que enfocara un ojo en su nariz y le dijera cuánto veía de su cuerpo. No me lo podía creer; solo la veía de los hombros hacia arriba y de las caderas hacia abajo; no tenía torso. Me sentí terriblemente mal. En aquel instante, comprendí la gravedad de la situación».

La terapeuta le explicó que el escaneado inconsciente de los ojos y la memoria visual probablemente le habían impedido darse cuenta de los puntos ciegos. Le mostró dónde estaban los «agujeros» en su campo de visión y, por cuestiones de seguridad, le enseñó a escanear conscientemente su campo visual entero y a doblar el cuello y mirar hacia abajo cada vez que cruzaba una puerta. «Estaba destrozado», dice Joe.

Los puntos ciegos explicaban por qué muchas veces se tropezaba al cruzar el vano de una puerta o al subir las escaleras con poca luz. Sigue siendo capaz de arreglárselas solo razonablemente bien. Puede leer, aunque solo consigue enfocar de tres a cinco palabras al mismo tiempo. No es fácil.

A pesar de la medicación y las intervenciones quirúrgicas para reducir la tensión ocular, Joe ha perdido la visión de una tercera parte de su campo visual. «Y si acabo perdiéndola del todo —se pregunta—, ¿qué voy a hacer?».

El glaucoma es la segunda causa más importante de ceguera en el mundo (la primera son las cataratas). Se estima que 1 de cada 120 personas tiene glaucoma. El riesgo aumenta con la edad.

Del glaucoma se suele decir que es «el ladrón silencioso de la vista» porque se cuela sin avisar y, para cuando se detecta, es posible que se haya perdido una cantidad de visión sustancial. Dado que los síntomas son escasos en las primeras etapas, mucha gente sufre la enfermedad sin saberlo. Se estima que la mitad de los individuos aquejados de glaucoma no son conscientes de ello. Aunque los síntomas son sutiles, es posible que la visión se vuelva ligeramente borrosa o se perciban ciertas molestias en los ojos, y luego se produzca una pérdida apenas perceptible de visión periférica. A medida que la enfermedad progresa, la agudeza visual va siendo más reducida y aumenta considerablemente la presión causada por los líquidos del interior del ojo, lo cual puede hacer que aparezcan aros o halos de colores alrededor de los objetos brillantes. El glaucoma puede desarrollarse en un ojo o en los dos.

La ciencia médica no conoce ninguna cura para el glaucoma. La finalidad del tratamiento es reducir la hipertensión ocular y

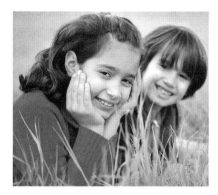

Visión normal

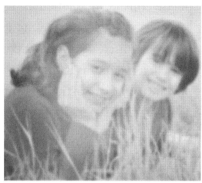

Cataratas

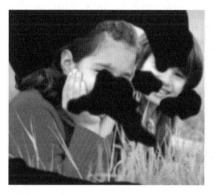

Retinopatía

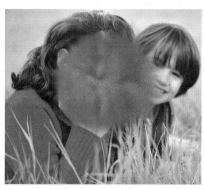

Degeneración macular

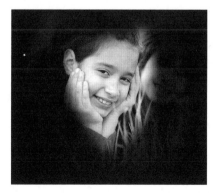

Glaucoma

¿Qué ven quienes padecen una enfermedad ocular degenerativa? Compáralo con la visión normal del cuadro superior izquierdo. Las cataratas hacen que la visión se vuelva borrosa. La retinopatía crea puntos ciegos. La degeneración macular afecta primero a la visión central y va progresando hacia fuera. En el glaucoma, primero se pierde la visión periférica y la pérdida va progresando hacia dentro. Todas estas afecciones pueden progresar hasta causar ceguera total.

puede constar de medicinas, terapia con láser, cirugía o una combinación de ellas, pero aunque estos tratamientos pueden, en el mejor de los casos, ayudar a conservar la visión que aún queda, no ayudan a recuperar la que ya se ha perdido. De ahí que sea tan importante un diagnóstico temprano.

Cualquier persona puede desarrollar glaucoma. Todos estamos en riesgo, pues aunque la enfermedad suele asociarse con el exceso de presión que causan los líquidos intraoculares, se desconoce su verdadera causa. Es cierto que reducir esa presión puede ralentizar la progresión de la enfermedad, pero no siempre es así. Algunas personas aquejadas de glaucoma tienen una tensión ocular normal, y el hecho en sí de reducir la tensión no ha demostrado ser la solución. La hipertensión ocular puede ser un síntoma, más que el factor causante.

Cuando la luz entra en el ojo, incide en la retina, es decir, las células nerviosas fotosensibles que recubren la parte posterior del globo ocular. La retina transforma la energía luminosa en un impulso nervioso y a través del nervio óptico envía la señal al cerebro, donde se procesan e interpretan las imágenes visuales. Los ojos son de hecho parte del cerebro; durante el desarrollo fetal, este órgano sobresale para formar los ojos.

Muchos investigadores contemplan actualmente el glaucoma como un trastorno neurológico que provoca la degeneración y la muerte de las células cerebrales de modo similar a como lo hacen el párkinson o el alzhéimer.[7] La inflamación crónica, característica de los trastornos neurodegenerativos, empieza a considerarse un factor importante en la génesis del glaucoma. En el párkinson, la zona del cerebro denominada *sustancia negra*, que controla el movimiento, es la más afectada. En el alzhéimer, son el hipocampo y los lóbulos frontales, las zonas relacionadas con la memoria. En el glaucoma, son los ojos.

El daño y la muerte de las células de la retina reflejan el mismo tipo de degeneración que sufren las células cerebrales; es más, el mismo tipo de placa [de betaamiloide] que se forma en el cerebro aquejado de alzhéimer se forma también en la retina. Los estudios han revelado que los pacientes de alzhéimer tienen un alto riesgo de desarrollar glaucoma. Por ejemplo, un estudio alemán que se llevó a cabo con pacientes de alzhéimer internados en centros geriátricos mostró que la incidencia de glaucoma era del 24,5 %, frente a solo un 6,5 % en individuos de la misma edad que no padecían esta enfermedad.[8] Los resultados de un estudio japonés fueron muy similares; en este caso los pacientes de alzhéimer mostraron una prevalencia del 23,8 % frente al 9,9 % de los integrantes del grupo de control.[9] Además, no es solo que los enfermos de alzhéimer tengan más probabilidades de desarrollar glaucoma, sino que los enfermos de glaucoma tienen mayor riesgo de desarrollar alzhéimer. Un estudio de ochocientos doce sujetos mayores de setenta y dos años y aquejados de glaucoma reveló que presentaban cuatro veces más probabilidades de desarrollar demencia senil.[10] Cualquier tratamiento que haya demostrado su eficacia para combatir el alzhéimer podría servir para prevenir y tratar el glaucoma. Y la dieta cetogénica concuerda con esta descripción.

UNA NUEVA FORMA DE TRATAR LOS TRASTORNOS OCULARES

Aunque la tensión intraocular es un importante medio de diagnóstico del glaucoma, y reducir una presión anormal sigue siendo la forma de tratamiento habitual, los investigadores buscan nuevos modos de tratar el problema, y uno de ellos es aprovechar los mecanismos curativos del propio cuerpo, como son los factores neurotróficos derivados del cerebro (FNDC).

Los FNDC tienen un papel esencial en la regulación de la supervivencia, desarrollo y mantenimiento de las neuronas, así como de los neurotransmisores (dopamina, glutamato...) que transportan las señales químicas que permiten la comunicación interneuronal. Protegen a las neuronas de los efectos nocivos de las diversas toxinas y factores estresantes que pueden dañar el cerebro y el tejido nervioso.[11-12] Ayudan a sobrevivir a las neuronas existentes y estimulan la generación y diferenciación de nuevas neuronas. Asimismo, contribuyen decisivamente a mantener la función cerebral y ocular a lo largo de toda nuestra vida.

Los primeros estudios con ratas aquejadas de glaucoma han revelado que cuando se les inyecta FNDC en los ojos, la degeneración y muerte de las células de la retina se detiene bruscamente.[13] No obstante, los efectos son solo temporales. Son necesarias múltiples inyecciones para lograr unos efectos significativos; es decir, el suministro de FNDC habría de ser continuo para conseguir buenos resultados. Aunque esto no resultaría demasiado práctico, lo que sí es perfectamente viable es elevar y mantener de un modo natural los niveles de FNDC en sangre, y la clave es aumentar los niveles de cetonas. Una dieta cetogénica puede elevar los FNDC hasta un nivel que tenga efectos terapéuticos en los ojos.

Otra forma de aumentar las cetonas en sangre, y por consiguiente los FNDC, hasta alcanzar niveles terapéuticos es consumir aceite de coco,[14] y sus efectos serán aún mayores si se combina con una dieta cetogénica, lo cual aumentará la producción de cetonas. Si esta combinación de aceite de coco y una dieta cetogénica se mantiene durante un periodo lo suficientemente largo, el sistema nervioso central tendrá tiempo de regenerarse y curarse.

Los ojos forman parte del sistema nervioso central, y podemos protegerlos con los FNDC inducidos por las cetonas. En estudios con animales a los que se les han dañado intencionadamente la retina y el nervio óptico, los factores neurotróficos derivados del cerebro han demostrado reducir los daños y estimular la curación y regeneración de dichos tejidos, y preservar por tanto el sentido de la vista.[15] Algunos de estos estudios han sido de hecho bastante espectaculares, pues se ha observado cómo el nervio óptico seccionado se regeneraba, y los animales de laboratorio que estaban totalmente ciegos volvían a ver. Las repercusiones de esto son fenomenales. Significa que, a pesar de lo que te hayan podido contar, las enfermedades oculares degenerativas, como el glaucoma, no son necesariamente irreversibles.

Yo tuve glaucoma, y pude darle marcha atrás gracias al aceite de coco. Me lo diagnosticaron hace dieciocho años, y en lugar de ponerme en tratamiento con medicamentos hice un cambio de alimentación, y empecé a usar aceite de coco en lugar de otros aceites vegetales. Dos años después, me dijeron que me había curado. Desde entonces me he hecho revisiones periódicas cada varios años, y no ha vuelto a haber señal de glaucoma ni de pérdida de visión. En realidad, me ha mejorado la vista, desde aquel diagnóstico inicial. Y la clave de esta recuperación fueron las cetonas del coco. He contado mi caso con más detalle, así como el éxito que otros han conseguido, en mi libro *¡Alto a pérdida de visión!: cómo prevenir y curar las cataratas, el glaucoma, la degeneración macular y otros trastornos oculares comunes.** El libro no es una mera colección de casos asombrosos, sino que explica detalladamente cómo mucha gente está consiguiendo en la actualidad detener y revertir problemas oculares comunes, desde las cataratas hasta el síndrome del ojo seco.

Es conveniente que te hagas revisiones periódicas de la vista. Además, cada varios años, comprueba tus niveles de glucosa en sangre. Si tienes el azúcar alto, ahora es cuando puedes tomar medidas para corregir el problema y reducir considerablemente el riesgo de sufrir problemas oculares más adelante.

---

* Versión en castellano publicada por Editorial Sirio.

FUNCIÓN INMUNITARIA Y DESINTOXICACIÓN

LA TERAPIA DEL AYUNO

Ayunar consiste en no ingerir alimentos ni bebidas (excepto agua) durante un periodo determinado para conseguir un objetivo. Originariamente, se practicaba como método de purgación y purificación espirituales, y con el tiempo se descubrió que era también un medio eficaz de depurar el cuerpo a nivel fisiológico y de intensificar sus facultades naturales de curación y rejuvenecimiento.

Los grandes filósofos y pensadores de la Antigüedad lo recomendaban como forma de aguzar la mente y adquirir mayor capacidad de penetración intelectual y espiritual. Se cuenta que el matemático griego Pitágoras (570-495 a. C.) exigía a sus alumnos ayunar cuarenta días antes de empezar a enseñarles, con el argumento de que solo después de un ayuno tendrían la mente lo bastante pura como para comprender la profundidad de su enseñanza. Hipócrates (460-377 a. C.), el padre de la medicina occidental, reconocía que el ayuno desplegaba la capacidad natural del cuerpo para depurarse y curarse de una multitud de dolencias. Paracelso (1493-1541), el reconocido filósofo y físico del Renacimiento, aseguraba que el ayuno era el más eficaz de todos los remedios. Y así, a través de los tiempos, el ayuno terapéutico se ha utilizado con notables resultados para tratar toda una diversidad de afecciones, desde el cáncer hasta la epilepsia.

El interés por la terapia del ayuno floreció a finales del siglo XIX y principios del XX, y proliferaron las clínicas de ayuno por toda Norteamérica y Europa. Bajo supervisión médica, a los pacientes se les hacía ayunar, sin consumir nada excepto agua, hasta cuarenta días e incluso más en algunas ocasiones. La terapia del ayuno se hizo muy popular porque los medicamentos en aquel tiempo resultaban por lo general poco efectivos y a menudo iban acompañados de efectos secundarios terribles. Ayunar, por el contrario, era un procedimiento libre de riesgos que había demostrado enorme eficacia para tratar muchos problemas de salud, entre ellos algunos para los que, por lo demás, no se conocía tratamiento.

En un principio, lo habitual eran los ayunos solo a base de agua, pero se descubrió que ayunar con zumos, utilizando el jugo de frutas frescas, hortalizas y verduras, daba mejores resultados, gracias al importante aporte de vitaminas, minerales y otros fitonutrientes que favorecen la función inmunitaria, la desintoxicación y la curación. De este modo, se obtenían resultados positivos en menos tiempo.

Conviene subrayar de todos modos que un ayuno con zumos no es una dieta de zumos, en la que el paciente no consume nada más en todo el día que zumos de fruta. Eso sería desastroso. Los zumos de fruta contienen demasiado azúcar, y sería como seguir una dieta de caramelo líquido. Un ayuno con zumos es un ayuno con agua suplementado con unos pocos vasos de una mezcla de jugo de frutas y verduras. Su ingesta total no aportaría más de 400 calorías diarias, y sin embargo, aun siendo una cantidad de calorías tan pequeña, les daba a los pacientes un poco de energía que les permitía estar más activos a lo largo del día y sentirse más despiertos.

Con los avances de la medicina moderna, las clínicas de ayuno dieron paso a hospitales más modernos que ofrecían nuevos medicamentos, técnicas de cirugía y terapias que no requerían de largas estancias en centros clínicos ni restricciones dietéticas.

Todavía quedan algunas clínicas de ayuno, pero son contadas. El interés científico por el ayuno ha continuado, sin embargo, y a lo largo de los años se han publicado numerosos estudios al respecto. La literatura científica y médica moderna incluye cientos de artículos dedicados al ayuno terapéutico. Se ha utilizado con éxito para el tratamiento de dolencias tan diversas como obesidad, diabetes, epilepsia, aterosclerosis, insuficiencia cardíaca congestiva, cáncer, artritis, fibromialgia, trastornos autoinmunes, enfermedades de la piel y trastornos psiquiátricos, entre ellos la esquizofrenia, y también como medio de desensibilización en el tratamiento de la hipersensibilidad y las alergias.

Para abstenerse de comer durante varias semanas, ciertamente se necesita bastante fuerza de voluntad, y el proceso además suele ir acompañado de algunas reacciones poco agradables, efecto de la desintoxicación y depuración, que podrían resultarle desconcertantes al paciente que no entienda lo que está sucediendo. Por este motivo, los ayunos médicos de más de tres días estaban siempre supervisados por profesionales de la salud que conocieran bien este tipo de terapia. Los pacientes ingresaban en una clínica de ayuno y allí permanecían bajo los atentos cuidados de los médicos y el personal clínico, que además se aseguraban de que los pacientes no pudieran comer nada a escondidas y seguían de cerca su evolución, para determinar cuándo poner fin al ayuno. Después, no retornaban de inmediato a una alimentación común, sino que se los sometía a una dieta especial durante unos días para facilitar la vuelta a las comidas normales.

RESTRICCIÓN DE CALORÍAS Y AYUNO INTERMITENTE

La única limitación del ayuno es que solo se puede realizar durante cierto tiempo, antes de tener que parar y empezar a comer de nuevo. Así que para utilizarlo como tratamiento en casos de enfermedad crónica es posible que un paciente tenga que pasar por varias sesiones de ayuno. Esto hizo pensar que un ayuno modificado, con una ingesta de nutrientes que fuera justo la necesaria para no morir de inanición pero que permitiera practicarlo durante un periodo más largo, tal vez produjera resultados comparables.

Los primeros ensayos para averiguarlo, que datan de 1915, revelaron que restringir la ingesta alimentaria de los roedores se traducía en una prolongación considerable de su tiempo máximo de vida. En 1930, C. M. McCay y sus colegas de la Universidad de Cornell estudiaron el fenómeno con más detalle. McCay se dio cuenta de que los roedores subalimentados estaban por lo general más sanos y vivían hasta un 40% más que sus compañeros bien alimentados. Con los años, se han reproducido estos resultados en moscas de la fruta, gusanos, peces, monos y otros animales.

En muchas ocasiones a la restricción calórica se la llama *dieta antiedad* porque decelera el proceso de envejecimiento y alarga la vida, al protegernos de numerosas enfermedades degenerativas que tienden a acortarla. Por ejemplo, se publicó un estudio en el que se había visto descender la incidencia de cáncer de mama en animales bien alimentados de un 40 a solo un 2% en aquellos a los que se había sometido a restricción calórica; el cáncer de pulmón descendió de un 60 a un 30%; el de hígado, de un 64 a un 0%; la leucemia, de un 65 a un 10%; las enfermedades renales, de un 100 a un 36%, y las cardiovasculares de un 63 a un 17%.[1]

Otras afecciones que con una restricción calórica es posible retrasar o evitar son la artritis, la diabetes, la aterosclerosis, el alzhéimer, el párkinson y la enfermedad de Huntington, y prácticamente todos los trastornos degenerativos relacionados con el envejecimiento.[2-3]

En estudios con animales, una restricción calórica de entre el 40 y el 50% ha demostrado ser la que más les ha alargado la vida. No obstante, una restricción del 25% es más viable; significaría reducir una dieta normal de 2.000 calorías a 1.500. Aun con todo, se necesita mucha fuerza de voluntad para mantener toda la vida este grado de restricción, que en estudios con sujetos humanos ha demostrado producir mejorías en diversos parámetros indicativos del estado de salud muy similares a las que se habían visto en estudios con animales. Falta por determinar si, como en el caso de estos, la restricción de calorías modificaría el tiempo máximo de vida humana, pues la duración de los estudios es todavía demasiado corta. De todos modos, aun en el caso de que no modificara el tiempo de vida, está claro que la restricción calórica influye en casi todos los demás parámetros utilizados para evaluar la salud de una persona. Por tanto, su calidad de vida, con independencia de cuánto tiempo viva, mejora considerablemente.

Ahora bien, dado que se trata de ingerir una menor cantidad total de alimento, el que se ingiere debe ser altamente nutritivo, y debe evitarse lo que se denominan *calorías vacías*, como las que contiene la comida basura, ya que en una dieta de restricción calórica provocarán desnutrición. Por eso las poblaciones subalimentadas de ciertas partes del mundo no son más longevas; es cierto que tienen restringida la ingesta calórica, pero sufren de malnutrición.

La restricción calórica se puede conseguir de distintas maneras. La más obvia es simplemente disminuir el número de calorías que se ingieren cada día. Otro método es reducir el número de días en que se ingieren alimentos, es decir, se puede comer en días alternos, o tres o cuatro días a la semana. Es lo que se llama *ayuno intermitente*. Se ha visto que los beneficios para la salud siguen siendo los mismos incluso aunque no se restrinja la ingesta de calorías los días en que se come. Otra forma de ayuno intermitente consiste en limitar la ingesta de alimentos a solo unas horas al día, ocho por ejemplo. En este caso, la persona ayunaría durante dieciséis horas de cada veinticuatro; por ejemplo, se podría comer entre las diez de la mañana y las seis de la tarde, sin límite de cantidad durante ese tiempo.

Son muchas las razones por las que reducir la ingesta calórica total o el ayuno periódico reportan beneficios tan extraordinarios para la salud. Se ha observado que la restricción calórica repara el ADN, atenúa los daños causados por la oxidación, fortalece el propio sistema corporal de defensa antioxidante, reduce la tensión arterial y la inflamación, mejora el metabolismo de la glucosa y la sensibilidad a la insulina, retrasa el deterioro inmunitario relacionado con el envejecimiento y está asociada con una menor glicación, todo lo cual, indudablemente, contribuye a mejorar la salud y a la longevidad.

Uno de los efectos más importantes de la restricción de calorías en la salud del cerebro y el sistema nervioso es que activa los factores neurotróficos. Concretamente, los factores neurotróficos derivados del cerebro intervienen decisivamente en la regulación de la supervivencia, crecimiento y mantenimiento de las neuronas y son importantes para el aprendizaje y la memoria. Los FNDC regulan los neurotransmisores, que permiten a las neuronas comunicarse entre sí, y protegen a estas de los efectos perniciosos de una diversidad de toxinas y factores estresantes que pueden dañar el cerebro y el tejido nervioso.[4-5] Además, se ocupan de la supervivencia de las neuronas existentes y estimulan el desarrollo y la diferenciación de neuronas nuevas, pues aunque la mayoría de las neuronas cerebrales se forman antes del nacimiento, hay partes del cerebro adulto que conservan la facultad de desarrollar nuevas neuronas a partir de células madre neurales por un proceso denominado *neurogénesis*. Los FNDC contribuyen también significativamente a mantener la función de las células cerebrales a lo largo de toda la vida del individuo.

Si el ayuno pudiera encapsularse y venderse como fármaco, sería el mayor éxito de ventas de todos los tiempos y, con mucho, el más efectivo para una diversidad de dolencias. Y aunque no disponemos del medicamento del ayuno, tenemos algo que es casi igual de beneficioso: la dieta cetogénica.

EL DENOMINADOR COMÚN

La dieta cetogénica se creó específicamente para emular los efectos metabólicos y terapéuticos del ayuno, pero permitiendo a la vez que el paciente comiera lo suficiente a fin de recibir la nutrición necesaria para mantener la buena salud sin importar cuánto durara la dieta. Con la dieta cetogénica no es necesario que limitemos el consumo de calorías, a menudo sencillamente porque nos deja satisfechos y las cetonas suprimen el hambre.

Se ha observado que las distintas modalidades de ayuno y la dieta cetogénica producen básicamente los mismos efectos positivos en la salud. Todas ellas tienen importantes similitudes metabólicas, como una mayor utilización de las grasas para obtener energía, en lugar de la glucosa; una mayor producción y utilización de cetonas; una reducción de los triglicéridos en sangre, así como de los niveles de glucosa e insulina; una mayor sensibilidad a la insulina, y una menor producción de los dañinos productos finales de glicación avanzada (PGA) y radicales libres.

La enfermedad degenerativa suele ir asociada a unos niveles altos de glucosa, insulina, PGA y triglicéridos. O lo que es lo mismo, la gente que vive más años en condiciones de salud relativamente buenas presenta un índice de glucosa, insulina, PGA y triglicéridos inferior a la media. Equipos de investigación de la Universidad de Duke y de la Universidad de Arizona han descubierto que el mecanismo fundamental por el que la restricción calórica y el ayuno intermitente mejoran la salud y alargan la vida es la variación de estos patrones metabólicos. Utilizando una dieta cetogénica, consiguieron reproducir al completo los efectos metabólicos de la restricción de calorías independientemente de cuál fuera la ingesta calórica. La dieta está basada en la premisa de que, al sustituir la glucosa por la grasa como principal fuente de energía corporal, los individuos que la adopten se beneficiarán casi de idénticos resultados fisiológicos a los logrados con la restricción calórica en animales.[6]

A los sujetos del estudio se les dijo que comieran cuando tuvieran hambre. Las calorías no estaban explícitamente restringidas; la ingesta calórica estaría determinada solo por el apetito. La ingesta de proteínas se había limitado a alrededor de 1 g por kilo de masa corporal magra al día, de modo que a la mayoría de los participantes se les indicó que consumieran entre 50 y 80 g de proteína diarios. Solo estaban permitidas las hortalizas fibrosas y no feculentas. Aunque no estaba especificado explícitamente, las calorías ingeridas a diario por la mayoría acabaron procediendo, aproximadamente, en un 20% de los hidratos de carbono, en un 20% de las proteínas y en un 60% de las grasas. Es decir, era en esencia una dieta cetogénica.

El estudio duró tres meses, durante los cuales los pacientes perdieron una media de 3 kilos de sobrepeso, pese a no estar a dieta y comer cuanto querían. Mostraron una reducción significativa de la tensión arterial: un descenso medio de 10 mmHg. Los niveles de insulina y de glucosa en sangre en ayunas bajaron considerablemente. Mejoró la sensibilidad a la insulina. Y además, a pesar de haber aumentado la ingesta de grasas, experimentaron un descenso significativo de los niveles de triglicéridos. La proporción triglicéridos/HDL decreció por término medio de 5,1 a 2,6, lo cual es de gran importancia, teniendo en cuenta que esta proporción se considera uno de los indicadores de riesgo cardiovascular más fiables.[7] Una proporción de 4,0 o más indica alto riesgo. La media de 5,1 que presentaban los pacientes al comienzo del estudio era excesivamente alta, pero para cuando terminó, había descendido a 2,6, unos niveles mucho más tranquilizadores, dado que la proporción de 2,0 se considera la ideal. Quiere esto decir que, en solo tres meses de dieta alta en grasas y baja en carbohidratos, los participantes pasaron de un alto riesgo cardiovascular a un riesgo bastante bajo, además de tener menor riesgo de diabetes y otras afecciones, lo que significaba evitar o retrasar la aparición de enfermedades que de lo contrario hubieran podido acortarles la vida.

Los estudios sobre restricción calórica y longevidad examinan los mismos parámetros metabólicos evaluados en este estudio. Este y otros estudios demuestran claramente que las dietas altas en grasas y bajas en carbohidratos producen los mismos efectos fisiológicos que la restricción de calorías, solo que sin todos los inconvenientes de esta última, como el hambre constante, el descenso de la energía, un metabolismo ralentizado y la perturbación del equilibrio hormonal. Uno de los efectos secundarios más preocupantes de la habitual restricción calórica es que reduce la producción hormonal, lo cual genera infertilidad y otros problemas hormonales.

En pocas palabras, la dieta cetogénica es más efectiva que las dietas de calorías restringidas. De hecho, los estudios muestran que una dieta baja en hidratos de carbono y alta en grasas produce mejores resultados en los parámetros metabólicos que la restricción calórica por sí sola. Un equipo de investigadores comparó uno y otro tipo de dieta durante veinticuatro semanas en pacientes que sufrían de obesidad y diabetes tipo 2. La dieta baja en carbohidratos había restringido su consumo total diario a un máximo de 20 g, sin especificar un límite de la ingesta total de calorías. La dieta de restricción calórica contenía 500 calorías diarias menos que una dieta normal, es decir, implicaba una reducción de alrededor del 25 %. Ambas reflejaron una mejoría en los parámetros metabólicos, que incluían los niveles de glucosa en ayunas, de triglicéridos en sangre, de colesterol HDL (bueno) y de colesterol LMBD (lipoproteínas de muy baja densidad), la proporción de colesterol total/colesterol HDL y de triglicéridos/colesterol HDL, la tensión arterial, el contorno de cintura, el peso corporal y el índice de masa corporal.

En todos los casos, las mediciones del grupo que seguía la dieta baja en carbohidratos mostraron una mayor mejoría que las del grupo de la restricción calórica. Es interesante que el primero consumiera más calorías que el segundo y sin embargo perdiera más peso y más centímetros de contorno de cintura. Al parecer, se debe al mayor control metabólico y mayor sensibilidad a la insulina del grupo de la dieta baja en hidratos de carbono. En quienes padecían diabetes y se inyectaban insulina, los efectos fueron a menudo espectaculares. Por ejemplo, hubo pacientes que antes del estudio necesitaban entre 40 y 90 unidades de insulina diarias y que al finalizarlo pudieron prescindir del uso de la insulina, además de tener un mejor control glucémico. Más del 95% de los participantes del grupo bajo en hidratos de carbono pudieron reducir la medicación habitual (insulina, metformina, pioglitazona, glimepirida) o prescindir de ella por completo hacia el final del estudio. Y estos resultados coinciden con los de otros estudios que han evaluado los efectos metabólicos de las dietas con bajo contenido en carbohidratos y alto en grasas.[8-12]

La principal conclusión que se puede sacar de ellos es que la razón por la que la restricción calórica protege de las enfermedades degenerativas y alarga la vida no es la reducción de calorías, sino la *reducción de carbohidratos*. Una dieta cetogénica produce cambios más favorables en los parámetros metabólicos y sin los efectos secundarios adversos que van asociados con una restricción drástica de las calorías. La verdadera dieta antiedad es, por tanto, aquella que aporta suficientes proteínas para satisfacer las necesidades corporales y en la que las grasas sustituyen a los hidratos de carbono a fin de mantener el consumo calórico adecuado. Este tipo de dieta ha demostrado aumentar la sensibilidad a la insulina, mejorar el metabolismo de la glucosa y reducir la inflamación, la glicación y la generación de radicales libres, y proteger por tanto al cuerpo de las enfermedades degenerativas causadas por nuestra alimentación y forma de vida modernas.[13]

PROTECCIÓN CONTRA LAS TOXINAS MEDIOAMBIENTALES Y CIERTOS FÁRMACOS

En el mayor estudio sobre la exposición a sustancias químicas jamás realizado con seres humanos, los Centros para el Control y la Prevención de Enfermedades (CCPE) de Estados Unidos informaron de que la mayor parte de la población estadounidense infantil y adulta era portadora de decenas de pesticidas y compuestos químicos utilizados en los productos de consumo, muchos de ellos asociados con potenciales peligros para la salud.

El informe documentaba que la población infantil es portadora de mayores dosis de sustancias químicas que la adulta, entre ellas piretroides, que forman parte de la composición de prácticamente todos los insecticidas domésticos, y ftalatos, que se encuentran en la laca de uñas y otros productos de belleza, así como en los plásticos flexibles.

El estudio buscó ciento cuarenta y ocho compuestos tóxicos en la orina y la sangre de alrededor de dos mil cuatrocientos sujetos de más de cinco años de edad. La directora de los CCPE, Julie Gerberding, señaló que se trataba del «informe más extenso y exhaustivo de su clase jamás publicado en ninguna parte». Los expertos en salud medioambiental dicen que haber descubierto más de cien sustancias químicas en cuerpos humanos es motivo de gran preocupación, ya que no sabemos los efectos que pueden tener en el organismo. Muchos de ellos creen que el aumento del cáncer y otras enfermedades crónicas en las últimas décadas se debe, en parte, a la acumulación de dichas sustancias tóxicas en el organismo.

Sin embargo, no es muy probable que vayan a retirarse del mercado los insecticidas, las botellas de plástico, los maquillajes y otros productos en un futuro próximo, así que la mejor solución al problema es eliminar de nuestro interior esas sustancias. Afortunadamente, hay ciertos alimentos, como el cilantro, el salvado de trigo y el coco, que tienen efectos desintoxicantes, es decir, son capaces de absorber o neutralizar las sustancias químicas medioambientales que recoge nuestro cuerpo. Con solo añadirlos a nuestra alimentación, nos ayudarán a deshacernos de parte de las toxinas a las que estamos expuestos a diario.

El aceite de coco es de particular interés porque ha demostrado su gran efectividad para neutralizar los efectos nocivos de

muchas toxinas medioambientales y compuestos químicos y eva-
cuarlos del cuerpo.

Un interesante estudio monográfico publicado en la revista
Human & Experimental Toxicology en 2005 revelaba la eficacia del
aceite de coco para tratar la intoxicación por fosfuro de aluminio
(FA), un veneno utilizado como plaguicida y raticida. El informe
exponía el caso de un hombre de veintiocho años que ingirió una
cantidad letal del producto en un intento de suicidio. No existe antídoto conocido para el FA, y las consecuencias de ingerir una dosis
letal han sido siempre fatales a pesar del tratamiento. Los médicos
tenían pocas esperanzas de poder salvarlo. Se le administró el tratamiento convencional para envenenamientos agudos sin esperanza de que se recuperara. Viendo lo fútiles que resultaban todos los
esfuerzos, y sin nada que perder, uno de los médicos, llevado por
una corazonada, decidió agregar aceite de coco al tratamiento. Para
sorpresa de todo el equipo médico, el paciente sobrevivió. A raíz
del éxito, los autores recomiendan añadir el aceite de coco al protocolo estándar para tratar todos los casos de intoxicación aguda
por fosfuro de aluminio.[14]

El envenenamiento por FA es conocido en el mundo entero,
sobre todo en países en desarrollo como la India e Irán. La dosis
letal es de 1 a 1,5 g, pero se sabe de muertes producidas por la ingesta de tan solo 150 mg. Cuando se ingiere o inhala, el contacto
con la humedad libera el gas fosfina, que entra en el tracto digestivo, de donde pasa al torrente sanguíneo y provoca una disfunción
orgánica múltiple. Afecta principalmente a los vasos sanguíneos y el
corazón, en los que produce una acusada hipotensión e insuficiencia cardíaca congestiva. El gas fosfina interfiere en la respiración
mitocondrial y provoca una hipoxia celular fatal. Es mortal casi en
el 100% de los casos, y no tiene antídoto conocido.

El caso mencionado anteriormente fue excepcional porque
el índice de supervivencia es prácticamente nulo. Basándose en
estos resultados, los médicos del hospital universitario Gian Sagar

del Punjab (India) empezaron a agregar aceite de coco al protocolo de tratamiento para el envenenamiento por fosfuro de aluminio. Al cabo de tres años y medio, habían tratado treinta y tres casos de intoxicación por FA utilizando el tratamiento estándar para envenenamientos agudos acompañado de aceite de coco. Asombrosamente, consiguieron un índice de supervivencia del 42%, un hecho sin precedentes. Los médicos informaron de que el índice de éxitos hubiera podido ser aún mayor de no haber sido porque algunos de los pacientes habían tomado dosis extraordinariamente altas o no ingresaron en el hospital hasta que ya era demasiado tarde para salvarlos.[15]

Animados por los resultados, los médicos de otro centro clínico indio, el hospital de Haryana, empezaron a emplear un protocolo similar en pacientes intoxicados por FA. Se trató a varios de ellos que presentaban envenenamiento agudo. Los resultados variaron muy ligeramente dependiendo de las condiciones en que se encontrara el paciente. De los siete pacientes atendidos, sobrevivieron cuatro. Curiosamente, a los que sobrevivieron se les había dado aceite de coco; a los tres que murieron, no.[16]

No es tan raro como puede parecer usar aceite de coco para anular los efectos de un veneno. En el campo de la investigación, hace tiempo que se conocen las propiedades desintoxicantes del aceite de coco; se ha visto en numerosos estudios con animales que inhibe la acción deletérea de diversas toxinas químicas.

Por ejemplo, algunos de ellos han revelado que el aceite de coco o de TCM puede proteger a los animales de una diversidad de sustancias químicas carcinógenas.[17-19] La doctora Clara Lim-Sylianco y sus colegas demostraron los efectos antimutagénicos del aceite de coco contra seis potentes mutacarcinógenos: el benzopireno, la azaserina, la dimetilhidracina, la dimetilnitrosamina, el etilmetanosulfonato y la tetraciclina. Administrar aceite de coco, ya sea en forma de bolo o incorporado a la dieta, protege a los animales de los efectos tóxicos de estos seis mutágenos. Se realizaron asimismo pruebas de fertilidad y se vio que el aceite de coco había protegido a las hembras de ratón fertilizadas contra los efectos esterilizadores y abortivos de los carcinógenos. La doctora Lim-Sylianco notificó que el aceite de coco suponía «una fuerte protección» contra estas seis sustancias químicas.[20-21]

Se ha comprobado asimismo que el aceite de coco alivia los efectos secundarios tóxicos de una serie de fármacos, entre ellos muchos de los que se utilizan en quimioterapia y los inmunosupresores.[22] Es posible moderar los efectos dañinos de estos medicamentos sin afectar por ello a su acción terapéutica, y en algunos casos conseguir incluso que su efecto terapéutico se intensifique.

Las aflatoxinas son agentes carcinógenos muy potentes producidos por un hongo que a menudo infecta los cereales en grano, en especial el maíz. En Asia y África, son un problema muy grave. En Filipinas, se ha descubierto que de todos los productos de consumo habitual, el maíz es el más contaminado por las aflatoxinas. En algunas zonas del país el consumo de este cereal es elevado, y existe una correlación entre la incidencia de cáncer de hígado causado por las aflatoxinas y el volumen de maíz consumido: las poblaciones que más maíz comen muestran los índices más altos de cáncer de hígado. Ahora bien, consumir aceite de coco parece proteger a este órgano del efecto carcinógeno de las aflatoxinas. La población de Bicol, una región de Filipinas, consume maíz infectado de aflatoxinas en cantidades inusualmente altas, y sin embargo la incidencia de cáncer de hígado es baja. La razón, por supuesto, se cree que es el alto consumo de aceite de coco en esta zona del país.[23]

Los estudios han mostrado que los efectos nocivos de las exotoxinas y las endotoxinas —los venenos que producen las bacterias y que causan la enfermedad— se pueden neutralizar o al menos reducir con el uso del aceite de coco y sus monoglicéridos. Los monoglicéridos del aceite de coco son ácidos grasos de cadena media individuales que están enlazados a una molécula de glicerina. Actúan de modo muy parecido a los ácidos grasos de cadena media y tienen las mismas propiedades antioxidantes. Se ha visto que los monoglicéridos protegen contra las exotoxinas producidas por los estreptococos y los estafilococos.[24-25]

Tanto los monoglicéridos como los ácidos grasos de cadena media mitigan los efectos de estos venenos en el interior del cuerpo. Se realizó un estudio con cobayas, por ejemplo, en el que se las dividió en dos grupos: a la dieta del primero se le había incorporado una mezcla de aceites de TCM y de pescado y a la dieta del segundo grupo, aceite de cártamo. Al cabo de seis semanas de dieta, a los animales se les inoculó una endotoxina. El grupo alimentado con aceite de cártamo presentó insuficiencia respiratoria aguda y fallo metabólico. El grupo que había recibido los triglicéridos de cadena media solo tuvo síntomas leves.[26]

En otro estudio, se examinó el efecto protector del aceite de coco contra la conmoción provocada por la endotoxina *E. coli* en un total de ciento ochenta ratas.[27] Se las dividió en tres grupos iguales. Al primero se le dio aceite de coco en una proporción del 5% del total de calorías ingeridas diariamente; al segundo, en una proporción del 20%, y al tercero no se le dio aceite de coco y sirvió de grupo de control. Tras un mes de dieta, se les administró a todas una dosis de la endotoxina *E. coli* por vía oral, a través de un tubo. Se supervisó el número de supervivientes a intervalos de hasta noventa y seis horas. Los resultados mostraron que el índice de supervivencia en el grupo de control era solo de un 48%, mientras que en los grupos que habían recibido aceite de coco, ya fuera en una proporción del 5 o del 20% del total de calorías, los índices de supervivencia eran del 77 y el 72% respectivamente, es decir, la tasa de supervivencia en ambos era muy parecida, lo cual indica que incluso una pequeña cantidad de aceite de coco (un 5% del total de calorías) ofrece el mismo grado de protección contra la endotoxina *E. coli* que una cantidad mayor (el 20% de las calorías). En seres humanos que consuman una dieta habitual de 2.000 calorías, un 5% equivaldría aproximadamente a una cucharada de aceite de coco.

El ácido glutámico, una potencial neurotoxina que afecta a la función del cerebro y el sistema nervioso, puede atenuarse gracias a los monoglicéridos del aceite de coco.[28] Este ácido, que constituye el principal componente del glutamato monosódico, un aditivo alimentario común, provoca lesiones cerebrales y trastornos neuroendocrinos en animales, y puede tener el mismo efecto en seres humanos. Entre los síntomas asociados con él están las convulsiones, la embolia cerebral y las cardiopatías.

Los efectos antioxidantes del aceite de coco se atribuyen a sus propiedades antioxidantes, antiinflamatorias y estimulantes del sistema inmunitario, así como a su capacidad para mejorar el aprovechamiento del oxígeno. Y las cetonas son la clave de esa optimización. Muchas toxinas, en especial las neurotoxinas que atacan los tejidos nervioso y cerebral, son peligrosas porque dificultan o impiden el transporte de oxígeno a las células. Las células nerviosas son particularmente sensibles a la privación de oxígeno; sin él, se asfixian y mueren. No hay duda de que la protección que ofrece el aceite de coco se deriva en gran parte de las cetonas producidas a partir de los TCM. Las cetonas aumentan la irrigación sanguínea del cerebro en un 39%, lo cual mejora la circulación y el suministro de oxígeno. Gracias a ellas, es posible además que las células nerviosas, cerebrales y de otro tipo mantengan una producción de energía y un funcionamiento normales consumiendo un 25% menos de oxígeno. Esto significa que las células cerebrales y otros tejidos pueden sobrevivir el tiempo suficiente en un ambiente privado de oxígeno como para que el cuerpo pueda desintoxicarse y eliminar los venenos por vía intestinal, renal, cutánea o de otra clase, desintoxicación que podría presentar síntomas como diarrea o erupciones cutáneas mientras los venenos son expulsados del organismo.

Aparte de esto, los triglicéridos de cadena media mejoran la circulación y el suministro del oxígeno al estimular la producción de glóbulos rojos en la médula ósea.[29] Los glóbulos rojos transportan oxígeno a todo el cuerpo, de modo que cuantos más glóbulos rojos haya en circulación, más oxígeno se suministra a los tejidos. Como consecuencia, las toxinas que normalmente inhibirían el transporte y la utilización del oxígeno pierden su efecto, o como mínimo son menos dañinas, gracias a esa mayor cantidad de oxígeno disponible. Por estos motivos, se están investigando los TCM como posible medio para tratar la anemia, una deficiencia de glóbulos rojos. No es que necesariamente los TCM tengan en realidad ese efecto, sino que se cree que es causado por las cetonas producidas a partir de ellos.

Ayunar, otra forma de producir cetonas, impide los efectos perjudiciales del ácido kaínico, un ácido marino derivado del ácido glutámico que está presente en algunos tipos de algas. Es una potente neurotoxina y se utiliza en la investigación médica para provocar convulsiones y daños cerebrales. Cuando a los animales de laboratorio se los expone al ácido kaínico tras haberlos sometido a ayuno intermitente (un día de alimento y un día de ayuno), los efectos dañinos de la toxina se mitigan de manera notable, aparentemente por efecto de los altos niveles de cetonas.[30]

Otra toxina que pierde su efecto por la acción de las cetonas es la rotenona, una isoflavona inodora, incolora y cristalina utilizada como insecticida, pesticida y «piscicida» de amplio espectro. Se produce de modo natural en las semillas, tallos y raíces de varias plantas, en particular de la familia de las fabáceas o leguminosas. Históricamente, ha habido pueblos indígenas que utilizaban la rotenona para atrapar peces. Se machacaba la planta y se introducía en una extensión de agua. Al dispersarse, inhibía la respiración celular de los peces, lo cual les ocasionaba la asfixia y la muerte. Cuando aparecían flotando en la superficie del agua, era fácil recogerlos.

Las agencias gubernamentales utilizan actualmente la rotenona para matar deliberadamente a los peces indeseados en ríos y lagos. En forma de polvo, se usa para tratar la sarna y los piojos en seres humanos y las garrapatas en el ganado y en los animales de compañía. Se emplea comúnmente como pesticida en los cultivos agrícolas y ha demostrado ser causa de párkinson en muchos agricultores.[31] En investigaciones llevadas a cabo sobre el párkinson, se les administra intencionadamente a los animales de laboratorio para provocarles la enfermedad. La rotenona interfiere en la utilización celular del oxígeno para fabricar trifosfato de adenosina, o adenosín trifosfato (ATP), un nucleótido fundamental para obtener la energía que sustenta las funciones metabólicas. Las células humanas y animales necesitan un suministro constante de oxígeno para seguir vivas; sin oxígeno, no pueden producir energía y mueren. Les ocurre lo mismo que a nosotros, que necesitamos una fuente constante de oxígeno o morimos en cuestión de minutos. Las neuronas dopaminérgicas (las células cerebrales productoras de dopamina) que controlan el movimiento son de las primeras en morir cuando están expuestas a la rotenona; por tanto, una pequeña exposición repetida a lo largo del tiempo puede acabar generando párkinson.

La neurotoxina sintética MPTP tiene efectos similares a la rotenona. También se utiliza comúnmente en las investigaciones sobre el párkinson para inducir la enfermedad en animales de laboratorio. Sin embargo, las cetonas impiden que tanto la MPTP como la rotenona tengan un efecto perjudicial.[32-33] No porque alteren las toxinas en modo alguno, sino sencillamente porque hacen que las células necesiten menos oxígeno para producir energía. Y como he indicado, al poder sobrevivir con menos oxígeno, el sistema inmunitario tiene tiempo de detectar las toxinas y eliminarlas del cuerpo.[34] El doctor K. Tieu y sus colegas de la Universidad de Columbia pudieron inhibir los efectos dañinos de la MPTP en ratones con solo elevar sus niveles de cetonas en sangre a 0,9 mmol/l. No era la cantidad mínima necesaria para que actuaran como protectoras, sino que es el nivel que presentaban los animales durante el estudio. Dos cucharadas de aceite de coco pueden elevar los niveles de cetonas en los seres humanos hasta aproximadamente 0,5 mmol/l.

Muchas de las toxinas y sustancias químicas de nuestro entorno son perjudiciales porque inhiben la utilización del oxígeno y la formación de ATP, lo que provoca la muerte celular. Básicamente, la acción de cualquier veneno que inhiba la utilización corporal del oxígeno puede mitigarse con el uso de aceite de coco o cetonas.

Las cetonas no solo permiten que las células sobrevivan en un medio bajo en oxígeno, sino que también estimulan la producción de leucocitos, lo cual favorece la función inmunitaria y la eliminación de las toxinas presentes en el cuerpo.[35]

Continuamente entramos en contacto con toxinas perjudiciales para la salud. La exposición suele ser sutil e imperceptible, por ejemplo a los pesticidas que nos llegan de campos de cultivo cercanos o a los residuos químicos contenidos en los alimentos. Por lo general, no notamos sus efectos de inmediato, pero eso no significa que sean inofensivas. Una exposición diaria y continuada a pequeñas cantidades de toxinas, presentes en los alimentos, el agua, el aire y el medioambiente, hace que poco a poco se vayan acumulando en nuestro cuerpo, nos vayan envenenando lentamente y den lugar a enfermedades degenerativas crónicas. Sin embargo, se ha visto que el ayuno periódico u otros programas de desintoxicación, como la dieta cetogénica, pueden ayudar enormemente a reducir los efectos nocivos de estas toxinas y a eliminarlas del cuerpo.

A la vista de que las cetonas tienen la facultad de impedir el efecto dañino de muchas sustancias químicas, algunos se preguntan si pueden llegar a inhibir la acción de ciertos fármacos. La respuesta es que, cuando las cetonas se combinan con algunos medicamentos como los utilizados en quimioterapia, o los medicamentos antidepresivos o antiinflamatorios, el efecto terapéutico de todos ellos aumenta, a la vez que se atenúan sus efectos secundarios adversos. Ahora bien, si la acción terapéutica depende de los efectos adversos o tóxicos de una sustancia química, como en el caso del bótox, efectivamente las cetonas inhibirán la acción de dicha sustancia, y lo mismo harán los aceites de coco y de TCM.

TOXINAS QUE MITIGAN EL ACEITE DE COCO Y LAS CETONAS

El aceite de coco o las cetonas han demostrado ser capaces de inhibir o reducir los efectos tóxicos de muchas sustancias químicas, entre ellas:

- acrilamida (sustancia química industrial, derivada del cocinado a altas temperaturas)
- aflatoxina (toxina fúngica/carcinógena)
- fosfato de aluminio (raticida)
- arsénico (elemento tóxico utilizado en pesticidas)
- azaserina (carcinógeno pancreático)
- tintes azoicos (colorante sintético alimentario y textil)
- azoximetano (carcinógeno del colon)
- benzopireno (carcinógeno)
- toxina botulínica (toxina bacteriana)
- disulfuro de carbono (disolvente industrial)
- monóxido de carbono (contaminante de la atmósfera)
- ciclofosfamida (fármaco usado en quimioterapia)
- dimetilbenzantraceno (carcinógeno)
- dimetilhidrazina (carcinógeno)
- dimetilnitrosamina (carcinógeno)
- endotoxina *E. coli* (toxina bacteriana)
- etanol (alcohol)
- etilenglicol (anticongelante)
- fluorocetato (raticida)
- ácido glutámico / glutamato monosódico (aditivo alimentario/excitotoxina)
- medicamentos antirretrovirales utilizados para tratar el VIH

- cianuro de hidrógeno o ácido cianhídrico (veneno)
- sulfuro de hidrógeno o ácido sulfhídrico (contaminante atmosférico natural e industrial)
- ácido kaínico (neurotoxina)
- metanol (alcohol de madera)
- etilmetanosulfonato (toxina carcinógena y mutagénica)
- n-nitrosometilurea (carcinógeno)
- insecticidas organofosfatados
- paracetamol (analgésico tóxico para el hígado)
- rotenona (insecticida y «piscicida»)
- nitrato de sodio (conservante alimentario / antibiótico)
- endotoxina/exotoxina estreptococo (toxina bacteriana)
- endotoxina/exotoxina estafilococo (toxina bacteriana)
- cloruro de trimetilestano (irritante químico, neurotoxina y carcinógeno)
- tetraciclina (antibiótico tóxico)
- 1-metil-4-fenil-1,2,3,6-tetrahidropiridina/MPTP (neurotoxina)
- 2,4,6-ácido trinitrobenceno-sulfónico (utilizado en la investigación para inducir la enfermedad inflamatoria intestinal)
- 6-hidroxidopamina o 6-OHDA (neurotoxina)

REGENERACIÓN DEL SISTEMA INMUNITARIO
Activación de las células madre para intensificar la función inmunitaria

El sistema inmunitario está compuesto por una legión de células, estructuras biológicas y procesos que nos protegen de las enfermedades y la mala salud causadas por microorganismos, parásitos, sustancias químicas tóxicas y células enfermas (cáncer). La principal arma con la que cuenta es el ejército de glóbulos blancos, que guarda y patrulla constantemente el cuerpo, en busca de invasores extraños y células enfermas que destruir. Una función inmunitaria sana es esencial para la salud del organismo, y elimina de él las sustancias dañinas. Nuestro grado de salud depende sustancialmente de la eficiencia del sistema inmunitario. Si se debilita, a causa de una mala nutrición, del estrés físico o emocional, de la exposición excesiva a microbios y parásitos patógenos, del repetido contacto con toxinas medioambientales e industriales, de una vida sedentaria o de otros factores negativos, no puede hacer su trabajo con eficacia y nuestra salud sufre las consecuencias. Las enfermedades infecciosas se hacen más frecuentes y duran más, las lesiones tardan más en curarse, se desarrollan síntomas de envejecimiento prematuro y aparecen dolencias crónicas. Sin embargo, todo esto se puede revertir si intensificamos la eficacia del sistema inmunitario.

Hace mucho que se ha reconocido el poder del ayuno terapéutico como medio de fortalecer la función inmunitaria, y una de las razones es que el ayuno activa las células madre de la médula ósea para que produzcan más glóbulos blancos, con lo cual aumenta el número de células inmunitarias que se ocupan de depurar activamente el cuerpo y de estimular la reparación y la curación.

Las células madre son células indiferenciadas, es decir, no son células óseas, sanguíneas, cerebrales ni de ninguno de los tipos de células especializadas de nuestro cuerpo. Una vez que una célula toma forma, ya no puede cambiar: una célula ósea será una célula ósea para siempre. Al igual que todas las demás células, las células madre contienen el ADN, el «plan maestro» del cuerpo entero, y gracias a él pueden transformarse en cualquier tipo de célula. Hay células madre adultas por todo el cuerpo. Están en la médula ósea, el cerebro, los vasos sanguíneos, los músculos, la piel y el hígado. Permanecen inactivas e indivisas durante años, hasta que una enfermedad o lesión tisular las activan. En la médula ósea, las células madre son las semillas que forman los glóbulos rojos, las plaquetas y muchos tipos de glóbulos blancos que el sistema inmunitario necesita.

El doctor Valtor Longo y su equipo de investigación de la Universidad del Sur de California llevan tiempo estudiando los efectos del ayuno en varios parámetros indicadores de salud. En lugar de un ayuno con agua, generalmente usan una dieta muy baja en calorías y alta en grasas, que emula los efectos del ayuno pero permite la ingesta de algunas calorías y nutrientes. Al igual que la dieta cetogénica, reduce significativamente los niveles de azúcar e insulina en sangre y obliga al cuerpo a obtener la energía quemando grasas y cetonas en lugar de glucosa.

Se sabe desde hace mucho que el ayuno previene y retrasa el desarrollo del cáncer. Sin embargo, no se ha utilizado en combinación con la quimioterapia debido a su efecto adelgazante y a la falta de nutrientes que conlleva, en un momento en que el cuerpo tiene una necesidad desesperada de nutrición que refuerce la función inmunitaria, por lo que se recomienda a los pacientes aumentar la ingesta proteínica y calórica. La quimioterapia en sí es enormemente agresiva para el cuerpo y provoca importantes daños colaterales, entre ellos la supresión inmunitaria, mediante la inducción de daños al ADN, y la muerte celular, tanto en la sangre periférica como en la médula ósea (lo cual trastorna el desarrollo de las células madre), y todo ello suele dar lugar a un debilitamiento prolongado del sistema inmunitario. Ayunar durante la quimioterapia se consideraba desaconsejable porque solo habría añadido más estrés al cuerpo.

Sin embargo, Longo descubrió que un breve ayuno antes y justo después de someterse a la quimioterapia podía reducir considerablemente los efectos secundarios asociados con ella. Demostró que un ayuno breve procuraba a los ratones total protección contra los efectos secundarios adversos de altas dosis de quimioterapia.[36]

Según él, el ayuno ocasiona un rápido estado de protección en las células; al efectuar cambios en los niveles de glucosa, el factor de crecimiento insulínico (IGF-1, por sus siglas en inglés), la proteína kinasa A (PKA) y muchas otras proteínas y moléculas, protege a las células contra diversas toxinas, incluidas las de los fármacos utilizados en el tratamiento. En estudios con animales, vio que un ayuno de cuarenta y ocho horas o más protege de la quimioterapia a las células sanas y normales de un mamífero, pero no a las células cancerosas. En un ensayo clínico con sujetos humanos, hizo ayunar brevemente a los pacientes de cáncer antes y justo después de la quimioterapia, y luego comparó los resultados con los de otro grupo de pacientes de cáncer que no habían ayunado. La comparación demostró que el ayuno no solo es factible y carente de riesgos, sino que produce una reducción de toda una diversidad de efectos secundarios: fatiga, debilidad, caída del cabello, dolores de cabeza, náuseas, vómitos, diarrea, retortijones abdominales, llagas orales, sequedad de boca, pérdida de memoria a corto plazo y entumecimiento. No se apreció sin embargo que el ayuno disminuyera la efectividad de la terapia, y es posible que incluso la aumentara.[37]

Durante un ayuno o restricción calórica, el cuerpo se canibaliza hasta cierto punto, es decir, se alimenta de la grasa corporal acumulada y de los tejidos inservibles; los científicos lo llaman *autofagia*.[38] La grasa corporal se descompone en ácidos grasos y cetonas, a fin de aportar la energía necesaria en ausencia de la glucosa. Las proteínas de tejidos envejecidos, neoplasias (papilomas cutáneos, tumores, pólipos, quistes, etcétera) y tejido cicatrizal se descomponen en aminoácidos, algunos de los cuales se convierten en glucosa para suplementar la energía obtenida de las grasas. Durante una hambruna o un ayuno, primero el cuerpo degrada mediante procesos metabólicos (catabolismo) los tejidos y músculos menos importantes, pero preserva los órganos vitales; de este modo, se eliminan los tejidos inservibles. Algunas de las células que se reciclan son glóbulos rojos y blancos ya viejos y en mal estado.

Cuando no tenemos qué comer —dice Longo— el organismo intenta ahorrar energía, y una de las cosas que puede hacer para ello es reciclar una gran cantidad de células inmunitarias que no se necesitan, y en especial aquellas que están dañadas. Lo que empezamos a observar tanto en estudios con sujetos humanos como con animales es que el recuento de leucocitos baja con un ayuno prolongado. Luego, cuando se empieza a comer otra vez, los glóbulos blancos aparecen de nuevo. Así que nos preguntábamos: «A ver, ¿y de dónde vienen?».

Longo y sus colegas empezaron a estudiar la cuestión utilizando lo que él llamaba «ayuno prolongado», que define como un ayuno de entre cuarenta y ocho y ciento veinte horas. En realidad, se trataba de un ayuno modificado, una dieta baja en proteínas, alta en grasas y que limitaba la ingesta calórica a un total de entre 750 y 1.100 calorías diarias. «El ayuno prolongado obliga al cuerpo a usar las reservas de glucosa, grasa y cetonas —señala—, pero también degrada una porción significativa de glóbulos blancos». Los glóbulos blancos viejos y deteriorados se eliminan del torrente sanguíneo y se reciclan. «Durante cada ciclo de ayuno, este vaciado de glóbulos blancos induce cambios que estimulan la regeneración de nuevas células del sistema inmunitario a partir de células madre». Ayunar reduce los niveles de IGF-1, que Longo y otros investigadores han asociado con el envejecimiento, la progresión tumoral y el riesgo de cáncer. Reduce asimismo la enzima PKA, que ha de estar desactivada para que las células madre entren en estado regenerativo. «Ayunar da permiso a las células madre para que se pongan en marcha y empiecen a proliferar y a reconstruir el sistema [inmunitario] entero», explica.

Longo y su equipo demostraron que, durante la quimioterapia, el ayuno puede proteger de cualquier daño a las células sanguíneas y la médula ósea. Un sistema inmunitario dañado o debilitado por la quimioterapia, la edad, las toxinas, medicamentos, infecciones o un estilo de vida poco saludable puede regenerarse y revitalizarse.[39]

«El cuerpo se deshizo de las partes del sistema que estaban dañadas o viejas, las partes ineficaces, durante el ayuno –dice Longo–. Si el sistema está seriamente dañado por la quimioterapia o la edad, los ciclos de ayuno pueden generar literalmente un sistema inmunitario nuevo». Recomienda el ayuno prolongado durante al menos cinco días consecutivos una vez al mes para revitalizar el sistema inmunitario. Su método de ayuno no es un ayuno completo solo a base de agua, sino una dieta de gran restricción calórica. Él la llama «dieta de ayuno simulado».

Este tipo de ayuno produce los mismos cambios metabólicos que una dieta cetogénica. ¿Quiere esto decir que una dieta cetogénica podría tener el mismo efecto regenerativo sobre el sistema inmunitario? Investigadores de ProMetic Life Sciences, Inc., una de las principales compañías biofarmacéuticas de Canadá, han descubierto que consumir TCM antes de la quimioterapia ofrece también protección contra los deletéreos efectos secundarios de los fármacos que la componen. Al igual que el ayuno, el consumo de TCM estimula a las células madre de la médula ósea para que produzcan glóbulos blancos.[40] Aseguran que consumir una fuente de TCM intensifica la producción de células inmunitarias y protege contra la caída del cabello, las náuseas, la anemia y otros efectos secundarios de la quimioterapia sin interferir en la acción terapéutica del tratamiento. La ventaja de usar TCM en lugar de ayunar es que los pacientes no necesitan dejar de comer ni cambiar la dieta en modo alguno.

Al parecer, hay algo que el ayuno y el consumo de TCM tienen en común y que produce idénticos resultados. ¿Qué será? La respuesta es obvia: tienen que ser las cetonas. Por tanto, sería de esperar que una dieta cetogénica provocara el mismo efecto fortalecedor del sistema inmunitario y protector contra las consecuencias desagradables de la quimioterapia.

Trastornos autoinmunes

Dado que las cetonas tienen una capacidad de estimular la regeneración del sistema inmunitario similar a la del ayuno, la dieta cetogénica podría ser de utilidad para tratar trastornos del sistema inmunitario, incluidas las enfermedades autoinmunes e inflamatorias y el cáncer. Entre las enfermedades autoinmunes más prevalentes están la tiroiditis de Hashimoto, la artritis reumatoide, la diabetes tipo 1 y el lupus eritematoso sistémico. Valtor Longo sugiere que unos ayunos cortos, de cinco días, repetidos una vez al mes durante cierto tiempo podrían ser extremadamente beneficiosos para cualquiera que presente un trastorno autoinmune o un sistema inmunitario deteriorado por la edad.

La columnista Jenni Russell sostiene que ayunar le cambió la vida, tras el fracaso de los tratamientos médicos convencionales.[41] «He pasado de ser una persona agotada, que sufría una enfermedad crónica incurable y seguía viva gracias a cuatro medicamentos distintos, a ser una mujer sana y llena de energía», escribe. Y este cambio tan extraordinario lo produjo el ayuno.

Según nos cuenta: «Probé a hacer un ayuno porque estaba desesperada. Me he pasado veinte años con una enfermedad autoinmune que a menudo me hacía dormir doce horas al día y a veces me obligaba a guardar cama varios meses seguidos». La afección había empeorado por efecto de la quimioterapia con la que se le había tratado un cáncer hacía cinco años. «Me dijeron que ya nunca podría prescindir de los medicamentos inmunosupresores; cada vez que lo intentaba, acababa en urgencias en el hospital y me pasaba varios días conectada a un gotero».

No le gustaba depender continuamente de los esteroides, un inmunosupresor común, debido a sus efectos secundarios, a pesar de que llevaba usándolos la mayor parte de su vida. Probó un medicamento intravenoso que costaba más de 25.000 dólares al año, pero ni siquiera eso la hizo sentirse mejor. Además, el fármaco en cuestión era carcinógeno y tenía sus efectos secundarios particulares. Tomó la decisión de buscar una alternativa.

Fue entonces cuando oyó hablar de las investigaciones del doctor Longo sobre el ayuno. Los estudios con ratones habían revelado que un ayuno intermitente, de solo tres días cada vez, había producido la regeneración de sus sistemas inmunitarios. Pensó que no perdía nada por intentarlo, así que inició el primer ayuno corto:

> Aguanté sin comer dos días y medio, y no creí que fuera a tener ningún efecto. Pero al cuarto día me desperté con una sensación de bienestar que no había experimentado desde hacía años. Desde entonces lo he repetido tres veces, hace poco durante cuatro días. No es lo que se dice agradable. No podría hacerlo si estuviera trabajando, o si tuviera que cocinar para los demás. Hay que tener la libertad de irse a dormir o de no hacer nada, cuando el cuerpo se queja indignado. Y además hacen falta distracciones, algo apetecible a la vista, cuando te acuerdas con desilusión de que no te espera una comida en ningún momento próximo: libros, películas y la compañía de tu pareja y de tus amigos.
>
> Lo hago solo por lo extraordinarios que han sido los resultados. He dejado por completo los medicamentos, por primera vez desde que enfermé, y no tengo que racionar la energía y el tiempo. No sé si durará, pero me he convertido en una evangelista silenciosa. Ayunar, como decía un médico hace poco, tal vez sea la panacea de la que se había olvidado la medicina occidental.

La esclerosis múltiple (EM) es un trastorno autoinmune potencialmente incapacitante que afecta al cerebro y la médula espinal. El sistema inmunitario ataca al revestimiento de mielina que recubre y protege las fibras nerviosas, por lo cual se degeneran y se interrumpe la comunicación entre el cerebro y el resto del cuerpo.

La terapia farmacológica y las dietas empleadas para tratar la EM han sido por lo general decepcionantes, y por esa razón se están investigando actualmente los trasplantes de células madre como medio de detener la progresión de la enfermedad. El tratamiento funciona mejor con pacientes jóvenes que tengan síntomas leves. La idea es utilizar las propias células madre del paciente para reactivar el sistema inmunitario a fin de que detenga el avance de la enfermedad. Pero puede ser un tratamiento arriesgado, porque una vez que se ha tomado una muestra de médula ósea, se ha de suprimir por completo el sistema inmunitario antes de que las células puedan trasplantarse de nuevo en el cuerpo. Hasta la fecha, solo la mitad de aquellos que se han sometido a este tratamiento han visto algún resultado positivo, y además la tasa de mortalidad es del 3%, lo cual es seriamente preocupante, ya que la esclerosis múltiple no es en sí una enfermedad mortal.[42] Este es uno de esos casos en que el tratamiento conlleva más riesgos que la enfermedad.

Utilizar células madre para «reiniciar» el sistema inmunitario no es mala idea, pero utilizar trasplantes sí lo es. Un método mucho menos peligroso y más efectivo es usar los propios poderes rejuvenecedores del sistema inmunitario. Con la dieta de ayuno simulado se puede conseguir lo mismo sin arriesgar la salud.

«Empezamos a pensar: "Si mata a un buen número de células inmunitarias y activa las células madre, ¿sería posible que matara a las células defectuosas y generara luego células nuevas, células sanas?"», dice Longo. El efecto sería parecido al de un trasplante de células madre, pero sin los riesgos. Eso lo inspiró a investigar cómo actuaría una dieta de ayuno simulado en la esclerosis múltiple. Los resultados han sido alentadores.

El estudio inicial constaba de dos partes: una prueba con animales y una prueba con sujetos humanos. En la primera parte del estudio, se dividió en tres grupos a unos ratones a los que se les había inducido EM por medio de sustancias químicas. Al primer grupo se lo sometió a dieta de ayuno simulado tres días seguidos cada siete días durante un total de treinta días (es decir, tres ciclos); a un segundo, a dieta cetogénica sin restricción calórica durante treinta días, y el tercero era el grupo de control, y la suya una dieta estándar. Los resultados mostraron que tanto la dieta de ayuno simulado como la cetogénica habían reducido los síntomas de la enfermedad en todos los ratones de estos dos grupos, y «en un 20% de los animales la recuperación había sido completa».

Es interesante que se incluyera la dieta cetogénica en este estudio. Los ratones tardaron diez días en entrar en estado de cetosis, lo cual da a entender que la dieta era solo ligeramente cetogénica. Durante los primeros días, mientras se habituaban a las grasas, no se vio que los síntomas cambiaran demasiado, pero para el final de los treinta días, la dieta cetogénica demostró ser prácticamente igual de eficaz para reducir los síntomas que la dieta de ayuno simulado.

Además de la disminución de los síntomas, los investigadores apreciaron un aumento de los niveles de corticosterona, una hormona esteroide que secretan las glándulas suprarrenales para regular el metabolismo, y observaron también una disminución de las citocinas proinflamatorias. Informaron asimismo de que las dietas habían activado células madre nativas que habían regenerado el revestimiento de mielina de los tejidos nerviosos anteriormente dañados.

«La dieta de ayuno simulado mata las células inmunitarias defectuosas —señala Longo—. Luego, una vez que los ratones vuelven a la dieta normal, se generan células inmunitarias sanas y células productoras de mielina, gracias a lo cual un tanto por ciento de los ratones se curan totalmente».

La segunda parte del estudio, realizada por un equipo de investigación distinto, dirigido por el doctor Markus Bock en el Centro de Medicina Complementaria del hospital universitario Charité de Berlín, trataba de comprobar la inocuidad y la potencial eficacia de la dieta de ayuno simulado y la dieta cetogénica en sesenta individuos aquejados de EM.

Se dividió a los participantes en tres grupos de veinte. El primero siguió una dieta de ayuno simulado durante siete días, y luego una dieta mediterránea durante seis meses; el segundo, una dieta cetogénica a lo largo de seis meses, y el tercero sirvió de grupo de control y durante los seis meses llevó una dieta normal. Los participantes de los dos primeros grupos informaron de haber notado una considerable mejoría de su calidad de vida y su salud física y mental. Los investigadores llegaron a la conclusión de que «una dieta de ayuno simulado o una dieta cetogénica no presentan ningún riesgo, son factibles y potencialmente efectivas para tratar a pacientes de esclerosis múltiple remitente recurrente».[43]

Un equipo internacional de investigadores de Estados Unidos, Canadá y China, que no tenía relación con el grupo de Longo, llegó a una conclusión similar. Investigaron los efectos de la dieta cetogénica en la pérdida de memoria y la inflamación sistémica del sistema nervioso central en ratones a los que se les había inducido por medio de sustancias químicas una esclerosis múltiple, exactamente igual que en el estudio de Longo. La dieta cetogénica atenuó la inflamación del cerebro, los defectos de memoria y aprendizaje, el estrés oxidativo y la sobreactivación del sistema inmunitario cerebral, todo lo cual corroboró que este tipo de dieta puede aliviar los síntomas asociados con la EM.[44]

El equipo de Longo estudió a continuación sus efectos en otra enfermedad autoinmune, la diabetes tipo 1, que afecta a las células productoras de insulina, o células beta, del páncreas. Se trata de una disfunción de origen genético que normalmente se detecta a edad temprana y que obliga a la persona a inyectarse insulina para compensar la que no fabrica su cuerpo. La diabetes tipo 2 es, por el contrario, una afección adquirida, resultado en la mayoría de los casos de una alimentación y unos hábitos de vida poco saludables y que se desarrolla en la edad adulta. El diabético de tipo 2 seguirá produciendo una cantidad normal de insulina en las primeras etapas, pero si la disfunción no se trata debidamente, la enfermedad puede dañar las células beta, y en este caso será necesario también un suplemento de insulina.

Según informa Longo, el ayuno intermitente con una dieta de ayuno simulado tiene el poder de reemplazar las células que ya no producen insulina por células beta nuevas. Su equipo de investigación ha conseguido regenerar la producción de insulina en el páncreas de ratones que se encontraban en una etapa avanzada de diabetes tipo 1 y tipo 2. Examinaron asimismo cultivos de células pancreáticas de donantes humanos y vieron que el ayuno aumentaba la producción de insulina en las células de los pacientes de diabetes tipo 1.

En su estudio administraron a los ratones altas dosis de estreptozotocina, que arrasó con las células beta y provocó el equivalente a una diabetes tipo 1. Estudiaron también a un grupo de ratones que, por una mutación genética causante de resistencia a la insulina y diabetes tipo 2, habían dejado de producir insulina. En ambos grupos, los animales a los que durante cierto tiempo se había puesto a dieta de ayuno simulado cuatro días a la semana recuperaron la producción normal de insulina, experimentaron una reducción de la resistencia a la insulina y mostraron niveles estables de glucosa en sangre. Los ciclos de ayuno provocaron la expresión de ciertos genes que activaron las células madre pancreáticas para que formaran nuevas células beta que produjeran insulina.[45]

La dieta cetogénica se ideó específicamente para emular los efectos terapéuticos y metabólicos del ayuno, y al parecer tiene la misma capacidad para estimular las células madre de la médula ósea y promover la autorrenovación del sistema inmunitario que un ayuno modificado. Es posible que sea capaz de hacer lo mismo por las células madre intestinales, musculares, neurales y de otro tipo, pero es preciso seguir investigando para examinar esta fascinante posibilidad.

REACCIONES DEPURATIVAS

Estamos expuestos a infinidad de toxinas contenidas en los alimentos y presentes en el medioambiente. Se vierten en nuestro entorno literalmente miles de sustancias químicas, y nuestro cuerpo es como un imán, que las recoge y las almacena, hasta que poco a poco la carga va aumentando y contribuye a crear un estado de mala salud que puede generar enfermedades crónicas. Básicamente, todos albergamos miles de sustancias tóxicas en nuestro cuerpo, y el ayuno y la dieta cetogénica son métodos eficaces para eliminarlas.

> Cuando oí hablar de la dieta cetogénica, me lancé a ella de cabeza —dice Jackie—. Comía verduras frescas y carne de producción orgánica y le echaba aceite de coco a todo. Al cabo de un par de semanas, me salió en la espalda y el pecho un sarpullido horroroso que picaba lo indecible. Pensé que igual era alérgica a algo, así que cambié el tipo de alimentos que comía, salvo el aceite de coco, pero el sarpullido continuó. Empecé a preguntarme si no sería alérgica al aceite de coco. Entré en Internet para buscar la respuesta y me enteré de que a mucha gente le había pasado lo mismo al empezar una dieta cetogénica. Lo llamaban «sarpullido ceto». Tardó tres semanas en desaparecer.

Lo que experimentó Jackie fue una reacción de limpieza provocada por el cambio de alimentación repentino, de una dieta típica occidental, constituida por alimentos procesados y refinados, a una dieta mucho más sana, de productos integrales. Las reacciones depurativas son muy comunes cuando se practica un ayuno terapéutico; de hecho, son algo esperado, y por eso se recomienda que los ayunos de más de tres días estén siempre supervisados por alguien que tenga experiencia en este tipo de terapia. A veces se denomina a estos episodios *crisis depurativas* o *crisis curativas*, apuntando al hecho de que el cuerpo está atravesando por un periodo de *limpieza* o *curación* tan intensas como para provocar síntomas manifiestos, y a menudo desagradables, es decir, una crisis.

La crisis curativa es un fenómeno sobradamente conocido y documentado que es común ver en aquellos que optan por un estilo de vida natural. Cuando al paciente se lo somete a un programa de desintoxicación y curación naturales, sin utilización de medicamentos, es posible que su cuerpo tenga de repente tanta energía que pase por un periodo de «limpieza doméstica», en el que se dedique a extraer toxinas de los tejidos, sobre todo de los tejidos grasos, y a expulsarlas como buenamente pueda, a través de la boca, los riñones, los senos paranasales, los intestinos, la piel, etcétera. Como consecuencia del proceso de desintoxicación, se pueden experimentar algunos síntomas desagradables; los más típicos son erupciones cutáneas, mal aliento, acné, secreción nasal, dolores de cabeza, vómitos, diarrea, escalofríos, fiebre, náuseas, fatiga y dolor corporal. En realidad, podría aparecer casi cualquier síntoma como resultado de una crisis depurativa. Podrías pensar incluso que tienes gripe. Por eso, cuando estas reacciones son resultado de haber empezado una dieta cetogénica, se las suele llamar *gripe ceto*. Los síntomas variarán dependiendo de las toxinas que se estén eliminando y de dónde provienen. No es que vayas a tener todos los síntomas que acabo de mencionar; normalmente serán solo uno o dos de ellos, y a veces ninguno. Con frecuencia son tan leves que pasan inadvertidos. Por lo general, una crisis curativa dura solo unos días, una semana como mucho, pero hay algunos casos en que puede prolongarse varias semanas (en el caso de las erupciones cutáneas, hasta unas seis semanas).

La dieta cetogénica supone un gran cambio respecto a la dieta típica occidental. Al decir adiós al pan blanco, las pastas, la bollería, los dulces y otros productos de baja calidad nutritiva y empezar a comer hortalizas, huevos, lácteos y carne frescos, aumenta enormemente el grado de nutrición. Ahora bien, la falta de comida basura (con su contenido de aditivos químicos, azúcares, etcétera) a la que se enfrenta el cuerpo, sumada a la abundancia cada vez mayor de cetonas promotoras de salud, puede hacer que se entre en un estado de curación y limpieza acrecentadas. El sistema inmunitario, revisado y reparado, cobra inusual impulso, así que no tendría nada de sorprendente que notaras algunas reacciones depurativas. De todos modos, no todo el mundo que se ponga a dieta cetogénica notará síntomas de depuración desagradables. Aquellos que los sufran, eso sí, podrían experimentar más de un episodio. Somos todos diferentes, y por tanto lo que le haya sucedido a otra persona no tiene por qué ser lo que te suceda a ti.

Una de las reacciones más comunes de la desintoxicación es el mal aliento. Es algo que provocan tanto la terapia del ayuno como otras terapias depurativas, entre ellas la dieta cetogénica. Sin embargo, no debe confundirse el mal aliento con el aliento cetogénico, que puede aparecer simultáneamente. El aliento derivado del proceso de desintoxicación huele mal a causa de las toxinas que está eliminando el cuerpo. Es diferente a un tipo de cetona, la acetona, que suele excretarse a través del aliento, y que le da un olor dulce y afrutado, muy distinto del que desprende el aliento de la desintoxicación.

Uno de los mayores malentendidos de quienes experimentan una crisis curativa es creer que están enfermos (es decir, que se trata de una crisis patológica). Y si van a un médico que no esté al corriente de este aspecto que acompaña a la curación natural, lo diagnosticará como una alergia o una infección y les recetará antibióticos y otros medicamentos, que pondrán fin al proceso curativo. Las reacciones de desintoxicación no son algo que necesites tratar o intentar «curar». Son las reacciones naturales a la autolimpieza, y si tomas fármacos para tratarlas, conseguirás que los síntomas desaparezcan, pero las toxinas que tu cuerpo estaba eliminando volverán a instalarse en los tejidos. Y no quieres que eso ocurra. Quieres deshacerte de ellas. Tu cuerpo va a estar más sano sin ellas. Los medicamentos solo conseguirán añadir más toxinas a la carga de toxinas ya existente que el hígado debe procesar y eliminar. No son más que una carga añadida. Todos somos portadores de una pesada carga de contaminantes medioambientales que se van acumulando con el tiempo y contribuyen a la mala salud.

Los síntomas depurativos forman parte del proceso de curación y son constructivos. No intentes detenerlos con medicamentos. Deja que la naturaleza siga su curso. En una crisis curativa no hay nada que temer. De hecho, debería ser algo de lo que alegrarte, ya que es la forma que tiene el cuerpo de librarse de la basura que contribuye a la mala salud; y el propósito con el que has empezado una dieta cetogénica es precisamente tener mejor salud. La crisis curativa es señal de que la dieta está surtiendo efecto. Si te interesa saber más sobre la crisis curativa y cómo distinguirla de una crisis patológica y lidiar adecuadamente con ella, te recomiendo mi libro *The Healing Crisis*.

¿LA SOLUCIÓN AL CÁNCER?

TESTIMONIO DE UNA SUPERVIVIENTE DE CÁNCER

En 1998 Julie Figueroa dirigía una empresa internacional de Internet con oficinas en Nueva York y Filipinas. Disfrutaba mucho con el trabajo y, aunque la mantenía muy ocupada, se aseguraba de sacar un poco de tiempo todos los años para hacerse una revisión general completa, que incluía una mamografía. El examen médico de febrero de aquel año indicaba que estaba bien de salud. Sin embargo, al cabo de unos meses empezó a tener una sensación extraña en los pechos; en octubre, se había convertido en un dolor agudo. Fue al médico, que la envió acto seguido a un oncólogo para que le hiciera unas pruebas. Le dijeron que tenía una forma muy agresiva de cáncer de mama y que había que operar de inmediato.

> Me quedé consternada —dice Julie—. Me preguntaba cómo era posible. No había antecedentes de cáncer en mi familia. ¿Serían los desechos tóxicos de Nueva Jersey, donde llevaba viviendo diez años? ¿Sería que estaba estresada por el trabajo, sin saberlo? Pensaba que si alguien enfermaba de cáncer tenía que ser por algún motivo.

Antes de someterme a una mastectomía quise tener una segunda opinión. Fui a un especialista diferente pero me dijo lo mismo. Seguía intentando encontrar un médico que me asegurara que podía resolverse con una tumorectomía o con quimioterapia. Al final, el quinto médico me lo dijo sin rodeos: «No tiene usted elección. Ni siquiera sabemos si todavía vamos a poder salvarla. Está usted en fase 4, la fase más grave. Tenemos que intervenir de inmediato».

Me parecía increíble. En febrero no tenía cáncer, y de repente, solo ocho meses después, estaba entre la vida y la muerte por un cáncer de mama de tipo muy agresivo. Me sometí a la operación, y después a varios meses de quimioterapia. Aunque los médicos me dijeron que el cáncer estaba controlado, no había desaparecido por completo. Así que me pusieron medicación.

Julie decidió volver a Filipinas de visita, y para recuperarse del tratamiento. Allí su familia tenía una granja que a ella le encantaba y donde siempre había soñado con cultivar plantas medicinales. En aquellos momentos, las tierras estaban llenas de cocoteros.

En el 2001 empecé a tener dolores de cabeza terribles —continúa—. Llegaba un punto en el que parecía como si me estuvieran rompiendo los huesos del cráneo. Entré en la consulta del médico y le dije que quería que me hiciera una radiografía del cráneo. Me preguntó si había tenido un accidente y le respondí que no, que simplemente sentía como si tuviera el cráneo fracturado.

—¿Cómo sabe que tiene una fractura? —sonrió él—. Igual un analgésico más fuerte consigue quitarle el dolor.

—Sé muy bien qué sensación produce una fractura —le espeté—. He tenido varios huesos rotos en mi vida y sé lo que se siente.

El médico no dijo más y pidió que le hicieran una radiografía. Al día siguiente Julie volvió al hospital a recoger los resultados. Pero en lugar de entrar en la consulta de su médico, la pasaron a una sala donde la esperaban este y otros siete médicos más. Le dijeron que nunca habían visto un cáncer cerebral como el que ella tenía. Casi la mitad del cerebro parecía un trozo de queso mordisqueado por los ratones.

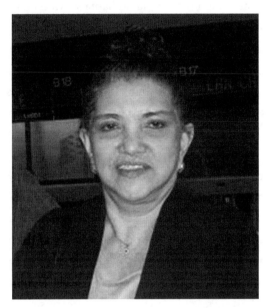

Julie Figueroa

Me quedé de piedra. Les pregunté qué posibilidades de supervivencia tenía. «En Filipinas, en la fase en la que se encuentra el tumor..., ninguna», contestaron. Sin el tratamiento médico apropiado, dijeron que probablemente me quedaran dos meses.

Tomé el siguiente vuelo a Estados Unidos. Fui a ver a mi médico aquella misma tarde. Los médicos de Manila ya le habían enviado un fax y le habían explicado la situación. Al día siguiente fui a ver al neurocirujano; hablamos del tema y concertamos la fecha para una craneotomía. La prognosis era muy poco esperanzadora. Pidió que se me hicieran una resonancia magnética, un TAC, una gammagrafía ósea, análisis de sangre... Era el mismo cáncer que me había atacado con tal agresividad tiempo atrás. Se había extendido al cerebro. Se programó la intervención para la mañana siguiente. El tumor estaba casi rozando la arteria cerebral principal. La mala noticia fue que no se pudo extirpar entero; un 20% del tumor estaba en la parte posterior del cerebro, justo en el centro, sobre la arteria basilar. La quimioterapia no había servido de nada después de la mastectomía, así que había pocas esperanzas de que ahora sirviera para mucho, pero en la situación en la que estaba, era mi única esperanza.

Como tenía muy pocas probabilidades de sobrevivir, asumí que lo mejor que podía hacer era aprovechar al máximo el tiempo que me quedara. Pasé varios meses recuperándome de la intervención, y luego volví a mi granja de Filipinas a ver a mi familia.

Estaba muy débil, y solía sentarme en una loma a ver trabajar a los agricultores entre los cocoteros, a ver cómo plantaban café. Sabía que tenía que hacer algo para ponerme fuerte y reforzar el sistema inmunitario. Hacía tiempo que quería tener un jardín de plantas aromáticas y medicinales, y empecé a leer y a enterarme de cuáles podían venirme bien. Pensé en plantar ginseng o melones amargos. Consideré hasta la posibilidad de plantar un arbusto del Amazonas. Justo por aquella época, me topé por casualidad con unos estudios sobre el aceite de coco. Leí sobre los ensayos clínicos de tratamiento del sida con aceite de coco que se habían hecho en Filipinas. Los resultados eran prometedores, así que pensé que si el aceite de coco podía fortalecer el sistema inmunitario y curar el sida, tal vez surtiera efecto para mi cáncer.

Empecé tomando de tres a cuatro cucharadas de aceite de coco al día además del que utilizaba para cocinar. Se lo añadía a los copos de avena por la mañana y a la taza de cacao caliente y preparaba las comidas con él. Además, de vez en cuando me comía un bocadito de coco fresco y bebía agua de coco.

Para el mes de julio, mis médicos se empezaron a preocupar. Llevaban sin verme desde hacía seis meses. Tenían que monitorizar la parte del tumor que me había quedado en el cerebro. Así que volví a Estados Unidos. Para su sorpresa absoluta, se había producido una remisión. Me preguntaron qué había hecho. Les dije que había encontrado una cura: el aceite virgen de coco.

Poco después de que los médicos le dijeran que estaba curada, entró en un grupo de apoyo de supervivientes de cáncer. Les contó a los demás cómo se había curado el cáncer cerebral con aceite de coco. Se burlaban de ella y le tomaban el pelo; la llamaban afectuosamente «la loca del coco». Sin embargo, al cabo de un año, era la única del grupo que seguía viva. Todos los demás habían tenido una recurrencia del cáncer y habían muerto.

Hoy sigo usando aceite de coco ¡y sigo sin cáncer! –dice Julie–. Crecí en Filipinas rodeada de cocoteros. Mi abuela solía hacer aceite de coco con cocos frescos, como muchos otros agricultores. Yo nunca lo usaba porque nos habían contado que era grasa saturada, y como nos importaba tener buena salud, usábamos aceites de soja y de maíz hidrogenados. Estuve rodeada de aceite de coco toda mi vida, e hicieron falta un cáncer y una búsqueda desesperada de alguna cura para que redescubriera este aceite milagroso.

El cáncer cerebral mata a más de veintitrés mil personas al año en Estados Unidos. Es la segunda causa principal de muerte por cáncer en niños y jóvenes. El tiempo medio de supervivencia tras su diagnóstico inicial no es de mucho más de un año. Durante más de cinco décadas, el tratamiento establecido ha sido la cirugía seguida de radiación y quimioterapia. Pero a pesar de los métodos de detección precoz, de las imágenes por resonancia magnética y de las modernas técnicas quirúrgicas, las perspectivas a largo plazo son desalentadoras. En casos de cánceres agresivos, como el de Julie, incluso aunque sea posible extirpar el tumor entero, los procedimientos médicos convencionales le alargan la vida al paciente solo unos meses más que si no se hubiera sometido a ningún tratamiento.[1] Y cuando el tumor no se puede extirpar por completo, las probabilidades de supervivencia son aún menores. A Julie le quedaba todavía un 20% del tumor cuando los médicos perdieron la esperanza. Sin embargo, pese al pronóstico sombrío, sobrevivió hasta mucho después de los cinco años que las estadísticas ponen como límite de supervivencia al cáncer, y lo hizo gracias al aceite de coco.

LOS EFECTOS ANTICANCERÍGENOS DE LOS TCM

¿De verdad que el aceite de coco puede curar el cáncer? Veamos lo que dice sobre el tema la investigación médica. La doctora Clara Lim-Sylianco, profesora de la Facultad de Ciencias Químicas de la Universidad de Filipinas, piensa que es posible. En una serie de experimentos, ella y sus colegas vieron que el aceite de coco era capaz de proteger a animales de laboratorio de los efectos dañinos de una diversidad de sustancias químicas carcinógenas. Compararon los efectos de tres dietas distintas en tres grupos de ratones a los que se había expuesto individualmente a seis sustancias carcinógenas. Las dietas consistían en una comida básica para roedores a la que se había agregado, para el primer grupo, aceite de coco y para el segundo, aceite de soja, mientras que la dieta del tercer grupo no contenía aceite.

Se estudiaron los efectos de los seis mutágenos en la médula ósea. Los seis fármacos tenían efectos genotóxicos, es decir, podían dañar la estructura del ADN celular. Esto puede identificarse en las células por la presencia de fragmentos de cromosoma tras la división celular, y si esas alteraciones del ADN no se reparan, puede desarrollarse un cáncer. A las sustancias capaces de reducir el efecto destructivo de las genotoxinas sobre el ADN se las denomina antigenotoxinas.

Se alimentó a los ratones con sus respectivas dietas durante veintitrés días. Las genotoxinas se les administraban por vía oral treinta horas y seis horas antes de tomar las muestras de médula ósea. Los ratones que tomaban aceite de coco presentaban menos fragmentos de cromosoma en los glóbulos rojos que los de las otras dos dietas. El aceite de coco demostró actuar como una antigenotoxina, y este efecto fue aún más notable cuando se redujo en un 30% la ingesta total de calorías de las tres dietas.[2-3] Los investigadores indicaron que el ácido láurico, uno de los ácidos grasos de cadena media contenidos en el aceite de coco —que de hecho está compuesto de ácido láurico casi en un 50%—, manifestó la mayor actividad antigenotóxica.

Se han hecho varios estudios más para comparar el efecto de distintos aceites y grasas dietéticos en la incidencia de tumores en animales de laboratorio a los que se había inducido un cáncer por medio de sustancias químicas. Se han puesto a prueba el aceite de coco, el de girasol, el de oliva, la manteca de cerdo y el sebo de vacuno, entre otros, y se han estudiado sus efectos en el cáncer de colon, el de mama, el de tejido conectivo, la leucemia y algunos otros tipos de cáncer. Los resultados coinciden en gran medida en todos los estudios. Aunque algunos de estos aceites parecen acelerar el crecimiento tumoral, el de coco ha demostrado no tener este efecto, ni siquiera cuando constituía hasta el 23% del total de calorías consumidas.[4-6]

En busca del mejor apoyo nutricional para los pacientes de cáncer, los investigadores han evaluado muchos tipos de nutrientes que puedan utilizarse para la alimentación parenteral, que normalmente se administra por vía intravenosa, y han descubierto que los triglicéridos de cadena media ofrecen muchos beneficios nutricionales en comparación con otras grasas. Una importante ventaja es que favorecen más que ninguna otra la función inmunitaria y tienen por naturaleza un efecto anticancerígeno. Se realizó un estudio, por ejemplo, en el que se separó a las ratas en cinco grupos. Al grupo 1 se le dio glucosa, al grupo 2 triglicéridos de cadena larga, al grupo 3 triglicéridos de cadena media, al grupo 4 ácidos grasos omega-3, y al grupo 5 (el grupo de control) una dieta oral. Al cabo de diez días, se les implantaron a los animales células de sarcoma y se monitorizó su evolución. A medida que transcurrían las semanas, todos ellos empezaron a desarrollar tumores. Para cuando concluyó el estudio, aquellas ratas a las que se les habían administrado los triglicéridos de cadena media o los ácidos grasos omega-3 mostraban un crecimiento del tumor considerablemente menor que los demás grupos, lo que demostró el efecto antitumoral de estas grasas.[7]

Una de las complicaciones asociadas con el cáncer es la *caquexia*, o síndrome de consunción, caracterizada por una pérdida de peso y del apetito, desnutrición, atrofia muscular, fatiga y debilidad, por lo cual aumenta sustancialmente el riesgo de muerte. A fin de encontrar alguna manera de prevenir esta dolencia, se ha experimentado con la incorporación de nutrientes diversos a la dieta del paciente. En estudios con animales, es posible inducir en los ratones una caquexia tumoral inoculándoles un adenocarcinoma en el colon. Cuando se comparó a los ratones del grupo de control, alimentados con una dieta habitual de alto contenido en carbohidratos y bajo en grasas, con aquellos a los que se les habían administrado TCM, estos últimos mostraron una menor disminución de peso y una notable reducción del tamaño del tumor. Los animales a los que se les habían administrado TCL (triglicéridos de cadena larga) no mostraron ninguna diferencia con los del grupo de control. Como cabría esperar, los alimentados con TCM tenían además un alto nivel de cetonas en sangre.[8]

Un estudio realizado en Boston por el Instituto de Investigación sobre el Cáncer demostró que una combinación de triglicéridos de cadena media y aceite de pescado administrada por vía intravenosa inhibía la progresión tumoral en las ratas. Los autores manifiestan que el estudio demostró que el tipo de componentes grasos de la dieta puede influir en la composición de los ácidos grasos del tejido tumoral y por tanto limitar su progresión.[9]

Las propiedades antimicrobianas de los ácidos grasos de cadena media presentes en el aceite de coco ayudan al cuerpo a eliminar los gérmenes patógenos, y alivian así la carga de trabajo del sistema inmunitario. Los ácidos grasos de cadena media contribuyen a la aniquilación de muchos microorganismos invasores, y, al haber menos gérmenes que causen problemas, los glóbulos blancos tienen más libertad para detectar y destruir las células cancerosas. Por tanto, el aceite de coco ayuda al cuerpo a defenderse de los gérmenes y permite que los glóbulos blancos sean más eficaces en la destrucción de toxinas y células cancerosas.

Algunos virus y bacterias intervienen directamente en la progresión del cáncer. Según un estudio publicado en la revista *The Lancet Oncology*, al menos el 16% de los cánceres del mundo están causados por microorganismos.[10] El virus del papiloma humano (VPH), por ejemplo, está presente prácticamente en todos los casos de cáncer cervical. Los linfomas pueden desencadenarse por la acción del virus Epstein-Barr, que es también causa de mononucleosis. Los cánceres de hígado pueden estar causados por los virus de la hepatitis B y C; el cáncer de estómago, por la bacteria *Helicobacter pylori*, y la bacteria *Chlamydia pneumoniae* puede causar cáncer de pulmón. De los casi trece millones de casos nuevos de cáncer registrados en el mundo entero en 2008, se atribuyeron dos millones de ellos a infecciones. Los virus de la hepatitis B y C, el VPH y la bacteria *Helicobacter pylori* fueron los responsables en la mayor parte de los casos. Curiosamente, se sabe que los ácidos grasos de cadena media matan muchas de esas bacterias y virus causantes de cáncer. De hecho, Julie Figueroa descubrió que pueden matar el VIH, y saberlo fue lo que de entrada la llevó a plantearse tomar aceite de coco.

Todos los AGCM tienen propiedades antibacterianas y antivíricas; sin embargo, aquel con mayor poder antimicrobiano es el ácido láurico.[11] Aunque ciertamente los AGCM pueden ofrecer protección contra algunos cánceres, la mayor parte de los efectos antigenotóxicos del aceite de coco provienen de las cetonas.

Tras la operación de cerebro, Julie se fue a su granja de Filipinas a descansar y a recuperarse. Allí tenía aire puro, frutas y hortalizas frescas, podía sentarse al sol tropical (que produce vitamina D, esencial para la función inmunitaria) y dar paseos a diario por las tierras, en lugar de pasarse la mayor parte del día sentada en una habitación detrás de un escritorio. Todo esto, sumado al consumo diario de aceite de coco, que le aportó el beneficio añadido de las cetonas, consiguió fortalecerle el sistema inmunitario y producir una remisión del tumor.

LA FUNCIÓN INMUNITARIA

En las células vivas, se forman continuamente especies reactivas de oxígeno (ROS, por sus siglas en inglés) a consecuencia de las reacciones metabólicas y bioquímicas y también de factores externos, como radiaciones ionizantes (rayos X y radiación UV), contaminación ambiental (humo del tabaco, esmog), virus, toxinas y ciertos aditivos alimentarios (aceites poliinsaturados, glutamato monosódico o nitritos). La principal fuente de ROS, o radicales libres, es la utilización de oxígeno y glucosa para producir energía celular. Aunque las células cuentan con sistemas antioxidantes de defensa, es posible que estos no ofrezcan una total protección contra los efectos nocivos de las ROS que se forman continuamente. Las especies reactivas de oxígeno pueden dañar el ADN de las células y provocar cambios mutagénicos que las conviertan en cancerosas. Debido a ello, se crean células cancerosas a diario en nuestro cuerpo; forman parte de nuestra vida cotidiana.[12] Uno de los motivos por los que comer en exceso, y tener sobrepeso, es un factor de riesgo para el cáncer es sencillamente que aumenta la cantidad de especies reactivas de oxígeno que se crean en el proceso de convertir la glucosa en energía. Y cuantas más ROS se producen, mayor es el riesgo.[13]

Todos, sin excepción, tenemos células cancerosas en el cuerpo. La razón por la que no todos desarrollamos cáncer es que el sistema inmunitario detecta y destruye esas células renegadas antes de que se descontrolen demasiado. Mientras el sistema inmunitario funcione como debe, no hay motivo para preocuparse. Según el doctor Arthur I. Holleb, vicepresidente de asuntos médicos de la Sociedad Estadounidense del Cáncer: «Solo cuando el sistema inmunitario es incapaz de destruir esas células malignas se desarrolla el cáncer».[14] En otras palabras, el cáncer solo puede desarrollarse en un cuerpo cuyo sistema inmunitario esté tan estresado o debilitado que sea incapaz de realizar una defensa eficaz. El doctor Holleb no dice que un sistema inmunitario eficiente nos proteja de un tipo específico de cáncer –del cáncer de pulmón, de mama o de la leucemia–. Se refiere a todo tipo de cánceres, lo que significa que, aun estando expuestos a sustancias cancerígenas, si el sistema inmunitario funciona como debiera, no se desarrollará la enfermedad. Por tanto, un sistema inmunitario fuerte y sano es nuestra mayor defensa y prevención contra todos los tipos de cáncer.

Uno de los motivos por los que la dieta cetogénica nos ofrece protección contra el cáncer es que las cetonas intensifican la función inmunitaria. Al estimular la producción y activación de glóbulos blancos, ofrecen un apoyo adicional al sistema inmunitario para combatir y subyugar a las células rebeldes.

Como explicaba anteriormente, las cetonas pueden impedir la acción destructiva de numerosos agentes genotóxicos que pueden ser causa de cáncer. Estamos expuestos a diario a sustancias químicas potencialmente dañinas, que están presentes en lo que comemos y en el aire que respiramos, y la dieta cetogénica puede protegernos de los efectos perjudiciales de muchas de ellas y, gracias a esa colaboración, aliviar el estrés del sistema inmunitario.

Uno de los mayores beneficios de la terapia de cetonas es que protege y favorece los sistemas antioxidantes internos. Y es que el hecho en sí de que el cuerpo obtenga energía quemando cetonas en lugar de glucosa no solo reduce la producción de especies reactivas de oxígeno, sino que además activa ciertos genes que intervienen en la producción de antioxidantes.

Por si fuera poco, la dieta cetogénica fortalece la respuesta inmunitaria frente al cáncer bloqueando los efectos inmunosupresores de este en el microentorno del tumor. Se ha observado en animales de laboratorio que la dieta cetogénica aumenta la infiltración de glóbulos blancos en los tumores e incrementa significativamente la producción, tan necesaria, de citocinas que regulen la actividad de los glóbulos blancos encargados de que la respuesta inmunitaria sea la oportuna. Además, comparada con una dieta estándar, la cetogénica aumenta considerablemente el poder tumoricida de los glóbulos blancos activados.[15]

EL CÁNCER SE ALIMENTA DE AZÚCAR

Pese a que todas las células del cuerpo contienen exactamente el mismo ADN, no todas presentan el mismo aspecto ni actúan igual. Es necesario que determinados genes del ADN celular se desinhiban o activen para que las células se diferencien y se desarrollen como las células específicas que constituyen los diversos órganos y tejidos corporales. El proceso se inicia tras la fertilización de una única célula original, que se divide y diferencia y desarrolla hasta formar un cuerpo plenamente funcional. Una vez activado el código genético de una célula que la convierte en un tipo de célula determinado, ya no puede cambiar; cuando se multiplique y divida, sus hijas serán iguales a ella.

Las células cancerosas son diferentes. Se ha alterado su ADN y, sea cual sea su progenitora, son células indiferenciadas, sin propósito ni función. Consumen nutrientes y se desarrollan, y, aunque de por sí no sean necesariamente letales, han perdido la capacidad de responder adecuadamente a las hormonas y a otras señales químicas, entre ellas la señal de autodestruirse, un proceso denominado *apoptosis*. Toda célula normal alcanza un punto en su existencia en que necesita ser reemplazada por una célula nueva más robusta. Cuando llega el momento, una señal química inicia la apoptosis: la célula muere, es desalojada y reemplazada. Las células cancerosas, sin embargo, han perdido esta característica y viven para siempre, o hasta que su anfitrión muere. No es que necesariamente crezcan mucho más deprisa que las células normales, pero no dejan de multiplicarse, y ese es el problema. El daño que causa el cáncer cuando forma una masa tumoral se debe a que continúa creciendo, acaparando energía y afectando a los órganos adyacentes e interfiriendo en su actividad, hasta el punto de que esos órganos ya no son capaces de funcionar debidamente, lo cual puede provocar una insuficiencia orgánica.

Otra diferencia entre las células normales y las cancerosas tiene que ver con la producción de energía. Las organelas u orgánulos celulares (las estructuras orgánicas de la célula, altamente especializadas) que intervienen principalmente en el metabolismo de la energía son las mitocondrias. Las mitocondrias son adaptables y pueden utilizar una diversidad de nutrientes para producir energía (medida en unidades de ATP, o adenosín trifosfato). Pero las mitocondrias de las células cancerosas son defectuosas. El proceso normal que convierte la glucosa, los ácidos grasos y las cetonas en ATP está bloqueado por la desactivación de las enzimas necesarias para completar la conversión, y esto obliga a las células cancerosas a depender fundamentalmente del proceso de glucólisis, que no requiere de la participación de las mitocondrias.

En una célula sana, la glucólisis, o glicólisis, es el primer paso de la conversión de glucosa en energía. El proceso tiene lugar en el citosol, fluido viscoso alojado en el interior de la célula, donde la glucosa produce una pequeña cantidad de ATP y dos moléculas de piruvato. Este paso no requiere oxígeno, y por eso se denomina *metabolismo anaeróbico* o *glucólisis anaeróbica*. Pero las células obtienen de la glucólisis solo alrededor de un 20% de su energía. Si hay oxígeno, el piruvato penetra en las mitocondrias y se somete a una serie de reacciones consecutivas para producir una cantidad de energía (ATP) sustancialmente mayor. Dado que el proceso requiere oxígeno, se denomina metabolismo aeróbico. Otras fuentes de energía, como los ácidos grasos y las cetonas, no pasan por el proceso de glucólisis sino que se convierten en ATP por la acción de las mitocondrias.

En las células cancerosas, la glucólisis es el modo principal de producir energía, lo cual las hace depender fundamentalmente de la glucosa para cubrir sus necesidades energéticas. Las células cancerosas son totalmente incapaces de usar los ácidos grasos o las cetonas para producir ATP. Las células sanas pueden sobrevivir sin problema utilizando glucosa, ácidos grasos, cetonas u otras fuentes de energía, pero las cancerosas no. Se alimentan literalmente de azúcar. Cuanto más azúcar les damos, con una dieta abundante en alimentos azucarados e hidratos de carbono refinados, más energía obtienen y más rápido se desarrollan, y más resistentes se vuelven a los tratamientos para el cáncer. Por el contrario, sin azúcar se mueren de hambre y son mucho más vulnerables a la acción del sistema inmunitario y los tratamientos para el cáncer, tanto convencionales como alternativos.

CÓMO MATAR DE HAMBRE AL CÁNCER

La idea de que el cáncer depende sustancialmente del azúcar para sobrevivir y desarrollarse está respaldada por el hecho de que si disminuye el nivel de glucosa en sangre se reduce el riesgo de cáncer. La característica principal de la diabetes es la hiperglucemia (altos niveles de azúcar en sangre), de la que se derivan numerosas complicaciones. Los estudios indican además que en los diabéticos, sobre todo de tipo 2, el riesgo de cáncer es sustancialmente mayor que en los individuos no diabéticos, en especial el riesgo de algunos tipos de cáncer: de páncreas, hígado, pulmón, endometrio, mama, colon, recto y vejiga.[16]

La asociación entre el cáncer y la diabetes se estableció ya en 1932.[17] Hoy en día, se reconoce plenamente dicha asociación, pero sigue sin estar claro cuáles son los mecanismos que la motivan. Ambas enfermedades tienen en común varios factores de riesgo, como son el envejecimiento, la obesidad, la falta de actividad física, la alimentación, el tabaco y el abuso del alcohol. En la diabetes tipo 2, se consideran factores de riesgo añadidos e independientes para el desarrollo del cáncer la resistencia a la insulina y unos niveles altos de insulina en sangre (debidos bien a la resistencia a la insulina o bien a las inyecciones de insulina). Se ha observado que tanto los niveles altos de insulina en sangre como el factor de crecimiento análogo a la insulina tipo 1 (IGF-1), una hormona que fomenta el desarrollo celular, intervienen en la formación de muchos tipos de cáncer. De hecho, unos niveles elevados de IGF-1 se consideran un indicador fiable de un mayor riesgo de cáncer.

En los últimos años, numerosos estudios epidemiológicos y clínicos han revelado que el uso de la metformina para la diabetes está asociado con una disminución del riesgo de cáncer. Los pacientes diabéticos que utilizan metformina tienen menor posibilidad de desarrollar un cáncer, y, en caso de hacerlo, las probabilidades de supervivencia tras el tratamiento son mayores.

La metformina se emplea para regular la glucemia. Como ya se ha explicado, el nivel de azúcar en sangre está determinado por la glucosa que llega directamente de los alimentos que ingerimos así como por la glucosa que fabrica el hígado a partir de otros nutrientes, como la proteína y la glicerina. Lo que hace la metformina es activar una enzima, denominada *AMP kinasa*, que inhibe la producción hepática de glucosa, lo cual se traduce en un descenso de los niveles de azúcar en sangre, una menor necesidad de insulina y una reducción, por tanto, de los niveles de insulina y de IGF-1. Al disminuir la cantidad de azúcar en sangre, las células cancerosas no pueden aprovisionarse fácilmente de la glucosa que necesitan para alimentarse, por lo cual se desarrollan con más lentitud, y el sistema inmunitario dispone de más tiempo para eliminarlas. En la actualidad, se está investigando a conciencia la metformina como potencial tratamiento para el cáncer.[18]

En la glucólisis, desempeña un papel fundamental una enzima denominada *fosfofructoquinasa* (PFK-1). La glucólisis es una forma relativamente ineficaz de producir energía, y normalmente produce solo una cantidad mínima de ATP. En vista de esto, las células cancerosas, para cubrir sus necesidades energéticas y seguir desarrollándose, hacen que aumente la PFK-1, que acelera la producción de energía y, por consiguiente, aumenta el suministro de glucosa a las células cancerosas, que la utilizan para sus propios fines.

El hecho de que el cáncer se alimente exclusivamente de azúcar y lo necesite en grandes cantidades se ha usado desde hace tiempo en medicina para la obtención de imágenes. La tomografía por emisión de positrones (TEP) es una técnica útil para la detección del cáncer. Al paciente se le da a beber una solución azucarada con iones radiactivos. El cáncer «se comerá» de inmediato el azúcar y, junto con él, una dosis de iones radiactivos. Así, la TEP muestra las zonas del cuerpo en que hay un metabolismo de la glucosa acrecentado, lo cual indica la presencia de cáncer. El cáncer actúa como imán de la glucosa.

Habida cuenta de que el cáncer depende tan esencialmente de la glucosa, eliminar de la dieta el azúcar y los carbohidratos podría, lógicamente, privarlo de alimento hasta obligarlo a remitir. Restringir el consumo de hidratos de carbono perjudica solo a las células cancerosas, que dependen de la glucólisis para sobrevivir y que solo se alimentan de glucosa; no afecta en absoluto a las células sanas normales, que, con la misma facilidad que utilizan glucosa, pueden emplear en su lugar ácidos grasos, cetonas y otros nutrientes para producir energía. Esto significa que las células cancerosas podrían estar muriéndose de hambre mientras a su lado las células normales prosperan.

El hecho es que la terapia del ayuno y la restricción calórica han demostrado tener un fuerte efecto anticancerígeno. En los estudios con animales, se ha observado que la restricción calórica reduce el tamaño de los tumores. Una simple reducción del 10% en la ingesta calórica puede influir en el tamaño del tumor, y una del 40% ha llegado a provocar que un tumor desapareciera por completo. Lo que hacen básicamente estos métodos es reducir la glucemia y limitar la cantidad de glucosa de la que pueden disponer las células cancerosas. Es en esencia lo mismo que se conseguía con la metformina, solo que en este caso se trata de un método dietético. Además, la restricción de calorías tiene una gran ventaja sobre la metformina, y es que estimula la producción de cetonas. Esto es muy importante, puesto que las cetonas inhiben la actividad de la enzima PFK-1 y restringen así la capacidad de las células cancerosas para convertir la glucosa en energía. Las células normales sobreviven de maravilla sin necesidad de glucólisis, sobre todo si disponen de cetonas, que les proporcionan más energía que la glucosa y compensan sobradamente la inactividad de la enzima PFK-1.

Sin embargo, a la mayoría de la gente le cuesta ayunar o restringir las calorías; un 70% de los pacientes de cáncer aseguran que no se sienten capaces de hacer ni lo uno ni lo otro, aun sabiendo que hacerlo podría detener la progresión de esta enfermedad. El problema es que suele ser gente con un peso ya inferior al normal y que lucha contra la desnutrición, de modo que en general no es recomendable que opten por ningún tipo de restricción calórica significativa. Por eso, una alternativa dietética que excluye la necesidad de ayunar es la dieta cetogénica. Una dieta cetogénica le permite al paciente comer hasta sentirse satisfecho y le aporta una nutrición completa, y, aun así, hace descender la glucemia hasta conseguir que el cáncer se muera de inanición. A esto se suma que la dieta cetogénica produce altos niveles de cetonas, que, como se ha observado repetidamente, dificultan que las células cancerosas puedan generar energía.

Ahora bien, no es algo que se les pueda impedir totalmente. A menos que una persona sea hipoglucémica, por mucho que reduzca la ingesta de hidratos de carbono solo conseguirá que los niveles de glucosa en sangre desciendan hasta un punto, lo cual significa que las células cancerosas siempre tendrán algo de glucosa a su disposición. Además, las células cancerosas no dependen sola y exclusivamente de la glucosa para satisfacer sus necesidades energéticas; la mayoría de ellas pueden obtener energía también de la glutamina, uno de los aminoácidos que más abundan en el cuerpo. Es importante entender que la glucólisis necesita de glucosa, y que la glutamina se convierte en ATP en las mitocondrias. Aunque la ruta normal para producir ATP en las mitocondrias es defectiva en las células cancerosas, utilizan una ruta alternativa. Es decir, como las células cancerosas crean una cantidad excesiva de especies reactivas de oxígeno que inactivan las enzimas imprescindibles para la conversión de la glucosa o los ácidos grasos en ATP, lo que hacen es tomar otra ruta, que permite a las mitocondrias convertir la glutamina en ATP sin necesidad de esas enzimas.

La pregunta es: ¿puede una dieta cetogénica reducir la glucemia, e inhibir así la glucólisis, lo suficiente como para tener un efecto contundente en el cáncer? Y la respuesta es ¡sí! Una disminución modesta de la ingesta total de calorías o carbohidratos puede tener un impacto significativo. El objetivo de la dieta cetogénica en su lucha contra el cáncer no es matarlo completamente de hambre; en realidad no es algo que podamos hacer. Pero lo que sí está en nuestra mano es debilitarlo todo lo posible y hacerlo así más vulnerable a un sistema inmunitario fortalecido por las cetonas o a otras terapias para el cáncer.

LA EXPRESIÓN GÉNICA

Asimismo, la dieta cetogénica tiene la asombrosa capacidad de modificar la expresión anómala de los genes en las células cancerosas y asimilar su patrón al de las células normales.[19] Por ejemplo, gracias a esta dieta, los altos niveles de ROS presentes en las células cancerosas se reducen a niveles normales, debido a que las cetonas provocan un cambio en la expresión génica tanto en las células normales como en las cancerosas: las primeras se hacen más resistentes a la formación de un cáncer y las segundas mutan y adoptan un patrón más parecido al de las células normales.

Un análisis del ADN de células normales y cancerosas en animales alimentados bien con una dieta cetogénica o bien con una dieta estándar, reveló que las dietas habían alterado la expresión de cientos de genes, y era particularmente significativo el efecto que habían tenido al menos en veintiuno de ellos. Algunos se activaron y otros se desactivaron. Por ejemplo, en las células normales, la dieta cetogénica activó genes que intervenían en el metabolismo de la energía y desactivó otros que intervenían en la inflamación y la producción de especies reactivas de oxígeno. Las ROS pueden causar muchísimo daño, incluidas mutaciones génicas, y se sabe que intervienen en la desregulación de la apoptosis celular (la muerte celular programada y normal asociada con el envejecimiento), la hipoxia, el estrés genotóxico o la privación de nutrientes. Se cree que las ROS activan enzimas que contribuyen a la supervivencia de las células tumorales en condiciones anaeróbicas; en células cancerosas, aumenta la expresión del gen PTGS2, que codifica la enzima COX-2. Sin embargo, se ha observado cómo la dieta cetogénica devolvía la expresión de la enzima COX-2 a niveles normales, lo cual es de especial interés, teniendo en cuenta que la reducción de esta enzima se está estudiando muy en serio como posible tratamiento para el cáncer cerebral.[20] La expresión reducida de la COX-2 aumenta la apoptosis y reduce la angiogénesis (la formación de nuevos vasos sanguíneos que alimenten a los tumores). De todos modos, la mayor parte de las investigaciones están enfocadas en encontrar un tratamiento farmacológico para conseguirlo, y no una dieta.

En conjunto, todo esto da a entender que si la dieta cetogénica es capaz de influir en una compleja diversidad de alteraciones génicas, su alcance va mucho más allá de la simple reducción de los niveles de glucosa en sangre, y que esta dieta puede ejercer una influencia protectora de la que aún nos queda mucho por comprender.

LA DIETA CANCERICIDA

Son muchos los estudios que demuestran la efectividad de la dieta cetogénica para tratar el cáncer. En algunos llevados a cabo con animales en los que se inocula a los ratones varios tipos de células cancerosas, la dieta cetogénica ha demostrado repetidamente retrasar el crecimiento tumoral y alargar la vida.[21-23]

El primer informe de un estudio clínico con seres humanos en el que se probó la dieta cetogénica como tratamiento para el cáncer se publicó en 1995.[24] Participaban en el estudio dos niñas que tenían cáncer cerebral en fase avanzada (astrocitoma anaplástico de grado IV y astrocitoma cerebeloso de grado III, respectivamente). Los tumores no se habían podido extirpar totalmente con cirugía, e incluso después de las sesiones intensivas de radiación y quimioterapia, tenían un tamaño considerable. Por si fuera poco, los efectos secundarios adversos del tratamiento habían dejado a las niñas debatiéndose entre la vida y la muerte. Sus probabilidades de sobrevivir eran mínimas. Posiblemente fuera esto lo que animó a los médicos a probar la dieta cetogénica como último recurso para salvarlas. Si no funcionaba, no habrían perdido nada por intentarlo.

Durante décadas, la dieta cetogénica se había usado sin problema alguno para tratar la epilepsia infantil, y había demostrado su eficacia para tratar el cáncer cerebral en estudios con animales. Se sometió a las dos niñas a una dieta cetogénica que consistía en un 60% de triglicéridos de cadena media (aceite de TCM), un 20% de proteínas, un 10% de hidratos de carbono y un 10% de grasas dietéticas combinadas, y se las monitorizó durante ocho semanas.

Transcurridos siete días, la glucosa en sangre había descendido a niveles entre normales y bajos, y el nivel de cetonas era entre 20 y 30 veces más alto que el inicial. En ambas niñas, las TEP revelaron que la ingesta de glucosa en el área tumoral había disminuido un 21,8%, lo cual indicaba que los tumores estaban muriéndose de hambre a falta de azúcar. Las dos respondieron extraordinariamente bien a la dieta cetogénica, lo que les permitió controlar la situación a largo plazo sin ningún otro tratamiento para el cáncer. Una de las niñas siguió a dieta otros doce meses, y seguía viva y con buena salud diez años después, un resultado más que admirable para una enfermedad que estaba ya en fase terminal.

El glioblastoma multiforme (GBM) es el tumor cerebral más maligno de cuantos se desarrollan en adultos y en niños. Ha sido difícil tratar este tipo de cáncer. Las terapias convencionales consiguen alargar la supervivencia solo unos meses, en el mejor de los casos, y por tanto el tratamiento va dirigido más a aliviar el malestar del paciente que a intentar curar la enfermedad. La tasa de supervivencia en adultos es solo del 10%, y de menos del 4% en pacientes de más cincuenta y cinco años. Las probabilidades de sobrevivir disminuyen con la edad.

Poder tratar con éxito el GBM con una dieta cetogénica sería un logro formidable y un sustancial avance en el tratamiento del cáncer de cerebro. En el 2010, la revista *Nutrition & Metabolism* publicó un artículo sobre un caso de este tipo.[25] Una mujer de sesenta y cinco años llegó al hospital quejándose de una pérdida progresiva de la memoria, dolores de cabeza permanentes y náuseas. Una resonancia magnética mostró que tenía un tumor cerebral. Tras la extirpación quirúrgica parcial y el examen del tumor, se le diagnosticó GBM. El hecho de que los cirujanos no hubieran conseguido extirpar el tumor entero significaba que las probabilidades de supervivencia eran prácticamente nulas.

Antes de iniciar el tratamiento, es decir, la intervención quirúrgica y la quimioterapia, se le había indicado a la paciente que empezara una dieta cetogénica con restricción de calorías y la continuara durante todo el tratamiento. Tras dos meses de tratamiento, ni en las imágenes de una tomografía por emisión de positrones ni en las obtenidas por resonancia magnética se pudo detectar ningún tejido tumoral. El tumor había desaparecido por completo. Es rara una regresión tan rápida del GBM, más aún en pacientes de cierta edad y tras una extirpación incompleta del tumor. Gracias a la dieta cetogénica se consiguió lo que la cirugía y los medicamentos no habrían podido hacer solos.

El doctor Thomas Seyfried, destacado investigador del cáncer y profesor de Biología en el Boston College, asegura que la dieta cetogénica puede reemplazar a la quimioterapia y las radiaciones incluso en los cánceres más letales. Mantiene que ha llegado la hora de que la comunidad médica reconozca públicamente la viabilidad de la dieta cetogénica como medio eficaz, exento de efectos tóxicos y económico, para tratar el cáncer.

Si bien a la comunidad médica en conjunto le cuesta adoptar nuevas terapias dietéticas de bajo coste que no estén respaldadas por la industria farmacéutica, muchos pacientes deseosos de evitar los efectos dañinos y costosos del tratamiento convencional están dispuestos a hacer la prueba, y hoy son numerosos los casos de gente que ha adoptado con éxito la dieta cetogénica para luchar contra el cáncer.

Joe Mancaruso, por ejemplo, es un hombre de cincuenta y seis años, propietario de un club gimnástico, que ha optado por la dieta cetogénica, sin tratamiento de quimioterapia, para combatir un cáncer de pulmón en etapa avanzada.

En 1986 se le diagnosticó un cáncer testicular. En una intervención quirúrgica se le extirparon los ganglios linfáticos, trece de los cuales tenían tumores. Le quedó una insuficiencia renal crónica. Seguidamente, se sometió a cuatro ciclos de quimioterapia, que le causaron daños permanentes del sistema nervioso en los brazos y las piernas. A pesar de los daños causados por los tratamientos, consiguió sobrevivir.

Joe pensó que estaba curado. Sin embargo, en el 2013 el cáncer reapareció con más fuerza si cabe. Aunque nunca había fumado, le diagnosticaron un cáncer de pulmón en estadio IV, del tipo más grave. Los médicos le informaron que le quedaban de nueve a doce meses de vida si empezaba de inmediato el tratamiento, que consistía en quimioterapia, una combinación de fármacos, tratamiento para el dolor y cuidados paliativos. Le dijeron que no tenía cura, y que todo ello no haría más que alargarle la vida unos meses.

Empezó el tratamiento convencional, pero al cabo de tres meses lo dejó. La quimioterapia le costaba 10.000 dólares por dosis al mes, y además le provocaba convulsiones y le estaba desajustando por completo el sistema inmunitario. Los medicamentos lo dejaban en un estado lamentable. «Hoy estaría muerto si hubiera seguido —dice—. Después de tres ciclos, decidí que ahí se acababa la quimio». Probó varias dietas, y al final terminó por adoptar la cetogénica, combinada con suplementos dietéticos, ejercicio, baños de sol y termoterapia (aplicación de calor).

«Como sobre todo grasas saludables, aguacates, aceitunas, aceite de coco y frutos secos —relata—. Y también beicon, mantequilla y queso [...] Me alimento de productos orgánicos, que no contengan antibióticos, carne y productos lácteos de animales criados con pastos, pollo, cerdo, pescado y marisco, frutos secos, verdura (crucíferas) y fruta (bayas)». Toma además una diversidad de suplementos y hierbas medicinales para fortalecer el sistema inmunitario y de efecto anticancerígeno, entre ellos un suplemento multivitamínico, curcumina, selenio, resveratrol, IP-6, extracto de pepitas de uva, quercetina, vitamina D_3, astrágalo, *ashwagandha*, magnesio, ácido alfalipoico y NAC (acetilcisteína).

A Joe le ha gustado toda su vida mantenerse en forma, y asegura que le hace sentirse de maravilla depender solo de la dieta cetogénica y el ejercicio riguroso para tratar el cáncer. Sabe que dejar el tratamiento convencional fue una decisión sensata; incluso aunque la dieta no llegara a producir una curación completa, al menos la terapia de cetonas no acabaría con sus ahorros para la vejez ni destruiría su calidad de vida, algo que la quimio hace sin lugar a dudas.

Esta dieta le da la salud y la fuerza que necesita para disfrutar de la vida:

> Me permite hacer entrenamientos de *jiu-jitsu* brasileño cuatro o cinco veces a la semana, entrenar con la pesa rusa y además viajar. Decidí gastarme el dinero en entrenamientos de *jiu-jitsu* brasileño, en un viaje a Hawái y a San Francisco y en pasarlo bien con mi esposa, Cindy, y mis hijos, y pude ver casarse a mi hermana. Estoy convencido de que hoy no estaría aquí si hubiera continuado con la quimio.

Joe va a ver a su médico cada cuatro meses: «Está asombrado de que siga con vida».

No todos los médicos saben lo suficiente sobre la dieta cetogénica, o están preparados aún, para recomendársela a sus pacientes. Los que quieren probarla tienen que buscar un médico que esté dispuesto a colaborar con ellos, y a veces eso supone tener que salir del país, como hizo Henry Mann, de Sarnia (Canadá).

Henry tenía un dolor de espalda constante desde hacía varios meses, y, a pesar de los tratamientos quiroprácticos, no había notado alivio alguno. Una radiografía de la pelvis y la zona lumbar reveló una masa no identificada. Su quiropráctico lo envió a un oncólogo para que le hiciera más pruebas y una biopsia. El diagnóstico fue de osteosarcoma, una forma agresiva de cáncer de huesos.

Para entonces, el cáncer estaba tan avanzado que se consideró un caso terminal; no se podía hacer nada por él, de modo que se decidió no ponerle ningún tratamiento. No había esperanza. Le dijeron que le quedaban uno o dos meses de vida, y que lo mejor era que se fuera a casa a poner sus asuntos en orden.

Pero Henry no estaba dispuesto a rendirse tan fácilmente. Como el sistema sanitario canadiense no le ofrecía ninguna posibilidad, empezó a buscar tratamientos alternativos en otros países, y dio con una clínica turca que estaba dispuesta a ocuparse de su caso.

Y allí se fue, a Turquía, en busca de una solución. En la clínica, tras hacerle una TEP, los médicos confirmaron el diagnóstico, y descubrieron que había metástasis y el cáncer se había extendido a los pulmones, donde aparecían varios tumores de pequeño tamaño. No le insistieron en que se sometiera a un tratamiento de quimioterapia, radiación, fármacos o cirugía. El tratamiento era enteramente dietético, y Henry podía continuarlo tranquilamente en Canadá. Le recomendaron una dieta cetogénica que incluía diez cucharadas (150 ml) de aceite de coco al día y varios suplementos dietéticos. La cantidad máxima de carbohidratos que tenía permitida al día era de 30 g. En los tres meses siguientes le hicieron varias TEP que documentaron sus progresos. En ese tiempo, los tumores de los pulmones habían desaparecido por completo y el cáncer de huesos se había reducido significativamente.

Siete meses más tarde, es decir, cinco meses después del tiempo máximo de vida que le habían dado los médicos canadienses, estaba vivo y coleando. Había adelgazado más de 22 kilos, pero tenía una salud excelente. Se sentía lo bastante bien como para hacer un viaje a México que representaba no poco esfuerzo físico, y allí disfrutó jugando con las olas en la playa y practicando otras actividades. Se sentía mejor de lo que se había sentido desde hacía años.

En el 2010, Elaine Cantin recibió la noticia de que tenía cáncer de mama. Le hicieron una tumorectomía y le extirparon tres ganglios linfáticos. El médico le dijo que se trataba de un cáncer agresivo, y que era necesario tratarla con radiación y quimioterapia para estar seguros de que desapareciera por completo. Elaine había sido testigo de cómo tres tías suyas y dos buenas amigas morían de cáncer:

Vi lo que la radiación y la quimioterapia les hicieron a todas ellas, y lo que es seguro es que no se curaron –dice–. Estuve a su lado cuando lloraban, cuando se les cayó el pelo, cuando no podían respirar, cuando tenían los pulmones encharcados y un cómputo muy bajo de leucocitos, cuando estaban tan enfermas por los tratamientos que no podían levantarse de la cama... Le dije al médico que si me tenía que ir no iba a ser de aquella manera, y rechacé la quimioterapia y la radiación.

En su lugar, decidió cuidar la dieta, comer menos azúcar, menos cereales refinados y platos precocinados, y más productos naturales, integrales, acompañados de algunos suplementos dietéticos muy concretos. Pareció funcionar. Al cabo de unos días empezó a sentirse mejor y con más energía.

Leyó en algún sitio que la bromelina, una enzima que contiene la piña, era buena para el cáncer. Sin indagar más, empezó a comer piña en grandes cantidades, y más frutas en general: craso error, puesto que la fruta tiene un alto contenido en azúcares, que pueden alimentar el cáncer. Solo cuatro meses después de la tumorectomía, notó un bulto en el pecho, en la misma zona de la operación. El cáncer había reaparecido.

Continuó la dieta, con la esperanza de que surtiera efecto, pero el bulto fue endureciéndose y creciendo hasta alcanzar el tamaño de un huevo pequeño. Comenzó a indagar de nuevo, hasta que dio con la dieta cetogénica. Impresionada por los estudios que se habían realizado, ajustó su alimentación para eliminar todas las fuentes de azúcares y las hortalizas de alto contenido en carbohidratos e incorporó más grasas saludables y proteínas. Añadió también suplementos para reforzar el sistema inmunitario y antioxidantes.

Tras examinarla, el oncólogo le dijo que era un asunto muy serio e insistió en que fuera de inmediato a la consulta del cirujano para fijar la fecha de la operación. Elaine dijo que no.

Siete días después de haber empezado la dieta cetogénica, notó que el bulto había disminuido de tamaño y se había ablandado. «Me lo palpaba de continuo, y notaba que iba haciéndose cada vez más pequeño. Me sentía de maravilla con la dieta y feliz de ver que el bulto se iba reduciendo tan deprisa».

Una semana más tarde, el bulto tenía el tamaño de una pequeña judía y varios días después había desaparecido por completo. Llevaba con la dieta cetogénica solo quince días. El cirujano no daba crédito. Le dijo que el cáncer no se reduce, y que el oncólogo debía de haberse equivocado en el diagnóstico.

Para asegurarse de que el cáncer había desaparecido por completo, Elaine siguió con la dieta cetogénica dos meses más. «Desde entonces, he recuperado la energía –dice–. Me siento estupendamente y llevo una vida normal... Y no tomo ninguna medicación. El oncólogo ha escrito en mi ficha médica que he conseguido una remisión total».

Cada seis meses, vuelve a la dieta cetogénica durante un mínimo de quince o veinte días para prevenir la recurrencia. Es una buena estrategia. El éxito que había conseguido la inspiró a escribir un libro para contar su experiencia, titulado *Dieta cetogénica Cantin*. En él, explica además los magníficos resultados que obtuvo cuando trató con la dieta cetogénica a su hijo, que padece diabetes tipo 1, y a su hermana, que tras un traumatismo cerebral desarrolló una grave demencia.

LA INGESTA CALÓRICA TOTAL

¿Basta una dieta cetogénica para curar el cáncer? Algunos investigadores no creen que la dieta cetogénica pueda destruir por sí sola ciertos cánceres y recomiendan que se combine con la terapia convencional, por ejemplo la quimioterapia. Hay quienes han obtenido buenos resultados al combinar la dieta cetogénica con la terapia estándar, y quienes los han obtenido usando terapias alternativas a la vez que la dieta cetogénica. Sin embargo, son muchos los que han conseguido resultados igual de extraordinarios solo con la dieta: con gran esfuerzo han logrado detener el crecimiento del cáncer y mantenerlo controlado. A pesar de que la dieta cetogénica es un arma muy potente para combatir esta enfermedad, la ingesta calórica total puede potenciar su efectividad o reducirla.

En el Boston College se realizó un estudio muy interesante para examinarlo.[26] Se implantaron tumores malignos en el cerebro de ratones y se los dividió en cuatro grupos, cada uno de los cuales tenía una alimentación diferente. Se asignó al primer grupo una dieta estándar sin restricción de calorías; al segundo, una dieta cetogénica, igualmente sin restricción calórica; al tercero, una dieta estándar, pero con una ingesta calórica un 40% menor que en la dieta normal, y al cuarto, una dieta cetogénica con un recorte de calorías del 40% respecto a la ingesta calórica normal. Curiosamente, las dos dietas de restricción calórica (la estándar y la cetogénica) habían reducido los tumores alrededor de un 80% en solo trece días, mientras que siguieron creciendo en los ratones alimentados con las dos dietas que no tenían restringidas las calorías.

Una restricción calórica del 40% reduce los niveles de glucosa e insulina en sangre y eleva los niveles de cetonas con gran eficacia, ya se trate de una dieta cetogénica o de una dieta estándar. En cambio, la dieta cetogénica sin restricción calórica no tuvo un efecto mucho más notable en el desarrollo de los tumores que la estándar sin restricción de calorías. Esto muestra que consumir demasiadas calorías, incluso en una dieta cetogénica, puede ser contraproducente y anular muchas de sus propiedades, y da a entender también que combinar la dieta cetogénica con el ayuno periódico o la restricción de calorías puede incrementar los efectos terapéuticos.

Para matar de hambre al cáncer, es importante restringir el consumo de hidratos de carbono, pero también se han de limitar las proteínas. Comer demasiadas proteínas, incluso en una dieta muy baja en carbohidratos, puede alimentar al cáncer igualmente, ya que hasta un 58% de las proteínas que consumimos tienen el potencial de convertirse en glucosa, elevar los niveles de azúcar en sangre y seguir alimentando al cáncer.

El doctor Thomas Seyfried, del que hablaba en un apartado anterior, insiste en que la restricción calórica es el aspecto más importante para la prevención y el tratamiento del cáncer: «No obtenemos ningún beneficio terapéutico –dice, refiriéndose al cáncer– cuando permitimos que, en una dieta de alto contenido en grasas, el animal o la persona coma todo lo quiera». Para lograr los máximos beneficios en el tratamiento del cáncer, una dieta cetogénica debería combinarse con ayunos intermitentes. Por eso hay quienes tienen dificultades para tratar el cáncer con una dieta cetogénica; si no recortan las proteínas y la ingesta calórica total, quizá consigan detener el crecimiento del tumor, pero el cáncer se las arreglará para seguir vivo.

LA TERAPIA DE CETONAS EN LA LUCHA CONTRA EL CÁNCER

Aunque la dieta cetogénica es un arma formidable para luchar contra el cáncer, potenciaremos su efectividad si la combinamos con otros tratamientos. Se han conseguido buenos resultados cuando se ha utilizado en combinación con tratamientos médicos convencionales como la radioterapia y la quimioterapia. El mayor inconveniente de estas terapias son sus espantosos efectos secundarios. Ambas dañan seriamente el sistema inmunitario al destruir la médula ósea, donde se producen nuestras defensas de glóbulos blancos. Cuando se destruye la médula ósea, la producción de leucocitos sufre una reducción drástica, lo cual deprime peligrosamente la función inmunitaria y da lugar a todos los efectos secundarios que ya conocemos. Se ha observado que seguir una dieta cetogénica, o incluso consumir aceite de coco, antes de la quimioterapia consigue aliviar extraordinariamente sus efectos secundarios, lo cual la hace mucho más tolerable y efectiva.[27-28]

Por supuesto, la dieta cetogénica se puede usar también con la mayoría de las terapias alternativas. El ayuno intermitente, la oxigenoterapia, la termoterapia y la fitoterapia, entre otros tratamientos, pueden combinarse fácilmente con la dieta cetogénica.

Para tratar el cáncer, sin embargo, deberían agregarse por norma ciertos suplementos y hierbas medicinales inmunopotenciadores y cancericidas. Un suplemento multivitamínico y mineral garantizará que el paciente recibe la mayoría de los nutrientes básicos que necesitamos en cantidades mínimas. Otros nutrientes importantes son las vitaminas D_3 y C, la coenzima Q10, el ácido alfalipoico, el resveratrol y el magnesio, y entre las hierbas medicinales están la cúrcuma/curcumina, el astrágalo y la *ashwagandha*, por nombrar unas pocas.

Un nutriente particularmente beneficioso es el tocotrienol, una forma superpotente de vitamina E que tiene un poder antioxidante hasta sesenta veces mayor que la vitamina E ordinaria. Hay cuatro tipos de tocotrienol: alfa, beta, gamma y delta, que actúan juntos de forma sinérgica. El investigador del cáncer Yoshihisa Yano y sus colegas de la Facultad de Medicina de la Universidad de Osaka, en Japón, sostienen que «los tocotrienoles son uno de los agentes anticancerígenos más potentes de entre todos los compuestos naturales»[29], que no es decir poco.

¿Cómo los obtenemos? No son tan comunes como otras formas de vitamina E, y la mayoría de los alimentos los contienen en cantidad entre mínima y nula. Su fuente natural más importante es, con mucho, el aceite de palma rojo (virgen), un aceite repleto de nutrientes: CoQ10, vitamina K_2, licopeno, betacaroteno, alfa-caroteno, gammacaroteno y muchos más. Este aceite de palma muestra un intenso color naranja rojizo, debido a la abundancia de carotenoides antioxidantes que contiene. Es una de las fuentes dietéticas más ricas en antioxidantes, lo cual lo convierte en un alimento de gran potencial para luchar contra el cáncer. El doctor Kenneth Carrol y sus colegas del Departamento de Bioquímica y Oncología de la Universidad de Ontario Occidental, en Canadá, explican que «los experimentos realizados en el laboratorio han demostrado que los tocotrienoles inhiben la proliferación y el crecimiento de las células [cancerosas] [...] Estos resultados dan a entender que las dietas que contengan aceite de palma podrían reducir el riesgo de cáncer de mama». Carrol recomienda utilizar aceite de palma, tocotrienoles o ambos como parte del protocolo para tratar este cáncer.[30] Numerosos estudios han revelado que el aceite de palma inhibe el desarrollo de los cánceres de piel, estómago, páncreas, hígado, pulmón y mama entre otros.[31]

El aceite de palma rojo es muy resistente a las altas temperaturas, lo cual lo convierte en un aceite excelente para la cocina. Se extrae del fruto de la palma de aceite y se somete a un procesamiento mínimo, de ahí que se considere un aceite virgen. Es muy adecuado para una dieta cetogénica. Lo encontrarás en la mayoría de las tiendas buenas de dietética y también en Internet.

Para luchar contra el cáncer, es muy importante evitar en lo posible el ácido linoleico, contenido en la mayoría de los aceites vegetales poliinsaturados. Consumir una cantidad excesiva de este ácido (de un 5 a un 10% del total de calorías) puede deprimir gravemente el sistema inmunitario y facilitar el desarrollo del cáncer. Trata de utilizar grasas y aceites que contengan una cantidad mínima de ácido linoleico, como los aceites de TCM, de coco y de fruto de palma, además de mantequilla y grasa de vacuno, así como el aceite de palma rojo por sus efectos anticancerígenos.

Los investigadores han identificado una serie de compuestos en diversas hierbas aromáticas, especias, frutas y hortalizas que pueden ayudarnos en la lucha contra el cáncer. Quienes tienen una alimentación rica en hortalizas y frutas frescas son asombrosamente resistentes al cáncer. Quizá te sorprenda saber que muchas hortalizas de uso común han demostrado tener efectos anticancerígenos; es el caso del tomate, la alcachofa, el ajo, la cebolla, el pepino, el apio, el perejil, el cilantro, el brócoli, la col verde rizada, el repollo y la col fermentada, por nombrar algunas de ellas. De ahí que sea importante incluir abundantes productos vegetales frescos y fermentados en cualquier dieta cetogénica. Muchas veces, al intentar recortar el consumo de carbohidratos, la gente suele eliminar casi todas las hortalizas frescas, y abusa de la carne, los huevos y los lácteos. Craso error. Las hortalizas, las frutas y las hierbas aromáticas de bajo contenido en hidratos de carbono son una fuente fabulosa de nutrientes, importantes no solo para luchar contra el cáncer sino para protegernos también contra otros problemas de salud.

LA SALUD DIGESTIVA

··

CÓMO CURAR LOS TRASTORNOS INTESTINALES

Cuando a Mike le diagnosticaron una colitis ulcerosa, se quedó consternado. La colitis ulcerosa es una enfermedad inflamatoria intestinal que a menudo se traduce en toda una vida de problemas digestivos. Presenta diarreas frecuentes, tenesmo (ganas constantes de defecar), sangrado rectal, dolores y retortijones abdominales, fatiga y pérdida de peso debida a la incapacidad de los intestinos para absorber debidamente los nutrientes.

La enfermedad inflamatoria intestinal agrupa varias afecciones con características similares, de las cuales las principales son la colitis ulcerosa y la enfermedad de Crohn. La primera afecta exclusivamente al revestimiento interior del intestino grueso (colon y recto), mientras que la segunda puede afectar a cualquier parte del tubo digestivo, desde la boca hasta el recto, pero suele manifestarse comúnmente al final del intestino delgado, formando llagas que pueden llegar a penetrar hasta lo más hondo de la pared intestinal.

A los veintinueve años, Mike llevaba catorce sufriendo de colitis ulcerosa. Su padre también la padecía pero nunca se la había tratado, y finalmente la enfermedad había degenerado en un cáncer que le había causado la muerte a los cuarenta y seis años. «Por mi padre, siempre he sabido la gravedad que entraña esta enfermedad», dice Mike.

Las medicaciones no eran un gran alivio, y andaba todo el día en busca de algo que pudiera serle de ayuda. Un día compró el libro *El coco cura** y comenta que se quedó «alucinado» cuando leyó todos los beneficios que se asociaban con el uso del aceite de coco. Por supuesto, le impresionó especialmente la información sobre la salud digestiva y los trastornos inflamatorios intestinales, y, animado por lo que había leído, decidió hacer la prueba.

Fui aumentando la dosis hasta llegar a una o dos cucharadas de aceite de coco, que le añadía al café todas las mañanas, y al cabo de un mes empecé a sentirme mejor. A los nueve meses fui a hacerme la colonoscopia habitual (obligada para los pacientes de colitis ulcerosa de cualquier edad) ¡y el médico se quedó anonadado! No solo se había producido una reversión de la enfermedad, sino que ninguna de las biopsias revelaba ni la menor indicación de colitis, así que básicamente ¡tenía el colon de una persona normal! Le conté lo del aceite de coco. Él estaba convencido, claro está, de que había sido la medicación la que había producido aquella mejoría, pero de todos modos me dijo que sin duda siguiera haciendo lo mismo que había hecho hasta entonces. Si mi padre cuando era joven hubiera tenido este conocimiento, habría podido ver crecer a sus hijos.

A Elizabeth le diagnosticaron la enfermedad de Crohn poco después de cumplir los veinte años:

Empecé el tratamiento con esteroides que se utiliza normalmente para la enfermedad de Crohn –dice–, pero ni me hacía sentirme mejor ni eliminaba ninguno de los síntomas. Estuve investigando

---

* Publicado en castellano por Editorial Sirio.

los efectos secundarios del medicamento que me habían recetado, y decidí que tenía que buscar otra forma de tratar la enfermedad.

Elizabeth empezó a leer sobre dietas, alimentación y tratamientos alternativos. Los médicos le dijeron que estaba perdiendo el tiempo: «Da igual lo que comas. La alimentación no va a cambiar lo que tienes».

«Me pareció de lo más absurdo —relata Elizabeth; no entendía cómo podía no importar lo que comiera, cuando tenía una enfermedad del aparato digestivo—. Mientras indagaba aquí y allá, descubrí los libros de Bruce Fife sobre el coco... ¿Y sabes qué? ¡Que la alimentación sí que importa!». Adoptó una dieta sana y empezó a tomar aceite de coco y otros productos del coco. Pronto se sentía tan bien que dejó la medicación, y desde entonces no ha vuelto a tener ningún ataque de la enfermedad ni ningún síntoma relacionado. Han pasado dos años. «Me siento fuerte y sana, ¡y estoy totalmente obsesionada con los cocos! No tengo palabras para expresar cuánto me han ayudado. No tengo ningún síntoma de la enfermedad de Crohn, ni lo he tenido desde hace mucho, ¡y me siento genial!».

A Amanda le diagnosticaron una endometriosis además del síndrome del intestino irritable y una proliferación excesiva de hongos. El síndrome del intestino irritable o colon irritable, que no debe confundirse con la enfermedad inflamatoria intestinal, es una afección crónica que afecta al colon y que presenta, entre otros síntomas, retortijones, dolor abdominal, hinchazón, gases, diarrea o estreñimiento. A diferencia de la enfermedad inflamatoria intestinal, no provoca lesiones en las paredes intestinales ni aumenta el riesgo de cáncer colorrectal. Amanda rechazó el tratamiento médico que le ofrecieron y decidió encontrar una solución más natural. Cambió la dieta; eliminó el gluten, el azúcar, el alcohol, la soja, la levadura y la carne.

Al cabo de tres meses –dice–, sentía una notable mejoría, pero no tanta como esperaba o como hubiera querido. Un día, recordando el viaje que había hecho a Sri Lanka hacía unos años, y lo fantásticamente bien que me había sentido después de pasarme tres semanas comiendo cocos en abundancia, me pregunté si tal vez el coco tendría algún componente misterioso que no contenían otros alimentos.

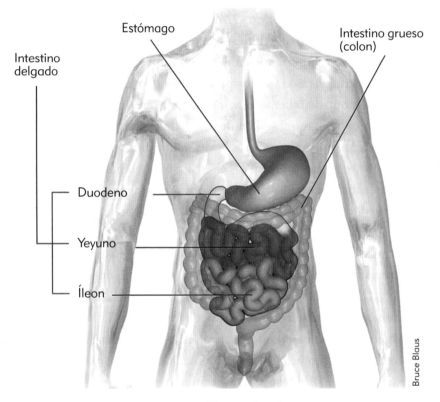

El tracto digestivo

Amanda incorporó el aceite y la pulpa de coco a su dieta. «Fue un milagro –exclama–. En un mes, desaparecieron todos los síntomas de la enfermedad, y ahora noto una energía desbordante, que no tenía desde hacía años». Solucionó el síndrome del intestino irritable y también la sobrepoblación de cándidas usando aceite de coco.

Similar al saludable efecto que tiene en el tracto gastrointestinal agregar aceite de coco a la alimentación es el de la dieta cetogénica. Mucha gente que padecía afecciones similares a las que se acaban de describir experimentó un alivio significativo al hacerse «ceto».

En un blog cetogénico, una persona escribe:

Durante la mayor parte de la última década, he tenido un problema intestinal que me provocaba retortijones agudos después de comer, seguidos de una evacuación intestinal (completa) que era como la erupción de un volcán que arrojara salsa picante. Ahí se acababa el día. A lo largo de los años, los médicos me han ido dando consejos, con fundamento y sin fundamento. Lo peor de todo fue cuando, sin preguntarme siquiera qué comía o cómo vivía, me dijeron tajantemente que dejara de comer tantas salsas y grasas. Gracias, doctor, ¡hasta la vista! [...] Hace varias semanas que empecé a seguir la dieta ceto. He adelgazado más de 6 kilos, de los 105 que llegué a pesar, y tengo el intestino de maravilla. No queda ni rastro de aquellas evacuaciones violentas, y tengo una sensación general mucho mejor de cómo se procesan las cosas ahí abajo».

Otros lectores cuentan resultados similares.

¿Cómo es que el aceite de coco y la dieta cetogénica afectan a la salud intestinal? El tipo de grasas que se utilizan es una parte muy importante de la solución. Los aceites poliinsaturados son ricos en ácido linoleico, que es proinflamatorio y puede agravar por tanto los trastornos digestivos inflamatorios. En cambio, el aceite de coco es antiinflamatorio, al igual que la dieta cetogénica, que utiliza grasas saturadas y monoinsaturadas.[1] De modo que la combinación de una dieta cetogénica y el aceite de coco constituye una terapia formidable para un intestino enfermo.

Otro factor que hace tan singular al aceite de coco son sus propiedades antimicrobianas. Los ácidos grasos de cadena media ayudan a controlar la población microbiana, de cándidas por ejemplo, y permiten la proliferación de residentes más beneficiosos, lo cual mantiene el microbioma en un saludable equilibrio.

Una dieta cetogénica apropiada, con productos integrales frescos y grasas saludables, en especial aceite de coco, tiene un gran poder curativo para el tracto intestinal. La dieta cetogénica con coco puede ser de enorme ayuda para restablecer el equilibrio del microbioma y nutrir y curar los tejidos enfermos e inflamados del tracto intestinal. Además de la enfermedad inflamatoria intestinal, la dieta puede ser útil para tratar una diversidad de problemas digestivos, como la enfermedad celíaca, el síndrome del intestino irritable, la candidiasis, las úlceras gástricas, el reflujo ácido y el síndrome del intestino permeable, y reduce el riesgo de cáncer de colon.

ERES UN ECOSISTEMA

Un bioma es un ecosistema. El *microbioma* intestinal es la comunidad de microorganismos —bacterias, virus y hongos— que viven en el tracto digestivo, y a las poblaciones individuales de este medioambiente interno se las denomina *microbiota*.

El microbioma intestinal es un ecosistema diverso compuesto por unos cien billones de organismos que interactúan unos con otros y con el medio, es decir, el tracto digestivo. Hay billones de organismos más que viven en la piel, la nariz, los oídos y otras partes del cuerpo. Se estima que el 90% de las células del organismo humano son de origen microbiano, pero la gran mayoría de los microorganismos viven en el tracto gastrointestinal. Se calcula que el tracto digestivo humano alberga entre diez mil y treinta y cinco mil especies de microbiota distintas. En realidad, somos más microorganismos que humanos. Somos, de hecho, una comunidad de organismos.

Y esos organismos no se dedican simplemente a vivir a nuestra costa y a pasarlo en grande; desempeñan un papel esencial en numerosos aspectos de la salud humana. Ayudan a mantener equilibrado el pH del tracto digestivo; sintetizan vitaminas importantes, por ejemplo las vitaminas B$_{12}$ y K; favorecen la función inmunitaria; colaboran en la degradación y digestión de los alimentos; neutralizan las toxinas; regulan la absorción de glucosa y el metabolismo; nos protegen de las enfermedades inflamatorias y de la colonización de organismos patógenos, y mucho más.

La alteración de esa población microbiana tan meticulosamente equilibrada se considera un factor coadyuvante de muchos problemas de salud: obesidad, resistencia a la insulina y diabetes, insuficiencia del sistema inmunitario, trastornos digestivos (estreñimiento crónico, enfermedad inflamatoria intestinal, de Crohn y celíaca), trastornos neurológicos (alzhéimer, párkinson, autismo, trastorno por déficit de atención con hiperactividad, depresión), alergias y sensibilidades alimentarias, eccema, candidiasis recurrente y algunos tipos de cáncer. Es tan importante la salud de nuestro aparato digestivo que se ha dicho que el 90% de las enfermedades humanas conocidas tienen en última instancia su origen en un intestino débil o enfermo.

El tracto intestinal es el medio que tiene el cuerpo para extraer y absorber los nutrientes de los alimentos que ingerimos. El tejido que lo recubre (el epitelio) cumple algunas funciones muy importantes. Ofrece una barrera protectora entre lo que hay dentro de los intestinos (alimentos, bacterias, sustancias químicas, desechos) y el torrente sanguíneo o el resto del cuerpo. Permite que los nutrientes —vitaminas, minerales, azúcares, aminoácidos y ácidos grasos— pasen al torrente sanguíneo, pero impide la entrada de grandes partículas de comida, bacterias, toxinas y otras sustancias que podrían poner en peligro nuestra salud. Esa barrera que se interpone entre lo que contiene el tracto digestivo y el torrente sanguíneo es una simple capa de células, y es la unión o el ajuste de esas células entre sí lo que determina qué puede atravesar la barrera y qué no. Los nutrientes atraviesan esas uniones y entran en la sangre, pero el espacio intercelular es demasiado pequeño para que puedan atravesarlo los virus y las bacterias. Por el contrario, el agua y la mucosidad sí pueden entrar en el canal intestinal para colaborar con los procesos de digestión y eliminación. Los tipos de microorganismos que viven en el intestino ejercen una influencia sustancial en la permeabilidad de esas uniones. Una población demasiado pequeña de ciertas bacterias o una cantidad demasiado grande de bacterias indeseadas pueden dañar el revestimiento intestinal y aumentar la distancia entre las células, lo cual hace que la barrera sea más porosa. Es lo que suele denominarse «intestino permeable». Cuando ocurre, tienen la posibilidad de entrar en el torrente sanguíneo partículas de alimentos que no se han digerido por completo; y si entran en el torrente sanguíneo pequeños fragmentos de proteína, por ejemplo, las células inmunitarias los identifican como partículas extrañas, invasoras, y despliegan una respuesta inmunitaria. Así es como se producen muchas alergias alimentarias. Y otro tanto ocurre con las bacterias: entran en la sangre a través de las uniones defectuosas y provocan una inflamación sistémica crónica, que aumenta considerablemente el riesgo de sufrir numerosos problemas de salud, entre ellos enfermedades coronarias y diabetes.

Mucha gente se sorprende al enterarse de que los microorganismos que habitan el intestino pueden afectar notablemente a la salud mental. Se diría que no hay mucha conexión entre el intestino y el cerebro, y sin embargo los científicos están empezando a descubrir la relación tan íntima que existe entre ellos. Después del cerebro, los intestinos son los órganos que contienen el mayor número de neuronas, hasta el punto de que algunos científicos han llamado a esa masa de neuronas «el segundo cerebro». Esta red de cientos de millones de células neurales transmite constantemente mensajes al cerebro y desde el cerebro, a fin de controlar el movimiento muscular que empuja la comida y las sustancias de desecho a lo largo del tracto digestivo y monitorizar las hormonas que intervienen en la regulación del metabolismo, el peso y la saciedad. El nervio vago, el más largo de los doce nervios cerebrales, que se extiende desde el bulbo raquídeo hasta el abdomen, es el principal conducto de información entre el sistema nervioso intestinal y el cerebro. El microbioma afecta directamente a la estimulación y la función de las células que hay a lo largo del nervio vago. Algunos de esos microorganismos emiten señales químicas que transmiten mensajes al cerebro; por consiguiente, qué tipos de microorganismos pueblen los intestinos puede tener una influencia enorme en él.

Las cetonas aportan al cerebro y al sistema nervioso un combustible de gran potencia. Aunque la mayor parte de nuestras células pueden utilizar cetonas, estas se producen prioritariamente para alimentar al sistema nervioso. La intrincada red de neuronas y otro tejido nervioso, o «segundo cerebro», asociados con el tracto digestivo pueden tener un marcado efecto terapéutico en la función digestiva. Así como veíamos que las cetonas pueden alimentar la función cerebral cuando existe algún problema en el metabolismo de la glucosa, lo mismo pueden hacer con el aparato digestivo. Esto tiene particular importancia cuando una persona es resistente a la insulina o sufre una inflamación crónica. Las enfermedades inflamatorias intestinales y otro tipo de afecciones inflamatorias, como la enfermedad celíaca o la disbiosis intestinal, pueden provocar una resistencia local a la insulina, en el tracto digestivo o en torno a él, y dejar sin suministro de glucosa a los tejidos, y en concreto al tejido nervioso. La consiguiente falta de energía provoca que los tejidos afectados se degeneren y mueran, lo cual da lugar a problemas digestivos o exacerba los ya existentes.

Los diabéticos tienen un alto riesgo de desarrollar problemas digestivos. Al parecer, muchas de las complicaciones gastrointestinales de la diabetes están relacionadas con la disfunción de las neuronas que controlan el tracto digestivo. Del mismo modo que los nervios de los pies pueden desarrollar una neuropatía periférica, o los ojos una retinopatía, los nervios intestinales pueden desarrollar una neuropatía digestiva, que a veces acarrea anomalías en la motilidad (movimiento de los alimentos a lo largo del tracto gastrointestinal), la sensación, la secreción y la absorción. Hay una serie de nervios que pueden estimular o inhibir la motilidad y la función intestinales en cualquier punto del tracto gastrointestinal, lo cual puede dar lugar a una diversidad de síntomas. Algunos de los síntomas asociados con la resistencia a la insulina son dificultades de deglución, acidez estomacal, estreñimiento, dolores abdominales, náuseas, vómitos, diarrea y deficiencias nutricionales.

La diabetes tipo 2 y la prediabetes se caracterizan por una resistencia sistémica a la insulina; es decir, las células del cuerpo se han vuelto resistentes o insensibles a la acción de la insulina y por consiguiente tienen dificultades para absorber la glucosa. Se estima que el 80% de la población tiene resistencia a la insulina en uno u otro grado. Mucha gente a la que no se ha identificado aún como diabética o prediabética va, sin embargo, camino de serlo, lo cual podría explicar en parte por qué son tan comunes las quejas sobre problemas digestivos en la sociedad occidental. En estos casos, las cetonas podrían ser de gran ayuda para alimentar a las células nerviosas encargadas de controlar la función digestiva y que están privadas de alimento. Esta es una de las formas principales en que las cetonas o la dieta cetogénica pueden socorrer a la función digestiva. Las cetonas mejoran la salud del cerebro que tenemos en la cabeza y del cerebro que tenemos en el intestino.

El hecho de que las cetonas suministren fácilmente una energía de alto octanaje al sistema nervioso y a todas las demás células y órganos del tracto gastrointestinal significa que, incluso en presencia de la resistencia a la insulina, esos órganos y tejidos reciben la nutrición que necesitan y piden.

NUESTROS INTESTINOS SE ALIMENTAN DE GRASAS

Se ha escrito mucho sobre el medioambiente del tracto intestinal y cómo afecta al tipo de microorganismos que lo habitan. Tomamos probióticos, prebióticos y productos fermentados para aumentar la cantidad de microorganismos que consideramos «buenos» con la esperanza de que acaben por desplazar a los «malos» e impidan su proliferación. Hay decenas de libros, algunos de mucho éxito, que han fomentado esta idea; y es cierto que tener el tracto digestivo repleto de microorganismos beneficiosos es muy recomendable, pero la cuestión es bastante más compleja. El simple hecho de consumir alimentos y suplementos que favorezcan la proliferación de ciertas bacterias no nos va a curar las enfermedades digestivas. El factor que determina principalmente el estado de salud del aparato digestivo es la dieta en sí. Podemos tener un tracto digestivo en perfecto funcionamiento o un tracto digestivo disfuncional independientemente de cuántos suplementos y productos fermentados tomemos. La clave es el tipo de alimentos que incluye con regularidad nuestra dieta diaria. Si comemos alimentos que perjudican la salud digestiva, ni todos los suplementos probióticos del mundo van a corregir el problema. Con esto no quiero decir que los suplementos y productos fermentados no sean de utilidad; pueden serlo, pero no deberíamos poner todas nuestras esperanzas en que serán la solución.

Mucha gente enfoca los problemas digestivos como si lo importante fuera únicamente modificar el microbioma. Pero hay otro aspecto muy importante que debe tenerse en cuenta, y es la salud nutricional de los intestinos. Por muchas bacterias beneficiosas que vivan en el tracto digestivo, si los intestinos en sí están desnutridos y débiles, no tendremos una buena absorción de nutrientes, y es posible que desarrollemos una enfermedad inflamatoria intestinal u otros problemas digestivos.

El proceso de la digestión y la absorción de nutrientes depende vitalmente de la energía. El aparato digestivo (los intestinos, el páncreas, el bazo y el estómago) constituye menos del 6% del peso corporal, pero consume hasta el 35% de la energía del cuerpo. Las células intestinales nunca duermen, nunca se van de vacaciones, nunca se toman un respiro; están continuamente activas y necesitan un suministro constante de energía para funcionar como deben y seguir vivas. Y mucha de la energía que utilizan los intestinos proviene de los ácidos grasos de cadena corta (AGCC).[2]

Pero estos ácidos de cadena corta ¿de dónde vienen? Los crean las bacterias del tracto digestivo tras degradar la fibra que contienen las hortalizas, las frutas, los cereales y las semillas que comemos. Nuestro cuerpo no es capaz de descomponer la fibra porque carece de las enzimas necesarias; en cambio, las bacterias intestinales pueden descomponerla y formar los AGCC –butirato, propionato y acetato–, el principal alimento o combustible que utilizan las células epiteliales que recubren la porción última del tracto intestinal. Las células absorben los ácidos grasos de cadena corta y los oxidan para formar cetonas, que utilizan como fuente de combustible. De hecho, los AGCC proporcionan entre el 60 y el 70% de la energía que consumen las células epiteliales del colon.

De entrada quizá te parezca raro que la fibra dietética pueda convertirse en grasa con tanta facilidad, pero si lo piensas, no tiene nada de inusual, teniendo en cuenta que la fibra es un carbohidrato y el hígado convierte carbohidratos en grasa constantemente.

Los ácidos grasos de cadena corta son vitales para la salud de los intestinos y la integridad de la pared intestinal. Sin ellos, el tejido epitelial que tapiza el tracto digestivo empezaría a degenerarse; sus células se morirían literalmente de hambre, y esto provocaría una inflamación crónica y una degeneración de los tejidos, que podría dar lugar al síndrome del intestino permeable, lesiones o úlceras, diverticulitis, colitis ulcerosa, la enfermedad de Crohn, el síndrome del intestino irritable y otros trastornos digestivos. También podría verse muy seriamente afectada la absorción de nutrientes, de lo que podría derivarse un estado de desnutrición. Es posible que muchos de los que padecen la enfermedad inflamatoria intestinal en realidad tengan un tracto digestivo desnutrido.

Nuestra dieta moderna adolece lamentablemente de un gran déficit de fibra dietética: el azúcar no contiene fibra y los cereales refinados están casi totalmente desprovistos de ella. Y precisamente las harinas y azúcares refinados constituyen alrededor del 60% de la ingesta calórica en una dieta media, mientras que el 20 o 30% proviene de la carne magra, los lácteos desnatados o semidesnatados y los huevos, que tampoco tienen nada de fibra. La escasa cantidad de fibra que contiene la dieta media moderna quizá sea suficiente para evitar que las células intestinales se mueran irremediablemente de hambre, pero no para que estén sanas. Una dieta que carezca de la cantidad adecuada de alimentos ricos en fibra puede dar lugar a los diversos tipos de síndrome del intestino irritable así como a un estado de desnutrición. Las dietas de alto contenido en proteínas pueden resultar particularmente perjudiciales, ya que suelen carecer de alimentos lo suficientemente ricos en fibra. Por eso las verduras son tan importantes en una dieta cetogénica.

Pero los AGCC hacen mucho más que proporcionar alimento a las células del epitelio intestinal. Varios estudios recientes muestran que son esenciales en la prevención y el tratamiento del síndrome metabólico, la resistencia a la insulina y la diabetes, las enfermedades intestinales y el cáncer de colon.[3-6] Los ácidos grasos de cadena corta reducen el pH del colon (es decir, elevan su grado de acidez), lo cual crea un medioambiente adecuado para la microbiota beneficiosa; además, protegen el tejido epitelial de la formación de pólipos y aumentan la absorción de minerales dietéticos. Estimulan la producción de linfocitos T, leucocitos y anticuerpos, que desempeñan cada uno de ellos un papel crucial en la protección inmunitaria. Asimismo, por sus propiedades antiinflamatorias, pueden aliviar la inflamación del tracto digestivo causada por una disbiosis (desequilibrio) del microbioma, por úlceras, lesiones, etcétera. En estudios clínicos, se ha investigado el uso terapéutico de los AGCC y se ha demostrado su eficacia para tratar la colitis ulcerosa, la enfermedad de Crohn y la diarrea asociada con el uso de antibióticos.[7-9]

Pero los AGCC no son el único tipo de grasa de la que se alimentan los intestinos. Les entusiasman también los ácidos grasos de cadena media, esos que existen en el aceite de coco y en la leche materna, humana y de otros mamíferos. Los AGCM presentes en la leche materna humana cumplen muchos propósitos: proporcionan nutrición al bebé, alimentan las células epiteliales del intestino, matan las bacterias potencialmente dañinas, calman la inflamación y presentan básicamente todas las demás propiedades que se han explicado de los ácidos grasos de cadena corta. Tal vez sea este el motivo de que los AGCM, consumidos en forma de aceite de coco, tengan un efecto tan positivo en muchas afecciones intestinales.

Es posible que en muchos aspectos de la salud digestiva los ácidos grasos de cadena media sean incluso más beneficiosos que los de cadena corta. Los AGCC tienen un ligero efecto antimicrobiano, pero en los AGCM ese efecto es muy potente; pueden matar numerosos microorganismos potencialmente problemáticos, incluidas las cándidas, sin causar ningún daño a las poblaciones bacterianas beneficiosas, que ayudan a mantener una saludable ecología intestinal.

También los AGCM entran en las células del epitelio intestinal y les sirven de combustible. Exactamente igual que los AGCC, atraviesan con facilidad la membrana de las células epiteliales sin necesidad de insulina. Los estudios muestran que los ácidos grasos de cadena media se absorben todavía mejor que los de cadena corta.[10] Por eso, incorporar aceite de coco a nuestra alimentación puede ayudarnos a tener un colon mejor nutrido. Esto, junto con sus propiedades antimicrobianas y antiinflamatorias, posiblemente sea una de las razones por las que el aceite y otros productos del coco han demostrado tener un efecto tan positivo en la salud gastrointestinal. Los estudios corroboran repetidamente esta observación. Por ejemplo, varios estudios experimentales han inducido colitis en animales de laboratorio utilizando sustancias tóxicas inoculadas mediante un enema, y se ha visto que alimentarlos con una dieta que contenía AGCM reducía significativamente la inflamación y los daños causados por las toxinas.[11-12] Su eficacia es la misma cuando la colitis tiene su origen en otras afecciones. Para estudiar su efecto en la enfermedad inflamatoria intestinal, los investigadores, en lugar de utilizar sustancias tóxicas para inducir la disfunción, pueden valerse de la ingeniería genética y criar ratones que desarrollen espontáneamente una inflamación intestinal crónica y úlceras profundas, semejantes a las que provoca la enfermedad de Crohn en los seres humanos. Cuando a la dieta de estos animales se le han agregado AGCM, se ha observado una notable disminución de la incidencia de colitis y una reducción de los marcadores inflamatorios.[13] Asimismo, en los estudios con sujetos humanos aquejados de la enfermedad de Crohn, se ha visto que la adición de ácidos grasos de cadena media a los preparados hospitalarios de alimentación parenteral puede inducir la remisión clínica.[14-15]

Los aceites de coco y de palmiste (semilla de la palma) contienen, respectivamente, alrededor de un 63 y un 53 % de AGCM. La leche de vaca incluye en su composición tanto ácidos grasos de cadena media como de cadena corta. La mantequilla está compuesta en un 4 % de AGCC, principalmente ácido butírico (butirato), y en un 8 % de AGCM; el restante 88 % de ácidos grasos son de cadena larga (AGCL). También los ácidos grasos de cadena larga suministran combustible a las células intestinales, pero no como lo hacen los de cadena media o los de cadena corta; los AGCL, al igual que la glucosa, necesitan de la insulina para traspasar la membrana celular y servir de combustible.

Cuando ingerimos grasas que contienen triglicéridos de cadena larga, se descomponen lentamente en ácidos grasos individualizados en el intestino delgado. Como recordarás que se explicaba en el capítulo 3, los triglicéridos constan de tres ácidos grasos unidos a una molécula de glicerina, que es un alcohol orgánico. Cuando un triglicérido se ha digerido totalmente, produce una molécula de glicerina y tres moléculas de ácido graso. Si se trata de ácidos grasos de cadena corta o media, pueden utilizarse para alimentar a las células intestinales. Los de cadena larga no; el revestimiento intestinal los absorbe y acaban pasando al torrente sanguíneo. La glicerina, al igual que los ácidos grasos de cadena corta y media, puede atravesar la membrana de las células intestinales y convertirse fácilmente en energía sin ayuda de la insulina.[16] Como en el caso de las cetonas, la oxidación de la glicerina y su transformación en energía produce menos estrés oxidativo que las de la glucosa.[17] Además, algunas bacterias consumen glicerina y producen ácido butírico. A medida que los triglicéridos descienden por el tracto digestivo, se libera glicerina, que proporciona una fuente adicional de alimento a la pared intestinal y a las bacterias residentes. Por este motivo una dieta de alto contenido en grasas puede ser muy nutritiva para el tracto digestivo, e incluso aportar una parte de la nutrición que necesita el epitelio en ausencia de fibra dietética.

Ahora bien, aunque los intestinos se nutren de grasas, no todas las grasas son iguales. Los médicos suelen recomendar dietas bajas en grasas a quienes padecen afecciones inflamatorias intestinales. La razón de esto es que los aceites poliinsaturados, ricos en ácido linoleico, agravan la afección, debido a su efecto proinflamatorio.[18] El ácido linoleico es el principal ácido graso de la mayoría de los aceites vegetales poliinsaturados, como el de maíz y el de soja, dos de los aceites más utilizados en la industria alimentaria. Por este motivo, son preferibles las grasas saturadas y monoinsaturadas para mantener una buena salud digestiva.

LA NUTRICIÓN DE LA MICROBIOTA

Las bacterias del tracto digestivo se alimentan de azúcar. Tanto la microbiota beneficiosa como la perjudicial consumen hidratos de carbono, y estos están compuestos de azúcar. Los científicos emplean el término *sacárido* para referirse a esta sustancia. Los azúcares simples constan de una o dos moléculas de azúcar, y se denominan por tanto *monosacáridos* o *disacáridos* respectivamente. Son ejemplos de ellos los azúcares de los que comúnmente oímos hablar: glucosa, fructosa, sacarosa y lactosa. Los carbohidratos y los polisacáridos más complejos constan de cadenas de moléculas de glucosa enlazadas entre sí. Por ejemplo, el almidón está compuesto de cientos de moléculas de glucosa conectadas unas con otras formando una larga cadena. Una sola molécula de almidón puede contener tres mil unidades o más de glucosa unidas entre sí. Los polisacáridos pueden formar cadenas simples y rectas o complejas cadenas ramificadas, como si fueran un árbol.

Algunos polisacáridos, como la inulina y los fructooligosacáridos, se venden como suplementos dietéticos para favorecer el desarrollo de ciertas bacterias beneficiosas. Estos suplementos se denominan prebióticos, y se diferencian de los probióticos en que estos últimos consisten en bacterias promotoras de la salud intestinal, mientras que los primeros son el alimento que favorece su desarrollo.

En su mayor parte, los carbohidratos de los alimentos no pueden pasar al torrente sanguíneo hasta haberse hidrolizado y convertido en monosacáridos en el tracto intestinal. El proceso empieza en la boca, con la secreción de saliva y la rotura mecánica de los alimentos por medio de la masticación. La enzima salival denominada amilasa empieza el trabajo hidrolizando los almidones en partículas más pequeñas. La comida parcialmente digerida pasa por el estómago y entra en el intestino delgado. Aquí, las enzimas del tracto intestinal que intervienen en la digestión de los carbohidratos continúan la hidrólisis de los polisacáridos para reducirlos a cadenas de glucosa más cortas. La mayor parte de la digestión y absorción de los carbohidratos se completa en el intestino delgado. Los monosacáridos pasan de los intestinos al torrente sanguíneo, y solo la fibra indigerible permanece en el tracto digestivo. En la parte inferior del intestino delgado y en el intestino grueso (el colon) la microbiota intestinal se ocupará de su fermentación.

Lo que comemos nos alimenta no solo a nosotros, sino también a las bacterias de los intestinos. Todos los vegetales están compuestos de azúcares enlazados entre sí de distintas maneras. El cuerpo humano tiene capacidad para degradar los azúcares simples y los almidones, pero no los polisacáridos que componen la fibra dietética, debido a su estructura más compleja; esto significa que la fibra pasaría por el tracto digestivo y sería evacuada sin muchas modificaciones de no ser por las bacterias intestinales, que se alimentan de ella y en el proceso la transforman en ácidos grasos de cadena corta que seguidamente absorbe el epitelio, esa capa interna de células que reviste el tracto digestivo. Esto ocurre principalmente en el colon. Los AGCC son la fuente de energía preferida de estas células, y son ellos los que cubren la mayor parte de sus necesidades energéticas.

Hay muchos tipos distintos de fibra dietética: la celulosa, la lignina, la inulina, la quitina, la pectina, los betaglucanos y los oligosacáridos, por nombrar unos pocos. El término *fibra* es a veces engañoso, ya que muchos de estos tipos de fibra no son en realidad fibrosos. Por ejemplo, la pectina, que es una fibra soluble, es más gelatinosa que fibrosa. Cada producto vegetal contiene fibra de diversos tipos en distintas cantidades.

Los científicos engloban bajo el término *glicano* todos los azúcares simples, los polisacáridos y los edulcorantes sintéticos que sirven de alimento a las bacterias intestinales. Las hortalizas, las frutas y demás productos de origen vegetal constituyen la mayor fuente de glicanos en nuestra dieta, a los que se suman la leche y, en alguna medida, la carne. Las células de los animales contienen diversos polisacáridos que las bacterias intestinales pueden utilizar para producir ácidos grasos de cadena corta. Los glicanos dietéticos varían en composición y disponibilidad dependiendo del tipo de alimentos que consumamos, y, por consiguiente, el tipo de microbiota que habite el tracto intestinal variará en consonancia. El intestino delgado es un tubo de unos siete metros de largo que se une al intestino grueso, cuya longitud es de solo un metro y medio, pero que tiene un grosor de siete centímetros y medio frente a los dos centímetros y medio del intestino delgado. Los intestinos secretan un moco espeso que lubrica la pared intestinal para ayudar a los alimentos parcialmente digeridos a deslizarse en su recorrido y que actúa asimismo como barrera protectora entre la microbiota y el epitelio. Además de los glicanos procedentes de fuentes alimenticias, nuestro cuerpo también produce glicanos destinados a la microbiota intestinal residente; algunas de estas bacterias pueden alimentarse de los glicanos contenidos en el moco que secretan los intestinos o en células epiteliales desechadas (las células intestinales tienen una vida muy corta; apenas duran tres o cuatro días antes de ser desalojadas, y proporcionan entonces una importante fuente de glicanos a nuestra microbiota). A pesar de los cambios drásticos que pueda haber en la dieta, los glicanos producidos en el moco y en las células epiteliales procuran a las bacterias del intestino una fuente segura de nutrientes a lo largo de toda nuestra vida.[19]

El tipo de glicanos que los diferentes microorganismos intestinales son capaces de digerir es muy diverso. Algunos pueden degradar más de una docena de tipos de glicanos distintos, mientras que otras especies de microorganismos tienen que contentarse con solo un tipo o dos. Aquellos que son capaces de degradar múltiples glicanos pueden variar el estilo de metabolismo entre una comida y la siguiente, mientras que las especies que solo pueden degradar unos pocos glicanos corren el riesgo de morir si su anfitrión no come durante cierto tiempo la comida que a ellas les gusta. Por tanto, los tipos de alimentos y su contenido correspondiente en fibra determinan en buena medida el tipo de microbiota que vive en el intestino. La falta de ciertos glicanos o la sobreabundancia de azúcares simples pueden alterar el microbioma de modos poco saludables.

La fibra es importante para la salud humana porque ablanda las heces, acorta el tiempo de tránsito a lo largo del tracto intestinal, ralentiza la absorción de la glucosa, equilibra el pH y absorbe y elimina ciertas toxinas, con lo cual impide que entren en el torrente sanguíneo. Pero lo más importante es que proporciona alimento a la microbiota alojada en los intestinos para que pueda producir ácidos grasos de cadena corta. Es bien sabido que la fibra dietética reduce el riesgo de obesidad, el estreñimiento, las enfermedades cardiovasculares, la diabetes y algunos tipos de cáncer. Por todas estas razones, una dieta cetogénica debería incluir abundantes fuentes de fibra dietética.

EL MICROBIOMA HUMANO

Los glicanos determinan y alteran el microbioma intestinal de comida en comida y a lo largo de toda nuestra vida.

La microbiota intestinal se establece durante los primeros días después de nacer, e inicialmente se forma a partir de los microorganismos que el bebé encuentra al pasar por el canal del parto y de la incidental exposición al medioambiente. Tras la colonización inicial, los intestinos experimentan una serie progresiva de cambios en cuanto a la abundancia y diversidad de sus habitantes.

Se han identificado varios cientos de glicanos distintos en la leche materna humana; los principales son la lactosa, la glucosa, la galactosa y una mezcla de oligosacáridos. Esta última clase de glicanos diversos es de singular abundancia en la leche materna humana, en comparación con la de cualquier otro mamífero.[20] En contra de lo que ocurre con la lactosa, que nuestro cuerpo puede degradar y absorber con facilidad, los seres humanos no disponemos de las enzimas necesarias para digerir la mayoría de los oligosacáridos, ni siquiera los que contiene la leche materna. La única función que se les conoce es la de actuar como prebióticos naturales y dirigir así el desarrollo de la microbiota intestinal del recién nacido al alimentar de un modo selectivo ciertas especies de bacterias.

Curiosamente, la salud y el estado nutricional de la madre influyen sobremanera en el número y tipo de oligosacáridos contenidos en la leche que produce. Por ejemplo, en un estudio en que se analizó la leche de varias madres elegidas al azar, unas contenían solo veintitrés oligosacáridos distintos mientras que otras contenían hasta ciento treinta.[21] Teniendo en cuenta que los bebés no ingieren otra cosa que leche materna durante los primeros meses de vida, es lógico que la calidad de la leche tenga un pronunciado efecto en su microbioma.

En su primera etapa de vida, por tanto, los glicanos que ingieren se reducen a los de la leche de sus madres, o la leche maternizada. En los bebés, dominan la microbiota cuatro filos, o familias, bacterianos: bacteroidetes, firmicutes, proteobacterias y actinobacterias. Son miembros de estos mismos grupos los que dominan la microbiota adulta, pero en proporciones diferentes y más variables. En los bebés alimentados exclusivamente con leche materna, abundan las categorías lactobacilo y bifidobacteria, lo cual da a entender que estas bacterias tienen una predilección por los oligosacáridos de la leche. Tras el destete, al introducirse nuevos alimentos en la dieta del bebé, empiezan a aparecer muchos más glicanos. Las preferencias alimentarias serán lo que determine y establezca la comunidad microbiana de los intestinos.

Al hacerse esa transición de la leche materna a una dieta omnívora, la composición de la microbiota cambia también. Dos filos bacterianos, las bacteroidetes y las firmicutes, son los que predominan en la microbiota adulta; llegan a constituir aproximadamente el 90% del total de las bacterias intestinales. La proporción de cada uno de ellos puede cambiar con el tiempo por la influencia de los distintos alimentos que compongan la dieta.

En los países occidentales suele haber un predominio de firmicutes. Un estudio realizado con sujetos humanos examinó las diferencias entre la microbiota intestinal de niños africanos y europeos. Los niños africanos tenían una dieta predominantemente vegetal, rica en fibra, mientras que la de los europeos era baja en fibra, abundante en cereales refinados y azúcar y carente de carbohidratos complejos. El estudio reveló que los niños africanos tenían mayor prevalencia de bacteroidetes y firmicutes, lo contrario de lo que se vio en los europeos, lo cual sugería que una dieta con alto contenido en fibra hacía proliferar precisamente aquellas especies de bacterias que son capaces de degradarla. Los niños africanos mostraban además una mayor diversidad de organismos y tenían cuatro veces más butirato y propionato que los europeos.[22] Una dieta en la que predominen los hidratos de carbono simples, que pueden digerirse con facilidad en el intestino delgado, parece favorecer la proliferación de las bacterias firmicutes a expensas de las bacteroidetes.

Otro estudio examinó a niños y adultos de zonas rurales de Malaui, en el sudeste de África, y de la cuenca del Amazonas en Venezuela y los comparó con una muestra típica de niños y adultos norteamericanos. Las poblaciones malauí y venezolana tenían dietas tradicionales altas en fibra. Uno de los objetivos del estudio era analizar las diferencias entre las dietas ancestrales y la dieta occidental moderna. Los resultados fueron similares a los del estudio anteriormente descrito: las poblaciones rurales mostraron una mayor diversidad en la microbiota y niveles más altos de ácidos grasos de cadena corta.[23] Todas las poblaciones rurales que se han estudiado presentan una incidencia mucho menor de obesidad, diabetes, enfermedades cardiovasculares, trastornos digestivos y otras afecciones crónicas que son comunes entre quienes ingieren una dieta occidental típica; la realidad es que, básicamente, ninguna de estas enfermedades existe en las sociedades tradicionales. Teniendo en cuenta que la mayor diferencia entre las dietas tradicionales y la occidental es la cantidad de hidratos de carbono complejos y fibra que contiene cada una de ellas, está clara la importancia de incluir alimentos ricos en fibra para que una dieta sea saludable.

Cuáles sean los tipos de bacterias que pueblan los intestinos puede influir decisivamente en muchos parámetros de salud, entre ellos la regulación de la glucosa en sangre y el almacenamiento de grasas. Se ha visto que la proporción de bacteroidetes es menor en la gente obesa que en la gente delgada; sin embargo, cuando una persona obesa consigue bajar de peso, las poblaciones microbianas pueden inclinar la balanza en el sentido contrario.[24] Algo muy interesante es que, al parecer, cuáles sean los tipos de microbiota predominantes tiene un marcado efecto en el metabolismo de la glucosa. Un aumento del porcentaje de firmicutes, a expensas de las bacteroidetes, puede traducirse en una pérdida de peso. Las firmicutes son más eficientes a la hora de obtener energía de los alimentos, y por tanto incrementan el número de calorías que extraemos de ellos. Dicho exceso de energía se convierte en ácidos grasos y se almacena en los adipocitos (células grasas), por lo cual tener un alto porcentaje de firmicutes favorece el aumento de peso y hace que adelgazar sea mucho más difícil. Tal vez sea esta la razón de fondo por la que hay gente que parece engordar con mucha facilidad, a pesar de ingerir una cantidad reducida de calorías, y que casi tiene que morirse de hambre para bajar aunque solo sea uno o dos kilos, y en cambio hay quienes comen una gran cantidad de alimentos de alto valor calórico y no engordan ni un gramo. La clave es el microbioma. El simple hecho de modificar el microbioma puede influir enormemente en la capacidad de una persona para perder peso y no recuperarlo.

La microbiota puede cambiar con la dieta, sobre todo cuando se modifican la cantidad y el tipo de carbohidratos. Hay quien adopta una dieta cetogénica baja en hidratos de carbono y en calorías con la idea de adelgazar, y experimenta una reducción de peso y de grasa corporal espectaculares. Comen hasta llenarse, no pasan hambre y sin embargo bajan de peso considerablemente. En cambio, hay quienes se obsesionan con reducir la ingesta calórica y optan por una dieta baja en grasas, pero siguen consumiendo hidratos de carbono refinados, con un contenido insignificante en fibra, y les cuesta mucho perder peso. La dieta baja en grasas es una dieta laboriosa, y va acompañada de una sensación constante de hambre y ansia de dulces. Hay quienes consiguen adelgazar con ella, pero no es fácil, y se requiere una gran fuerza de voluntad. Como continúan comiendo carbohidratos refinados, las proporciones de firmicutes y bacteroidetes no cambian, y por consiguiente tarde o temprano recuperan todos o casi todos los kilos que han perdido. Es una ardua batalla, mientras no cambie el microbioma intestinal, y esto solo puede ocurrir si se eliminan de la dieta los hidratos de carbono refinados y se aumenta el consumo de hidratos de carbono complejos. Por desgracia, es frecuente que se siga una dieta baja en hidratos de carbono, o una dieta cetogénica, y se baje considerablemente de peso, pero luego, una vez que se ha adelgazado, se empiece otra vez a comer hidratos de carbono refinados, con lo cual el microbioma cambia de nuevo y se vuelve al peso anterior. En otras palabras, el tipo de alimentos que ingerimos, y sobre todo el tipo de carbohidratos, tiene una influencia decisiva en el microbioma y en que seamos o no capaces de mantener el peso. Este es uno de los motivos por los que las poblaciones que mantienen dietas tradicionales, ricas en alimentos de alto contenido en fibra, son de constitución delgada. Es la dieta occidental, repleta de carbohidratos refinados, la que está provocando esta epidemia de obesidad.

Dependiendo de la dieta, el cambio de las especies microbianas puede producirse con bastante rapidez; puede haber modificaciones incluso entre una comida y la siguiente. Los estudios han mostrado que pasar del tipo de dieta occidental, alta en azúcares, a una dieta alta en carbohidratos complejos produce cambios microbianos observables en solo un día, aunque luego tarden varios días en estabilizarse.[25-26] Esto indica que la microbiota intestinal fluctúa constantemente en consonancia con los cambios de la dieta, y que la cantidad y el tipo de glicanos puede tener un impacto significativo en estas poblaciones.

La diversidad y la densidad microbiana son distintas en el estómago y en el recto. En el intestino delgado habitan solo unas pocas especies, mientras que la densidad y la diversidad de las bacterias va aumentando cuanto mayor es la proximidad al colon y al recto, ya que es en el colon donde se realiza la mayor parte de la fermentación. Los glicanos de alta solubilidad, como los azúcares y almidones simples, se metabolizan principalmente en el intestino delgado y los glicanos más complejos, en las regiones distales.

Las distintas especies de microbiota interactúan además entre sí para establecer cadenas alimentarias. Hay determinadas especies que realizan la degradación inicial de la fibra dietética, y dejan que otras se ocupen de completar el trabajo. Algunas bacterias pueden ajustar sus preferencias en función de qué glicanos estén presentes, pero también de qué otras poblaciones vivan a su alrededor, probablemente como forma de adaptación al medio y como estrategia de supervivencia, en una comunidad que compite por los nutrientes disponibles.

LOS EDULCORANTES SIN CALORÍAS ALTERAN EL MICROBIOMA INTESTINAL

Para mantener la buena salud, es importante que haya un equilibrio de las poblaciones microbianas, y esto se consigue con una dieta saludable y evitando ciertos alimentos, aditivos alimentarios y medicaciones. Una dieta en la que abunden los carbohidratos simples, los alimentos dulces y los cereales refinados puede provocar un cambio muy poco saludable de la población microbiana y contribuir al aumento de peso y los trastornos metabólicos. Muchos de los microorganismos intestinales que más problemas nos causan proliferan gracias a los azúcares y almidones simples de nuestra dieta, de ahí que un buen número de personas opten por los sustitutos del azúcar.

En su mayoría, los sustitutos del azúcar no se digieren bien, y por consiguiente aportan pocas calorías o ninguna. Esta es la razón de que se los considere apropiados para bajar de peso. Entran y salen del cuerpo sin contribuir demasiado, o nada, al total calórico diario con el que este ha de lidiar. Como las bacterias no son capaces de degradarlos con facilidad ni de utilizarlos como alimento, se piensa que no contribuirán a la proliferación de microorganismos indeseados, como hace el azúcar. Conseguimos el dulzor sin que aumenten las calorías ni se dispare la glucosa en sangre. Sin embargo, desgraciadamente, los sustitutos del azúcar hacen algo que no tiene nada de dulce: trastornan el equilibrio de las poblaciones bacterianas normales, lo cual puede provocar un desequilibrio de la glucemia y aumentar el riesgo de diabetes y obesidad, así como provocar muchos otros problemas de salud.

Una de las primeras indicaciones de que los edulcorantes que carecen de valor nutritivo podían alterar el delicado equilibrio del microbioma intestinal afloró poco después de la aprobación de la sucralosa (Splenda) en 1998. Muy pronto la gente empezó a quejarse de sus efectos secundarios adversos, que iban desde una subida de la tensión arterial y mareos hasta erupciones cutáneas y un aumento de la glucemia; pero la queja más común eran los problemas digestivos: dolor de estómago, hinchazón y diarrea.

Un equipo de investigadores de la Universidad de Duke, en Carolina del Norte, decidió averiguar por qué hay tanta gente que experimenta trastornos digestivos tras consumir Splenda. Sus hallazgos, que se publicaron en el *Journal of Toxicology and Environmental Health, Part A*, obligaban a plantearse seriamente la inocuidad del edulcorante.

En el estudio, se evaluaron los efectos de la Splenda —que está compuesta de sucralosa (1,1%) y, como agentes de carga, maltodextrina y glucosa— en cinco grupos de ratas. A uno de ellos, además de su dieta habitual se le había administrado agua sola, y servía de grupo de control. A los otros cuatro grupos, se les dieron diferentes dosis de Splenda disuelta en el agua.

Las dosis que se utilizaron fueron, respectivamente, de 100, 300, 500 y 1.000 mg de Splenda por kilo de peso corporal al día, equivalentes a 1,1 mg, 3,3 mg, 5,5 mg y 11 mg por kilo de sucralosa diarios. Se decidieron estas dosis porque estaban ligeramente por debajo y por encima de los 5 mg por kilo al día de sucralosa que la Administración de Alimentos y Medicamentos estadounidense (FDA, por sus siglas en inglés) había establecido como cantidad exenta de riesgos.

Los resultados fueron impactantes. Incluso en las dosis comprendidas dentro de lo que la FDA consideraba una ingesta diaria aceptable, la Splenda alteró significativamente el microbioma, destruyó el equilibrio del pH, aumentó la expresión de enzimas que se sabe que dificultan la absorción de nutrientes y causó un aumento de peso. Es decir, aunque la Splenda no se absorbe, parece ser que altera el microbioma y el buen funcionamiento del tracto digestivo.

Al cabo de doce semanas, se sacrificó a la mitad de los animales de cada grupo y se los examinó. Se midieron dos grupos concretos de enzimas que interfieren en la absorción de nutrientes, el citocromo P-450 y la P-glicoproteína, y se vio que ambos se habían multiplicado entre 2,5 y 3,5 veces. El número de bacterias beneficiosas había disminuido un alarmante 50% respecto al grupo de control, con una reducción de bifidobacterias, lactobacilos y bacteroidetes del 37, el 39 y el 67,5% respectivamente. No habían disminuido en cambio las enterobacterias, un extenso grupo de bacterias al que pertenecen muchos agentes patógenos bien conocidos, como las especies *E. coli*, *Salmonella*, *Klebsiella* y *Shigella*. La disminución de bacterias productoras de ácido láctico indudablemente había afectado el equilibrio del pH; había alcalinizado el colon, y esto favorecía la proliferación de organismos menos deseables. La grasa corporal de los animales de todos los grupos aumentó durante el estudio. Incluso aquellos que habían recibido una dosis de sucralosa inferior a la que consideraba aceptable la FDA engordaron más de un 100%.[27]

Todos estos cambios tan drásticos se produjeron en solo doce semanas. Si el ritmo de cambio es el mismo en los seres humanos que consumen una dosis aceptable de Splenda, el medioambiente y el funcionamiento de su aparato digestivo podrían experimentar un cambio drástico en muy poco tiempo; e igual de preocupante es el hecho de que estos efectos adversos pueden perdurar hasta mucho después de haber interrumpido el consumo de este edulcorante. Tras el periodo inicial de doce semanas, se dejó de administrar Splenda a los animales y se les dio agua sola acompañando a la dieta normal durante doce semanas más. Al final de este segundo periodo, todavía duraban los efectos adversos. Esto parece sugerir que si utilizamos Splenda durante cierto tiempo y luego dejamos de usarla, el microbioma intestinal seguirá estando desequilibrado indefinidamente a menos que tomemos medidas drásticas para reequilibrarlo, como ingerir suplementos probióticos y productos fermentados y adoptar una dieta cetogénica, baja en hidratos de carbono.

Los defensores de la Splenda criticaron el estudio alegando que los resultados eran aplicables solo a las ratas, no a los seres humanos, cuando es sabido que las ratas son los sujetos estándar utilizados en este tipo de estudios porque su respuesta es muy similar a la nuestra. Además, de los ciento diez estudios presentados para demostrar la inocuidad de este edulcorante y obtener la aprobación de la FDA, la gran mayoría se habían hecho utilizando animales. Solo en dos de ellos habían participado sujetos humanos, treinta y seis individuos en total. El más largo de los dos había durado cuatro días y había estudiado básicamente el impacto de la Splenda en las caries dentales. Los investigadores de la Universidad de Duke puntualizaron también que el límite diario aceptable aprobado por la FDA se basaba en estudios llevados a cabo con ratas.

Los edulcorantes artificiales se han recomendado durante mucho tiempo como una alternativa saludable al azúcar. Cuando se inventaron, parecían un sueño hecho realidad: no tenían calorías, luego no aportaban nada que pudiera convertirse en grasas y aumentar el peso corporal, y, al no contener azúcar propiamente dicho, no elevaban los niveles de glucosa en sangre, la gran preocupación de los diabéticos. Es decir, los edulcorantes artificiales ofrecían a los diabéticos, a quienes no querían engordar y a cualquiera la libertad de ingerir alimentos y bebidas igual de dulces que siempre sin tener que preocuparse de nada.

Sin embargo, numerosos estudios han descubierto que consumir productos que contengan edulcorantes artificiales no solo no evita la obesidad, sino que de hecho hace engordar y aumenta el riesgo de diabetes. Se han propuesto diversas razones para explicar esta paradoja. La teoría más difundida es que, por su bajo contenido calórico, muchos tienden a consumirlos en exceso creyendo que no les harán ningún daño, y en realidad acaban ingiriendo más calorías. Aunque quizá haya algo de verdad en esto, lo cierto es que quienes los toman engordan aun controlando meticulosamente la ingesta calórica. Y tampoco puede decirse que tomarlos mejore los niveles de glucosa en sangre; a menudo más bien los empeora, lo cual aumenta el riesgo de diabetes.

Durante años, los investigadores no lograban entender cómo era posible que los edulcorantes artificiales contribuyeran al aumento de peso y la diabetes. La respuesta llegó en 2014 a raíz de unos estudios realizados en el Instituto Weizmann de Ciencias, en Israel.[28] Los investigadores de este centro aseguran que los edulcorantes artificiales están contribuyendo de hecho a esta epidemia cada vez más extendida de diabetes y obesidad. Al parecer, trastornan la capacidad natural del cuerpo para regular la glucemia, lo cual da lugar a cambios del metabolismo que pueden ser precursores de una disfunción metabólica, es decir, «precisamente los mismos trastornos que a menudo queremos evitar» utilizando estos edulcorantes en lugar de azúcar, según el doctor Eran Elinav, inmunólogo del Instituto Weizmann.

Tras realizar multitud de experimentos, especialmente con ratones, para ratificar que los edulcorantes artificiales alteran el microbioma, sostienen estos investigadores que cualquiera que los utilice tiene mayor riesgo de desarrollar diabetes y sobrepeso, debido a la alteración de los tipos de bacterias que pueblan sus intestinos.

Unos niveles altos de glucosa en sangre aumentan la producción y acumulación de grasas. Veíamos en capítulos anteriores que un nivel alto de azúcar en sangre hace que se produzca un exceso de insulina, ya que esta es necesaria para poder retirar glucosa del torrente sanguíneo y trasladarla al interior de las células. Pero la insulina es también la encargada de iniciar la conversión de los carbohidratos en grasas e introducirla en los adipocitos o células grasas; por tanto, lo que ocurre cuando hay un nivel elevado de insulina es que el cuerpo tiende a acumular y almacenar más grasa, lo cual da lugar a un aumento de peso. Según los investigadores, la variación de las poblaciones microbianas derivada del consumo de edulcorantes artificiales provoca un cambio en el metabolismo de la glucosa; esto ocasiona que los niveles de glucosa e insulina suban más de lo normal después de comer y desciendan con más lentitud de la habitual, de lo que se deriva una mayor producción y acumulación de grasa.

En la serie inicial de experimentos, los científicos agregaron sacarina (el edulcorante del botecito dosificador de Natreen), sucralosa (los paquetitos amarillos de Splenda) o aspartamo (los paquetes azules de Equal) al agua para consumo de unos ratones de diez semanas de edad. Otros ratones bebían agua sola o agua suplementada con glucosa o sacarosa (azúcar de mesa). Al cabo de una semana, los ratones de estos dos últimos grupos apenas mostraban cambios, pero los de los grupos que habían tomado edulcorantes artificiales habían desarrollado una notable intolerancia a la glucosa (resistencia a la insulina). Los edulcorantes artificiales habían tenido todos un mayor efecto en el desarrollo de la resistencia a la insulina que la glucosa y que la sacarosa, lo cual indica que tienen un mayor potencial de causar diabetes y aumento de peso que el azúcar.

Lo que fue de verdad sorprendente es que cuando los investigadores trataron a estos ratones con antibióticos, y mataron las bacterias del aparato digestivo, la intolerancia a la glucosa desapareció. Parecía evidente por tanto que era el tipo de bacterias del aparato digestivo lo que había alterado el metabolismo de la glucosa.

Para confirmar la hipótesis, realizaron nuevamente una serie de experimentos. Esta vez tomaron bacterias de los ratones que habían consumido agua con sacarina durante cierto tiempo y las inocularon en los intestinos de ratones que nunca habían estado expuestos a la sacarina. Estos ratones desarrollaron la misma intolerancia a la glucosa. La secuenciación del ADN mostró que la sacarina había cambiado notablemente la variedad de bacterias intestinales de los animales que la habían consumido.

A continuación, los investigadores rastrearon los efectos que tenían a largo plazo los edulcorantes artificiales en las bacterias intestinales de sujetos humanos. En los trescientos ochenta y un participantes no diabéticos del estudio, se observó una correlación entre el uso de *cualquier* clase de edulcorante artificial y la aparición de señales de intolerancia a la glucosa. Además, las bacterias intestinales de aquellos que habían tomado edulcorantes artificiales eran diferentes de las que no los habían tomado.

Por último, reclutaron a siete voluntarios que normalmente no utilizaban edulcorantes artificiales y durante seis días les administraron la cantidad máxima de sacarina recomendada por la FDA. En solo ese tiempo, los niveles de glucosa en sangre de cuatro de los sujetos empezaban ya a indicar que estaba desarrollándose una resistencia a la insulina. De haber durado más tiempo el experimento, sin duda los otros tres voluntarios habrían presentado señales de resistencia a la insulina igualmente.

Y esto no es todo. Cuando los investigadores inocularon en los intestinos de ratones bacterias intestinales de los participantes humanos, los animales desarrollaron también intolerancia a la glucosa, lo cual indicaba que tanto en ratones como en seres humanos el efecto era el mismo.

Los resultados demuestran que el microbioma intestinal desempeña un importante papel en el metabolismo de la glucosa. Otras investigaciones han mostrado que la gente obesa tiene un microbioma diferente del de la gente de peso normal; concretamente, un menor porcentaje de bacteroidetes y un mayor porcentaje de firmicutes, el tipo de bacterias que más calorías extrae de los alimentos ingeridos y que favorece la acumulación de grasas. Los edulcorantes artificiales provocan alteraciones de las poblaciones microbianas que habitan el tracto intestinal, y hacen que prolifere precisamente el tipo de bacterias que causa aumento de peso e intolerancia a la glucosa. Esto explica por qué hay personas que siguen dietas muy bajas en calorías pero no logran adelgazar; y es que coman lo que coman, o por muy poco que coman, las bacterias que viven en sus intestinos lo convierten en grasa. Si mientras están a dieta utilizan edulcorantes artificiales, estos tienen el control de las bacterias promotoras de grasas, que impiden perder peso sea cual sea la dieta. Esto es importante porque significa que si adoptas una dieta cetogénica y tomas edulcorantes artificiales no obtendrás los resultados que buscas en cuanto a pérdida de peso o control de la insulina. Una dieta baja en carbohidratos o una dieta cetogénica que incluyan edulcorantes artificiales *no* conseguirán equilibrar el microbioma intestinal y no impedirán ni revertirán ningún trastorno digestivo.

El doctor Elinav comentaba que él personalmente ya había cambiado de hábitos: «He tomado mucho café en mi vida y he usado gran cantidad de edulcorantes, creyendo, como tanta gente, que al menos no me hacían daño, y que quizá fueran hasta beneficiosos. Pero a la vista de los resultados del estudio, he decidido dejar de tomarlos». Ahora usa azúcar, dado que su efecto en el microbioma no es tan radical ni tan dañino.

Otro hallazgo interesante fue que daba igual el tipo de edulcorante artificial que se utilizara; tanto la sacarina como el aspartamo o la sucralosa tenían el mismo efecto. Si pese a su composición química tan diferente sus efectos eran los mismos, los investigadores especularon que tal vez tuvieran también el mismo efecto otros edulcorantes bajos en calorías o sin calorías, como los alcoholes del azúcar y la estevia.

Y efectivamente, otro equipo de investigadores descubrió que todos los edulcorantes no calóricos tienen los mismos efectos, sea cual sea su composición química. La razón es que esos efectos no se derivan de la particular combinación de elementos químicos que constituye cada edulcorante, sino del hecho de que el dulzor no vaya acompañado de las correspondientes calorías. El sabor dulce activa las hormonas del tracto digestivo en preparación para las calorías del azúcar que se espera que lleguen; y cuando el azúcar no llega, se rompe la homeostasis, y este trastorno del metabolismo altera el microbioma intestinal. Incluso los endulzantes denominados naturales, como la estevia, provocan este efecto.[29]

Aunque a muchos no les guste oír esto, todos los sustitutos del azúcar, incluidos los alcoholes del azúcar y la estevia, tienen efectos anticetogénicos. De hecho, reducen e incluso impiden la producción de cetonas. Ningún sustituto del azúcar es compatible con la dieta cetogénica, ya que estos edulcorantes alteran el microbioma intestinal de un modo nada saludable, lo cual reduce enormemente los efectos terapéuticos de la dieta. En el caso de aquellos que la sigan para tratar problemas de salud serios, como el alzhéimer, la epilepsia, la diabetes o el cáncer, sencillamente no experimentarán los espectaculares beneficios de los que hablan quienes evitan los edulcorantes.

Es una cuestión muy importante, pero de la que muchos no quieren saber nada porque tienen una adicción demasiado fuerte al sabor dulce del azúcar y de otros edulcorantes para plantearse renunciar a él. Una de las ventajas de la dieta cetogénica es que puede poner fin a la adicción a los dulces, siempre que no se utilice ningún tipo de edulcorante. Porque la adicción al azúcar no es una adicción al azúcar en sí, sino a su dulzor. Para ser exactos, no es una adicción al azúcar, sino una adicción a lo dulce, puesto que cualquier sustancia dulce puede satisfacerla, incluidos los sustitutos del azúcar. Si continúas tomando edulcorantes artificiales, la adicción a lo dulce continuará, por lo que controlará tu vida y disminuirá seriamente los resultados que obtengas de la dieta cetogénica.

UNA DIETA ALTA EN PROTEÍNAS NO ES LO MISMO QUE UNA DIETA CETOGÉNICA

Hay mucha confusión en torno a lo que es la dieta cetogénica, y el mayor malentendido es pensar que se trata de una dieta de alto contenido proteínico. No lo es. Por definición, la dieta cetogénica es baja en hidratos de carbono, alta en grasas y con un contenido *moderado* de proteínas. La cantidad de proteínas debería aportar alrededor de un 15% del total de calorías consumidas o incluso menos. Son muchos los que al adoptar la dieta «ceto» ponen tal empeño en recortar todo lo posible los carbohidratos que acaban por eliminar la mayoría de los productos de origen vegetal y se alimentan prácticamente solo de carne, huevos y lácteos, convencidos, equivocadamente, de que están siguiendo la dieta de un modo insuperable. La realidad, por el contrario, es que esa dieta quizá no sea siquiera cetogénica.

Hay una tendencia a pensar que si se comen carne y huevos en abundancia, un poco o nada de hortalizas o productos de origen vegetal y se añade una pequeña cantidad de aceite o de mantequilla a las comidas eso es una dieta «ceto». No lo es. Una dieta de alto contenido en proteínas no es cetogénica. El doctor Peter Heinbecker contaba en 1928 que los inuit de la isla Baffin, cuya dieta habitual constaba de carne y no incluía prácticamente ningún carbohidrato, no estaban en estado de cetosis.[30] Aproximadamente entre el 48 y el 58% de los aminoácidos contenidos en la mayoría de las proteínas dietéticas son glucogénicos, es decir, pueden convertirse en glucosa.[31] De cada 2 g de proteína consumida en una dieta sin carbohidratos, entre 1,0 y 1,2 g tienen el potencial de convertirse en glucosa.

La mayoría de la gente que se decanta por una dieta cetogénica sin la debida supervisión come demasiadas proteínas y demasiado pocos productos vegetales y grasas, cuando estos deberían ser precisamente la parte más importante de la dieta. Una persona adulta de talla media y un peso ideal de entre 54 y 82 kilos debería limitar el consumo de proteínas a entre unos 60 y 80 g al día. Un deportista que haga ejercicio enérgico con regularidad o alguien cuyo trabajo conlleve un gran esfuerzo físico podría añadir a esta cantidad entre 10 y 30 g diarios. Si tu dieta no está compuesta en su mayoría por productos vegetales, es posible que no estés siguiendo una dieta cetogénica. Ten en cuenta que la carne desplaza a las verduras en una comida. Si comes demasiada, tienes menos sitio para los productos de origen vegetal.

La fibra dietética que contienen las hortalizas aporta a las bacterias del intestino el alimento que necesitan para producir butirato y otros ácidos grasos de cadena corta que nutren el epitelio intestinal. Además, los vegetales son fuente de muchas vitaminas, minerales y fitonutrientes esenciales para tener buena salud.

Si la tuya es una dieta típica occidental, cuando pases a una dieta cetogénica el consumo de carne debe ser el mismo que ahora, y aportar alrededor de un 15 % del total calórico. Eliminarás todo tipo de panes, repostería, cereales en grano y en copos, galletas dulces y saladas, legumbres, patatas, bebidas azucaradas, postres y todos los demás alimentos de alto contenido en carbohidratos. Son los productos de los que vive la mayoría de la gente: los hidratos de carbono constituyen alrededor del 60 % de sus calorías diarias. Pues bien, todos ellos los reemplazarás por verduras y frutas de bajo contenido en carbohidratos, suplementadas con huevos, queso, nata y una buena cantidad de grasas. Por lo general, la gente come muy pocas verduras. En una encuesta que se llevó a cabo para ver qué tipo de productos vegetales comían los norteamericanos, se vio que en el plazo de una semana el número de hortalizas y verduras diferentes que se consumían era, por término medio, cinco. Las de uso más frecuente eran el tomate (sopa de tomate o kétchup) las patatas (sobre todo fritas) y la lechuga. La mayoría de los productos vegetales que se consumen en Estados Unidos son los encurtidos, aceitunas y alimentos por el estilo que normalmente se incluyen en los platos precocinados o la comida rápida. Ninguno de ellos contiene demasiada fibra. En una dieta cetogénica comerás a diario muchas más verduras frescas de las que probablemente hayas comido en tu vida. Con ellas, tendrás la seguridad de estar creando un microbioma sano y produciendo esos nutritivos ácidos grasos de cadena corta.

Una dieta alta en proteínas, sobre todo si no se combina con una cantidad adecuada de aceites y grasas, puede perjudicar seriamente la función digestiva. Las observaciones del personal clínico que trata a pacientes sometidos a una dieta cetogénica, y que consumen de 30 a 40 g de hidratos de carbono al día, muestran que sus heces tienen un pH alcalino y niveles bajos de butirato. Esto indica que no están comiendo suficientes verduras y que comen demasiada carne, y probablemente comidas basura con el rótulo de «ceto» y postres endulzados con sustitutos del azúcar.

Como decía, las frutas y verduras nos aportan gran parte de las vitaminas, minerales y fitonutrientes que necesitamos para tener una salud óptima. Aquellos que toda su vida se han alimentado de comida basura y carne suelen modificar la dieta cetogénica y comer productos similares, envasados y empaquetados, a los que se ha etiquetado como «ceto»: barritas proteínicas (de caramelo), galletas, pastelitos, patatas fritas y tentempiés de todo tipo que en realidad no son en modo alguno mejores que la comida basura que ingerían antes de hacerse «ceto». Si comes esta clase de productos en lugar de verduras frescas, no esperes que tu salud experimente los beneficios, repetidamente documentados, que reporta la dieta cetogénica.

EL PROBLEMA DE LAS PROTEÍNAS MAGRAS

Allá adonde vayas oirás a la gente repetir hasta la saciedad que hay que comer solo proteínas magras, reducir las grasas, quitarle el sebo a la carne y la piel al pescado, decantarse solo por la carne blanca magra, tomar pollo y pescado mejor que carne roja porque tienen menos grasa y optar por el queso y la leche desnatados. ¿A qué viene esta insistencia en que la proteína sea magra? Al parecer es una reminiscencia de la histeria antigrasa que hemos vivido en las últimas décadas. Incluso muchos adeptos a las dietas bajas en carbohidratos y la dieta paleolítica repiten el mantra «come carne magra». Muchos autores de libros de dietas bajas en carbohidratos, incluso aquellos que dedican dos o tres capítulos a hablar de los beneficios de comer grasas, aconsejan a sus lectores que elijan las partes magras de la carne. No tiene sentido. ¡Las grasas no son el enemigo! La grasa —el tipo correcto de grasa— es tu aliada. La grasa natural que contienen los lácteos y las carnes, incluida la carne roja, ¡es buena para la salud! No deberías quitarles la grasa ni evitar comer carne veteada; la grasa le da mejor sabor. Y nunca deberías sentirte culpable por comer grasas. Estoy refiriéndome a carnes y lácteos de producción orgánica; en cuanto a los productos de animales criados del modo convencional, existe cierta preocupación por que puedan contener pequeñas cantidades de hormonas y pesticidas. Si es posible, deberías comer alimentos de producción orgánica.

La dieta cetogénica es una dieta alta en grasas que contiene una cantidad adecuada, pero no excesiva, de proteínas. Son las grasas, no las proteínas, el secreto para que la dieta sea un éxito. Comer carne magra, sin la cantidad adecuada de grasa, ¡puede ser perjudicial para la salud! Un ejemplo excelente de esto es una proteína líquida que se puso de moda en los años setenta del pasado siglo; se le dio el nombre de «ayuno modificado economizador de proteínas». La idea en la que se fundamentaba la dieta era que recortar las calorías no solo nos hace perder grasa sino también tejido magro; pero con un consumo adecuado de proteínas en una dieta baja en calorías, podía conseguirse que la proteína muscular no se degradara. Es decir, teóricamente, la persona que siguiera la dieta solo perdería grasas, pero ni un gramo de tejido magro. Se creyó que la mejor manera de ingerir esta proteína era bebida. La noticia corrió como un reguero de pólvora, y casi de la noche a la mañana las tiendas se llenaron de brebajes dietéticos de proteína líquida.

Los batidos estaban elaborados con proteína purificada, sin una gota de grasa. Pero esa ausencia de grasa fue un gran error. Quienes se apuntaban a la moda bajaban mucho de peso, y si continuaban con ella durante cierto tiempo, además se ponían enfermos; muchos de ellos murieron por un paro cardíaco, pese a no haber tenido anteriormente ninguna señal de enfermedad coronaria. Ni tomar suplementos vitamínicos ni suplementar la dieta con pequeñas porciones de carne magra sirvió de mucho. La gente seguía muriendo; hubo sesenta muertes en total, y miles de casos más de personas que enfermaron. La popularidad de la dieta se esfumó rápidamente, aunque todavía siguen vendiéndose distintas versiones de estos batidos y comidas de proteína líquida.

La disfunción que provoca comer proteína magra sin la fuente de grasa adecuada se denomina «envenenamiento por proteínas», o también «hambre de conejo» (o, técnicamente, «inanición cunicular»). Entre sus síntomas, pueden incluirse náuseas, diarrea, dolores de cabeza, confusión, dificultad para respirar, fatiga, bajada de tensión, arritmias y sensación de malestar general. Sin la cantidad adecuada de grasa, la proteína puede ser incluso venenosa; es un hecho conocido y documentado desde hace siglos. En épocas remotas, nuestros antepasados cazadores-recolectores no comían carne magra; la evitaban. Elegían la carne más grasa posible y se deleitaban en las vísceras grasas y la médula ósea. No comían carne magra porque sabían que, sin una fuente adecuada de grasa, podía ser perjudicial, incluso letal. Los inuit de Alaska y el norte de Canadá conocían bien el envenenamiento por exceso de proteínas. Tradicionalmente, su dieta había estado constituida casi por entero de carne, pero sabían no obstante lo importante que era ingerir una cantidad proporcionada de grasa, y por eso llevaban siempre consigo aceite de foca u otras grasas con las que suplementar las comidas. Mojaban siempre la carne en un cuenco de aceite de foca, como si se tratara de una salsa, antes de llevársela a la boca. Además de pescado y focas, cazaban caribús, alces, zorros, osos, gansos, perdices y otras aves, pero por lo general evitaban el conejo. Los conejos árticos son muy magros, de modo que no los cazaban a menos que dispusieran de abundante grasa en la que sumergir la carne. Sabían por experiencia que comer demasiado conejo les sentaba mal. Incluso aunque dispusieran de suficiente carne de este animal como para llenarse, si no le añadían grasa se sentían indispuestos. Se podría vivir más tiempo solo a base de agua, sin ningún otro alimento, que a base de agua y toda la carne de conejo que uno pudiera llegar a comer. Entre los inuit y los nativos canadienses, era bien sabido que comer conejo provocaba una muerte por «inanición» más rápido que la abstinencia total de comida, de ahí la denominación «hambre de conejo». Lo mismo les ocurría si se alimentaban de demasiada cantidad de cualquier otro tipo de carne magra, entre ellas las del caribú cuando había perdido sus reservas estivales de grasa y estaba extremadamente delgado.

El antropólogo y explorador del Ártico Vilhjálmur Stefansson (1879-1962) escribió extensamente sobre los años que vivió de lo que la tierra le daba en el Ártico canadiense, como hacían los primitivos inuit. Contaba que en cierto momento sus compañeros y él se habían visto obligados a cazar y comer caribú magro porque no tenían nada más. Él sabía que los inuit se cuidaban de comer carne magra, pero la falta de alimentos los llevó a comerla de todos modos. Al cabo de un par de semanas estaban todos al borde de la muerte; hasta que no consiguieron una fuente de grasa no se recuperaron. Cuando después de aquello hubo otros momentos en que escaseó la comida y solo tenían aceite de foca, sobrevivieron tomándolo exclusivamente. A diferencia de la carne magra, ingerir solo aceite de foca no les hacía ningún daño.

Cuando Stefansson contó que vivía de carne y grasa, sin comer ningún producto vegetal, los médicos de su tiempo lo criticaron. Decían que era imposible, que aquello acabaría produciéndole escorbuto o alguna otra enfermedad carencial. Para demostrarles que se equivocaban, en 1928 él y uno de sus compañeros del Ártico, Karsen Anderson, se comprometieron a vivir un año entero sin comer nada más que carne y grasa, bajo la observación de un equipo médico del hospital Bellevue de Nueva York. Ambos completaron el experimento sin sufrir ninguna enfermedad carencial y llegaron al final con buena salud. Si bien suele contarse el caso para ilustrar que no representa ningún riesgo comer carne, en realidad lo que demuestra esta experiencia es que no representa ningún riesgo comer grasa, ya que aunque comían distintos cortes y tipos de carne, ninguno de ellos era magro, y el 79 % de las calorías provenían de las grasas, principalmente saturadas.[32]

Lo que Stefansson había escrito sobre la carne magra despertó la curiosidad del doctor Eugene DuBois, director del experimento, que quiso ver qué efecto tenía una dieta de carne magra. De no muy buena gana, Stefansson aceptó restringir temporalmente su dieta a cortes magros de carne, mientras que Anderson comería la mezcla de grasa y carne que quisiera. Este experimento secundario se realizó en realidad justo al principio del estudio, pero no duró demasiado. Los síntomas de envenenamiento por proteínas tardaron solo dos días en aparecer. Stefansson explicó que «los síntomas que me provocó en Bellevue la dieta de carne incompleta (magro sin grasa) eran exactamente los mismos que en el Ártico, solo que aquí aparecieron más rápido: diarrea y una sensación desconcertante de malestar general. Allí en el norte, los esquimales y yo nos habíamos curado de inmediato en cuanto conseguimos un poco de grasa, y aquí el doctor DuBois me curó de la misma manera:

me dio filetes grasos de solomillo, sesos fritos en grasa de beicon y cosas por el estilo. En dos o tres días me puse bien, pero había adelgazado mucho».

Anderson, en cambio, con su dieta de carne y grasa no tuvo ningún problema. Lo curioso era que en el hospital Bellevue los síntomas de envenenamiento habían tardado solo un par de días en aparecer. En el Ártico habían aparecido al cabo de dos o tres semanas. Stefansson especuló que la diferencia de tiempo podía deberse a que, cuando comían caribú magro en el Ártico, iba acompañado de un poco de la grasa que le encontraban detrás de los ojos y de médula ósea, lo cual debía de ralentizar la aparición de la enfermedad, mientras que en el hospital, al no haber ninguna fuente de grasa, los síntomas se había presentado mucho más rápido.

¿Por qué es tan dañino comer carne magra? La razón es el proceso que realiza el cuerpo para convertir los alimentos en energía. El organismo humano puede utilizar hasta un 59% de los aminoácidos contenidos en las proteínas que consumimos para la producción de glucosa; por eso comer una cantidad excesiva de proteínas puede impedir la cetosis. La proteína que comemos se descompone en aminoácidos. Hay alrededor de veinte aminoácidos distintos que son importantes para la salud, y que se utilizan principalmente para fabricar tejidos y producir enzimas. Sin embargo, si el cuerpo está necesitado de energía, desmantelará los aminoácidos para producir glucosa, y eso es lo que puede suceder cuando alguien adopta una dieta de restricción calórica o baja en hidratos de carbono o se encuentra en estado de inanición.

Cuando se descomponen los aminoácidos, se libera el átomo de nitrógeno contenido en el vértice de la molécula y se forma amoniaco, cuya composición química es idéntica a la del amoniaco utilizado como producto de limpieza y que es igualmente venenoso. En el hígado se suele producir una pequeña cantidad de esta sustancia, como consecuencia de la descomposición de los aminoácidos, para fabricar la glucosa, pero por lo común esto no causa ningún problema, ya que el amoniaco se combina de inmediato con dióxido de carbono (CO_2) para producir urea, un producto mucho menos tóxico. Seguidamente la urea entra en el torrente sanguíneo, los riñones la recogen y se excreta en la orina.

El amoniaco es fuertemente alcalino, y si se produce en demasiada cantidad, altera el equilibrio corporal de acidez-alcalinidad y provoca un estado de alcalosis que, en el peor de los casos, puede poner en peligro la vida. Si la dieta de una persona no contiene suficientes carbohidratos o grasas, y consta solamente de proteína magra, puede provocar un envenenamiento por exceso de proteínas, un estado de alcalosis. Es decir, la demanda corporal de energía obliga a que se utilicen para producir glucosa tantos de los aminoácidos ingeridos como sea posible, lo cual libera una cantidad tan grande de amoniaco que supera la capacidad del hígado para transformarlo en urea, y se desarrolla la alcalosis. Esto es lo que les causó la muerte en los años setenta a quienes se apuntaron a la dieta de los brebajes proteínicos como método de adelgazamiento, y esto es lo que experimentó Stefansson en el Ártico y en el hospital Bellevue cuando se alimentó solo de proteína magra. En cuanto se añade alguna fuente de ácidos grasos y cetonas que satisfaga las necesidades energéticas del cuerpo, se reduce la conversión de los aminoácidos en glucosa y el hígado puede eliminar poco a poco el amoniaco y restablecer la salud.

Cuando los seres humanos primitivos salían de caza, no buscaban animales magros; iban a por los más gordos que pudieran encontrar. Se deleitaban con la grasa y no desperdiciaban ni un ápice. Los humanos primitivos conocían los peligros de comer carne magra. Las dietas de restricción calórica bajas en grasas, que abogan por el consumo de carnes magras, por quitarles todo el sebo y por los lácteos desnatados y otros productos sin grasas, son potencialmente perjudiciales.

MOLESTIAS DIGESTIVAS AL ADOPTAR LA DIETA CETOGÉNICA

Cuando se empieza una dieta cetogénica, es normal experimentar algunos cambios en la digestión y eliminación. Al modificar la dieta, el microbioma y los intestinos pasarán por un periodo de ajuste y transformación. Si sigues la dieta como es debido, puede tener un efecto altamente terapéutico en la función digestiva; sin embargo, hay quienes experimentan síntomas desagradables, sobre todo al principio. Los más comunes son malestar abdominal, estreñimiento y diarrea.

El estreñimiento suele ser consecuencia de no consumir suficientes grasas, agua y productos vegetales ricos en fibra. Se tiene tendencia a beber menos de lo necesario cuando se entra en cetosis, y se acaba ligeramente deshidratado. Debes hacer un esfuerzo por beber agua en abundancia todos los días. La falta de vegetales y fibra en la dieta puede ralentizar también el paso de los alimentos por el tubo digestivo; ¡acuérdate de que a la microbiota intestinal le encanta la fibra! Igualmente, no comer suficientes grasas puede contribuir al estreñimiento. Así que si tienes este problema, asegúrate de que comes las suficientes. Las grasas tienen de hecho un suave efecto laxante y hacen que el proceso de excreción se lleve a cabo correctamente.

Al principio, si se agrega de golpe demasiada grasa a la dieta, es posible que se tengan náuseas y diarrea. Recuerda que cuando comes grasas los triglicéridos se separan en ácidos grasos y glicerina, y esta tiende a absorber agua del intestino, que pasa al tracto digestivo. Si comes muchas grasas, tendrás mucha glicerina en los intestinos, que absorberá agua y podría causarte molestias estomacales y diarrea. Con el tiempo, sin embargo, el cuerpo se adaptará a esa mayor ingesta de grasas y desaparecerán estos síntomas. La diarrea y las náuseas están entre los efectos secundarios más comunes cuando se toman demasiadas cucharadas de aceite de TCM, y esta es la razón. El aceite de TCM se digiere rápidamente en los intestinos y libera grandes cantidades de glicerina, que absorbe mucha agua y produce estos síntomas.

De todos modos, puedes contrarrestar los efectos de ingerir grasas o aceite de TCM en abundancia acompañándolos al mismo tiempo de una buena fuente de fibra soluble, que absorberá el exceso de agua presente en el tracto digestivo y producirá una masa blanda y consistente que se deslizará por el tracto gastrointestinal sin producir efectos secundarios.

La fibra dietética es un grupo extremadamente complejo de sustancias, pero pueden hacerse dentro de ella dos divisiones muy amplias: soluble e insoluble. La fibra soluble se presta muy fácilmente a la fermentación por la acción de las bacterias intestinales, con lo cual favorece la proliferación bacteriana y la producción de ácidos grasos de cadena corta. La fibra insoluble es mucho más difícil de fermentar y su capacidad para producir AGCM es muy limitada; en general, entra y sale del cuerpo sin demasiados cambios. Sirve principalmente para dar volumen a las deposiciones y evitar el estreñimiento.

La fibra soluble absorbe el agua y se vuelve gelatinosa. Son ejemplos de ella la pectina y la goma guar, que suelen utilizarse como estabilizadores y espesantes en los alimentos procesados. Una buena fuente de fibra soluble que puede agregarse a las comidas son las cáscaras de psilio (la semilla del plantago). Para evitar los problemas digestivos cuando tomes aceites de TCM o de coco con una comida, prueba a añadir una cucharadita de cáscaras de psilio por cada una o dos cucharadas de aceite. Debes tomar ambos con las comidas. Puedes mezclar una cucharada de cáscaras de psilio con un cuarto de taza o media taza (de 60 a 120 ml) de agua. Remuévelo y tómalo deprisa, ya que puede espesar y formar una especie de gelatina, dependiendo de cuánta agua uses. También puedes incorporar el aceite al agua, si quieres. De este modo podrás tomar de una sola vez dos, tres, cuatro cucharadas de aceite, o más, sin tener problemas digestivos.

ADELGAZAR A LA MANERA «CETO»

UTILIZA LAS GRASAS PARA PERDER GRASA

«A lo largo de los últimos veinte años, he ido engordando de una forma paulatina pero constante –dice Sharon Maas–. A ver, no es que estuviera gorda, pero tenía la carne cada vez más flácida, y precisamente en aquellas zonas del cuerpo en que menos gracia me hacía. Este año tomé la decisión de hacer algo al respecto, y al final me puse a dieta de fruta. No pasó nada. Luego probé la dieta de la sopa de col (sin carne). Y tampoco pasó nada. Hice una semana de ayuno. ¡Y no pasó nada!».

Fue en aquel momento cuando Sharon encontró un artículo sobre el aceite de coco y lo bueno que era para el cuerpo. «Dejé el ayuno y empecé a comer otra vez, pero incorporé el aceite de coco –continúa–. Me pesé al cabo de unos días... ¡y había bajado más de 2 kilos! Desde entonces he perdido casi 11 kilos en total, y sigo adelgazando a ritmo constante alrededor de 500 g a la semana, y comiendo hasta hartarme».

¿Alguna vez has intentado perder peso con cualquiera de esos programas de adelgazamiento bajos en grasas que tanto se anuncian, o incluso que te ha recomendado el médico? ¿Ha funcionado alguno de ellos? Si sigues teniendo sobrepeso, parece ser que no funcionaron, al menos a la larga. En general, se puede perder algún kilo con estas dietas durante un tiempo, pero para librarnos de ellos definitivamente, hay que enfocar el tema de la alimentación de un modo radicalmente distinto.

Algo que tienen en común casi todas las dietas es que eliminan la mayor cantidad posible de grasas. Sharon probó varias de ellas que se vendían como la panacea para los problemas de peso, y todas fracasaron. Solo cuando incorporó grasas a la dieta empezó a adelgazar sin esfuerzo. Bajó más de peso comiendo hasta llenarse, solo añadiendo un poco de aceite de coco a las comidas, de lo que lo había hecho con un ayuno solo a base de agua y sin ingerir ni una sola caloría. ¿Cómo es posible? Las grasas engordan, ¿no? ¿O acaso comer grasas no hace engordar? Eso es lo que nos han contado durante muchos años, y no puede ser que todos los dietistas estén equivocados, ¿o sí?

La verdad es que tiene que haber grasas en la dieta para poder perder peso y no recuperarlo, y el aceite de coco en particular te puede ayudar a quitarte esos kilos de más, a tener los muslos prietos y la tripa plana. Durante años la gente ha estado convencida de que comer grasas hace engordar, y sin embargo, cuando se comen grasas —grasas buenas, como el aceite de coco— ocurre justo lo contrario. Si tienes sobrepeso, la grasa dietética puede tener un efecto adelgazante.

Esto quiere decir que si llevas tiempo luchando con el peso y te ha resultado difícil seguir las dietas el tiempo suficiente como para ver algún resultado, quizá el problema sea que no comes suficientes grasas. Por extraño que pueda parecer, comer más grasas puede ayudarte a perder esos kilos que te sobran, mientras que las dietas bajas en grasas favorecen el aumento de peso y la obesidad.

La mayoría de las dietas para adelgazar acaban fracasando porque te hacen pasar hambre. Los alimentos de bajo contenido calórico que se te permite comer no te sacian de verdad. Francamente,

¿cuánto vas a aguantar con un bol de hojas de lechuga y una rodaja de pepino? Por su propia naturaleza, las dietas bajas en grasas están abocadas al fracaso porque parten de la idea equivocada de que, para reducir las calorías, hay que recortar las grasas todo lo posible.

Ya lo sé, me vas a decir que tú perdiste 22 kilos con una de esas dietas bajas en grasas, o que conoces a alguien que lo hizo. Permite que te haga una pregunta: ¿los perdiste definitivamente? Porque si los has recuperado, significa que la dieta al final no te sirvió de nada, ¿no? Si una dieta de adelgazamiento no consigue que la pérdida de peso sea permanente, no es eficaz. En realidad, puede que sea peor que ineficaz, ya que a la larga las dietas bajas en grasas favorecen el aumento de peso. Las estadísticas muestran que el 95 % de la gente que sigue dietas bajas en grasas acaba recuperando, en un plazo de cinco años, todo el peso que había perdido. ¡Un 95 % es un índice de fracaso increíble!

¿Por qué fracasan las dietas bajas en grasas? ¡Porque son una tortura! Cualquiera de esas dietas supone matarse de hambre poco a poco, literalmente. Tienes hambre y estás de mal humor todo el tiempo. Rara vez te sientes satisfecho. Piensas en comida constantemente. Cuando intentas no comer, el vacío de estómago te recuerda la comida todo el rato.

Una dieta ideal es la que te permite comer hasta sentirte satisfecho y no te hace pasar hambre hasta la comida siguiente. Además, la comida que se te permite comer debería ser apetitosa y deliciosa. ¿Dices que es imposible? Bueno, es imposible si tienes la idea equivocada de que una dieta baja en grasas es la única manera de adelgazar; pero si añades grasas a la dieta y evitas lo que de verdad causa problemas (el azúcar y las féculas), puedes comer hasta saciarte, hasta quedarte satisfecho, y aun así adelgazar. Y como se te permiten las comidas que te llenan y que no te hacen pasar hambre (o sea, estar deprimido) el día entero, puedes mantener con facilidad una dieta así indefinidamente y, por tanto, decir adiós para siempre a los kilos que has perdido.

TODAS LAS CALORÍAS NO SON IGUALES

Los innumerables libros que se han publicado sobre dietas bajas en calorías y bajas en grasas han difundido la idea de que todas las calorías son iguales. Hay toda una industria del adelgazamiento que gira en torno a esta creencia. Da igual si las calorías provienen de los carbohidratos, de las proteínas o de las grasas; una caloría es una caloría, dicen. Y claro, las grasas contienen más del doble de calorías que los hidratos de carbono o que las proteínas (1 gramo de carbohidrato o de proteína aporta 4 calorías y 1 gramo de grasa aporta 9, luego si todas las calorías son iguales, aparentemente tiene sentido recortar el consumo de grasas para reducir la ingesta calórica total). Como consecuencia, las grasas se han convertido en las malas de la película y se las ha culpado de ser la causa de esta epidemia de obesidad. La realidad, sin embargo, es que el consumo de grasas ha disminuido en los últimos treinta años de alrededor del 40 al 32%, pero simultáneamente el sobrepeso y la obesidad se han disparado. Si comemos menos grasas, ¿por qué estamos más gordos? Algo falla en esa teoría.

A esto se suma que la mayoría de la gente que tiene sobrepeso no consume un exceso de alimentos grasos, más bien todo lo contrario. Ellos son posiblemente los primeros en elegir comidas de bajo contenido calórico, quitarle la grasa a la carne y controlar cuánto comen, mientras que los delgados normalmente comen todo lo que les apetece, se deleitan en los alimentos grasos y no paran hasta quedarse satisfechos. Esto es algo que se ha demostrado en estudios de la obesidad: aquellos que tienen un historial de problemas de peso son más propensos a comer productos bajos en grasas que la gente de peso normal; ingieren menos calorías pero tienen más dificultad para bajar de peso y mantenerlo.

Tanto se ha maldecido a las grasas dietéticas que todo el mundo está convencido de que cualquier tipo de grasa se convertirá automáticamente en grasa corporal. Si esto es cierto, ¿cómo es que, al parecer, la gente que sigue dietas bajas en grasas es a la que más le cuesta adelgazar?

La mayor parte de la grasa que se acumula en el cuerpo no proviene de las grasas que ingerimos, sino de los hidratos de carbono. Los carbohidratos que no se usan de inmediato para producir energía se convierten en grasa, que se almacena en los adipocitos. Ese michelín que tienes alrededor de la cintura fue, antes de eso, las tortitas del desayuno, el *donut* de media mañana y la ración doble de patatas fritas que engulliste a la hora de comer. La mayor parte de lo que comemos son hidratos de carbono. Por término medio, alrededor del 60% de las calorías diarias las obtenemos en forma de carbohidratos. Solo el 40% provienen de una combinación de proteínas y grasas, que se utiliza en su mayoría como material estructural para fabricar músculo, hueso y otros tejidos y mantenerlos; únicamente una porción mínima de la proteína y la grasa que ingerimos se utiliza para producir energía o se almacena como grasa. El cuerpo no necesita usar las proteínas y las grasas para crear energía cuando dispone de una cantidad tan grande de carbohidratos, incluso excesiva. Y es ese exceso de carbohidratos lo que acaba convirtiéndose en grasa corporal.

Los estudios muestran que una dieta rica en hidratos de carbono, como la que ingerimos normalmente, incrementa la síntesis de las grasas y el colesterol. Cuando las grasas sustituyen a una parte de los hidratos de carbono, la producción de grasa y colesterol disminuye.[1] Estos estudios contradicen la teoría de que todas las calorías son iguales. Por tanto, reemplazar la mayor parte de los carbohidratos de la dieta por grasas dará lugar a una menor producción de grasa y un menor peso corporal (y hará que los niveles de colesterol mejoren también). Es así de simple.

En los años cincuenta, dos científicos británicos, Alan Kekwick y Gaston L. S. Pawan, descubrieron que, para controlar el peso, importa mucho cuál sea la fuente de calorías. Decidieron estudiar qué efectos relativos tenían las grasas, las proteínas y los hidratos de carbono en la pérdida de peso con una dieta baja en calorías. Sometieron a catorce pacientes obesos a cuatro dietas distintas sucesivamente durante cierto tiempo. Cada una de las dietas aportaba 1.000 calorías diarias, pero diferente cantidad de grasas, proteínas y carbohidratos. Una de ellas tenía un 90% de grasas; otra, un 90% de proteínas; la tercera, un 90% de hidratos de carbono, y la última era una dieta combinada normal. De modo rotativo, los pacientes fueron adoptando cada una de las dietas. Permanecieron en el hospital durante todo el estudio para tenerlos bajo observación constante y garantizar que se atenían estrictamente a cada una de ellas.

Si todas las calorías son iguales, como pensaban la mayoría de los científicos en aquel tiempo, la dieta de las 1.000 calorías debería haber producido la misma pérdida de peso en todos los sujetos. Pero no fue eso lo que ocurrió. La dieta del 90% de grasas (alta en grasas y baja en hidratos de carbono) fue la que produjo una mayor pérdida de peso, seguida de cerca por la del 90% de proteínas. A continuación estaba la dieta combinada, y en último lugar, la dieta del 90% de hidratos de carbono.[2] Este estudio demostró que, para adelgazar, las dietas bajas en grasas son las peores con diferencia. Básicamente, cuanto mayor sea el contenido en carbohidratos, menor es la pérdida de peso, y cuanto mayor sea el contenido en grasas, mayor es la pérdida de peso.

En un estudio posterior, Kekwick y Pawan compararon una dieta alta en hidratos de carbono y una dieta alta en grasas en un grupo de sujetos obesos, pero esta vez consumieron el doble de calorías que en el estudio anterior. Los de la dieta de 2.000 calorías alta en hidratos de carbono no adelgazaron nada. Los mismos sujetos sometidos a una dieta alta en grasas bajaron de peso ¡no solo consumiendo 2.000 calorías, sino incluso cuando el consumo se elevó a 2.600![3] ¡Un momento! Ingerir 2.600 calorías no es exactamente seguir una dieta baja en calorías, y sin embargo, a pesar del abundante contenido en grasas, ¡los sujetos adelgazaron! Uno de ellos, llamado BJ, ilustra muy bien lo que ocurrió. Ocho días después de haber empezado la dieta de 2.000 calorías alta en carbohidratos, BJ no había perdido ni un gramo, pero tres semanas después de comenzar la de 2.600 calorías alta en grasas ¡adelgazó 4 kilos! ¡Increíble! Poder comer más grasas, más calorías, disfrutar de un sabor estupendo, de comida nutritiva ¡y bajar de peso! Esto no parece una dieta, sino una forma genial de comer a la vez que se consigue el peso óptimo.

Kekwick y Pawan descubrieron que hay una sustancia, semejante a una hormona, que al parecer ayuda a degradar y quemar la grasa corporal, y por tanto ayuda a perder peso. Así que añadir grasas a la dieta contribuye a quemar la grasa corporal acumulada. Resulta que comer grasas aumenta la utilización de la grasa almacenada, y eso supone perder kilos. Esta era la razón por la que comer grasas había tenido un mayor efecto adelgazante que comer hidratos de carbono o proteínas. Y demostró, una vez más, por qué no todas las calorías son iguales.

LAS DIETAS BAJAS EN GRASAS NO FUNCIONAN

Al menos desde los años setenta del siglo XX, se ha promocionado la dieta de restricción de calorías baja en grasas como la única forma eficaz de adelgazar. Sin embargo, este método ha resultado un rotundo fracaso. Durante las últimas décadas, nos hemos atenido a esta forma de comer; comemos menos grasas que en ninguna otra época histórica, ¿y adónde nos ha llevado? ¡A estar gordos!, ahí nos ha llevado. Estamos más gordos de lo que el ser humano ha estado jamás. El 60% de los estadounidenses tienen sobrepeso y, de ellos, un 30% sufren de obesidad. La iniciativa de recortar las grasas para bajar de peso ha fracasado estrepitosamente.

Decía alguien que solo a un loco se le ocurriría «hacer lo mismo una y otra vez con la esperanza de obtener resultados diferentes». Precisamente eso hacemos nosotros. Hemos intentado una y otra vez bajar de peso dejando de comer grasas, y a esa dieta baja en grasas le hemos ido dando distintos nombres: dieta de la sopa de col, dieta de Jenny Craig, dieta DASH, la dieta LEARN…, pero los resultados han sido siempre los mismos: se pierden unos kilos al principio y, con el tiempo, se recuperan absolutamente todos. ¡Qué locura!

El problema principal de todas estas dietas es precisamente que no contienen suficientes grasas. Tenemos que comer grasa para bajar de peso. ¡La grasa es el remedio ideal para adelgazar! Es mejor que llenarse de agua y fibra sin ingerir ni una caloría, mejor que tomar estimulantes y pastillas para adelgazar o incluso mejor que el ayuno. Como lo oyes, ¡puedes bajar más de peso atracándote de alimentos grasos que no comiendo absolutamente nada! Esto es lo que la ciencia dice.

Hubo un estudio muy interesante que comparaba a dos grupos de individuos con sobrepeso. A uno se lo sometió una dieta alta en grasas y el otro hizo un ayuno. El primero ingirió 1.000 calorías diarias, de las cuales un 90% provenían de las grasas; el restante 10% de las calorías provenían de una combinación de carbohidratos y proteínas. Era esencialmente una dieta cetogénica con restricción de calorías. El grupo del ayuno no comió nada; solo tomó agua, de manera que la ingesta total de calorías era cero. Al cabo de diez días, los componentes de grupo del ayuno habían perdido cada uno una media de 9,5 kilos; sin embargo, de ellos, 6,1 kilos correspondían a la pérdida de agua y tejido muscular magro, luego la reducción de grasa corporal había sido solo de 3,1 kilos. Es decir, el grupo del ayuno perdió más agua y músculo que grasa. Por el contrario, quienes siguieron la dieta alta en grasas perdieron, por término medio, 6,5 kilos cada uno, pero de ellos, solo 225 g eran debidos a la pérdida de agua, sin que pudiera apreciarse pérdida alguna de tejido muscular magro; los 6,2 kilos restantes correspondían a la pérdida de grasa corporal. Este grupo, que había ingerido 1.000 calorías diarias de alimentos grasos, ¡perdió el doble de grasa corporal que el grupo que no había comido nada en absoluto![4]

Una dieta moderada en calorías, con abundantes grasas y un contenido limitado de hidratos de carbono produce una pérdida de peso mucho mayor que cualquier dieta baja en grasas, independientemente del número de calorías que se consuman, ¡aunque ese número sea cero! Por consiguiente, es esencial incluir en la dieta una cantidad abundante de grasas para bajar significativamente de peso.

¿POR QUÉ ENGORDAN LOS HIDRATOS DE CARBONO?

Si las grasas no nos engordan, ¿qué es lo que nos engorda, entonces? La respuesta es: ¡los hidratos de carbono!

Cuando empezamos una dieta baja en grasas, eliminamos de nuestra alimentación los alimentos grasos y los sustituimos por alimentos de bajo contenido graso, que son ni más ni menos que hidratos de carbono. Esto significa que todas las dietas bajas en grasas son también dietas altas en carbohidratos, y dado que estos nos hacen aumentar de peso, todas las dietas bajas en grasas están condenadas al fracaso desde el primer momento.

Hay cinco razones por las que los carbohidratos nos hacen engordar.

1. Secreción de insulina y almacenamiento de grasa

La glucosa es el principal combustible que energiza nuestras células. Ahora bien, las células no pueden absorberla directamente del torrente sanguíneo; necesitamos que esa hormona llamada insulina abra la puerta de la membrana celular y permita entrar a la glucosa. Después de una comida, los hidratos de carbono se convierten en glucosa y pasan al torrente sanguíneo. La glucosa activa la secreción de insulina, y una vez que esta le abre paso y las células la absorben, se envía una nueva señal para que se reduzca la secreción de insulina. Así pues, los niveles de insulina y de glucosa suben y bajan a la par.

Pero la insulina no solo realiza el transporte de la glucosa al interior de las células, sino que además activa la conversión de la glucosa en grasa y se ocupa luego de transportarla al interior de los adipocitos (las células grasas). *La insulina es una hormona que participa en el almacenamiento de grasa.* Cuanta más insulina circule por tus venas, más grasa se produce y deposita en los adipocitos, y más engordas.

Cada vez que comes hidratos de carbono, suben los niveles de glucosa e insulina en sangre, lo cual hace que el cuerpo entre en «modo de almacenamiento». Las proteínas y las grasas tienen poco o ningún efecto en los niveles de glucosa, y por consiguiente no estimulan realmente una respuesta insulínica. Por eso puedes comer alimentos grasos y no engordar.

2. Resistencia a la insulina

Se nos ha hecho creer que la mayoría engorda sencillamente porque come demasiado, es decir, porque son gente glotona, incapaz de controlar su apetito. Sin embargo, no siempre es así. Muchas de las personas que tienen sobrepeso, por no decir la mayor parte, no ingieren más calorías que la gente de peso normal. La mayoría de ellas tienen tendencia a acumular grasa, pero su problema no es de glotonería sino de metabolismo: casi todas son sensibles a los hidratos de carbono, lo que significa que convierten rápidamente los carbohidratos que ingieren en grasa corporal.

La sensibilidad a los carbohidratos se debe, en parte, a un defecto en el metabolismo de la glucosa. Las células se vuelven insensibles o resistentes a la acción de la insulina, lo cual dificulta la entrada de la glucosa en ellas. Esto es la resistencia a la insulina, y es el rasgo característico de la diabetes tipo 2, la clase más común de diabetes. Debido a la resistencia a la insulina, los niveles de azúcar e insulina en sangre de los diabéticos están siempre por encima de lo normal.

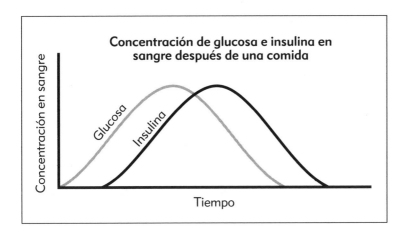

Concentración de glucosa e insulina en sangre después de una comida

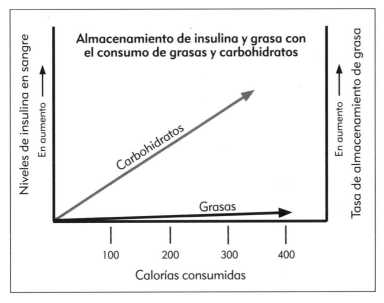

Almacenamiento de insulina y grasa con el consumo de grasas y carbohidratos

El rango ideal de azúcar en sangre en ayunas está entre unos 65 y 90 mg/dl (de 3,6 a 5 mmol/l). Unos niveles de azúcar en sangre en ayunas de entre 91 y 100 mg/dl (de 5,1 a 5,6 mmol/l) indican un comienzo de resistencia a la insulina. Se considera que la gente que en ayunas tiene unos niveles de azúcar en sangre de entre 101 y 125 mg/dl (5,7 a 6,9 mmol/l) se encuentra en las primeras etapas de la diabetes, que suelen denominarse prediabetes, y la resistencia a la insulina es alta. La diabetes se diagnostica cuando el azúcar en sangre alcanza los 126 mg/dl (7 mmol/l) o más, y ocurre cuando la resistencia a la insulina es aguda. A medida que aumenta la resistencia a la insulina, suben también los niveles de azúcar e insulina en sangre.

La mayoría de la gente que padece sobrepeso tiene algún grado de resistencia a la insulina. Si eres resistente a la insulina, presentarás unos niveles altos de glucosa e insulina en sangre las veinticuatro horas del día. Esto significa que tu cuerpo se halla en un estado metabólico en el que intenta almacenar grasa el día entero, incluso aunque no comas e incluso mientras duermes. Y como el cuerpo se esfuerza continuamente por convertir la glucosa en grasa y por almacenarla, no puedes perder grasa, ni siquiera con dietas extremadamente bajas en calorías. La resistencia a la insulina es un estado de almacenamiento de grasa, luego perder peso en estas circunstancias es enormemente difícil.

En este caso, las dietas bajas en grasas y altas en hidratos de carbono sencillamente no funcionan.

3. Síndrome del estómago vacío

Una de las consecuencias de las dietas altas en carbohidratos, sobre todo si están repletas de carbohidratos simples y refinados, es lo que se denomina *síndrome del estómago vacío*, también llamado hambre inducida por carbohidratos, y se caracteriza por periodos de hambre frecuentes y prolongados cuya causa son las comidas ricas en hidratos de carbono.

Este tipo de comidas no quitan realmente el hambre; dan hambre. Tal vez te llenen durante un rato, pero volverás a tener hambre muy pronto. Los hidratos de carbono se descomponen con mucha rapidez en azúcares simples, y abandonan el estómago y lo dejan vacío, y a ti hambriento. Por eso aunque te comas un gran plato de ensalada, como su contenido en grasas es mínimo estarás muerto de hambre al cabo de una o dos horas.

4. Nuestra aventura amorosa con los hidratos de carbono

¿Te gusta el sabor de las galletas con pepitas de chocolate, los pasteles, los hojaldres, el helado y los refrescos carbonatados, o incluso una rebanada de pan tostado o una patata asada? ¿Eres capaz de comerte una sola patata frita, o una sola galleta Oreo, y decir: «Tengo suficiente; no quiero más»? Por lo general, a la primera le sigue otra, y luego otra, hasta que el paquete está medio vacío.

Lo cierto es que los hidratos de carbono saben bien. Ese es el problema. Si no supieran bien, no habría una epidemia de obesidad. Y sobre todo, nos gusta el sabor del azúcar. Por fuerza ha de ser así, habida cuenta de que consumimos una media de unas cuarenta cucharaditas al día. No nos damos cuenta de cuánto azúcar ingerimos porque gran parte de él está escondido en lo que comemos, por ejemplo en el pan, los cereales del desayuno, las bebidas y los condimentos.

Para satisfacer a aquellos consumidores a los que les preocupa engordar, los fabricantes han creado una diversidad de productos endulzados con sustitutos del azúcar que contienen cero calorías; así, los consumidores pueden comer dulces pero evitar las calorías del azúcar. Como veíamos, esto ha sido un grave error. A pesar de la abundancia de productos bajos en calorías que hay en el mercado, el contorno de cintura de la población no ha disminuido ni un centímetro.

Los estudios han mostrado que quienes comen productos endulzados con edulcorantes artificiales engordan más que quienes optan por las variedades con azúcar.[5] Una de las razones de esto es la ralentización del metabolismo. Normalmente, después de una comida el metabolismo se acelera ligeramente mientras se digieren los alimentos; pero cuando se toman edulcorantes artificiales, no aumenta la velocidad. La gente con problemas de peso suele tener ya un metabolismo lento, y no necesitan ralentizarlo más con edulcorantes artificiales.

Los edulcorantes artificiales favorecen el aumento de peso. No son tus aliados; son el enemigo.

5. La adicción al azúcar

No es solo que el azúcar tenga buen sabor, sino que además puede ser igual de adictivo, o incluso más, que la cocaína. En un estudio muy conocido, a un grupo de ratas se les dio libre acceso a la cocaína y al azúcar. Todas prefirieron con mucho el azúcar a la cocaína. Los investigadores llegaron incluso a ofrecer a las que se habían hecho adictas a la cocaína libre acceso tanto a esta como al azúcar, y las ratas cambiaron rápidamente de preferencias: cambiaron la droga por el azúcar. Este estudio demostró que el azúcar puede ser más adictivo que la cocaína.[6]

Como ocurre con la cocaína, si dejaras de tomar de repente azúcar y carbohidratos refinados, sufrirías un síndrome de abstinencia, y entre sus síntomas podrías experimentar un ansia intensa de hidratos de carbono, dolor de cabeza, mareos, irritabilidad, comportamiento irracional, confusión y una sensación general de tensión o estrés.

Toda la gente, casi sin excepción, que tiene un sobrepeso considerable es adicta al azúcar. Hay quien dice: «Pero yo no como azúcar». Si tienes sobrepeso y comes pan en abundancia, tortitas, patatas fritas y otros carbohidratos, estás comiendo azúcar.

También es posible que te hayas hecho adicto al azúcar tomando edulcorantes sin calorías en su lugar. Los edulcorantes bajos en calorías, o con cero calorías, favorecen el aumento de peso y alimentan la adicción al azúcar.

Muchas dietas bajas en hidratos de carbono permiten, e incluso alientan, el consumo de dulces y otros caprichos mientras estén endulzados con edulcorantes no calóricos. A la larga, estas dietas no son más efectivas que las bajas en grasas. Todos esos productos de «bajo contenido en carbohidratos», barritas de proteínas, batidos, pastelitos y postres varios son comida basura que sabotea todos tus esfuerzos por perder peso. Lo único que hacen los fabricantes de estos productos es alimentar tu adicción al azúcar y a los carbohidratos con estos sustitutos de sabor similar. Todos ellos mantienen viva y activa esa adicción.

CÓMO TE AYUDAN LAS GRASAS A PERDER PESO
Saciedad

Todas las grasas quitan de verdad el hambre porque hacen que el estómago se vacíe más despacio, y esto crea una sensación de saciedad o satisfacción durante más tiempo. El estómago está más tiempo lleno, así que no sientes hambre entre comidas y tienes menos tentación de picar lo primero que encuentras. Y cuando llega la comida siguiente, no tienes tanta hambre como para comer en exceso. Como resultado de todo ello, tiendes a ingerir menos calorías a lo largo del día.

Evitan la obesidad inducida por la dieta

Cuando empiezas una dieta de restricción calórica baja en grasas, tu cuerpo lo interpreta instintivamente como una hambruna, y, para mantenerte con vida en esa situación, su reacción es ralentizar el metabolismo. Un metabolismo lento te permite vivir con menos calorías y menos nutrientes, a fin de prolongarte la vida y darte más posibilidades de sobrevivir a la hambruna. Todos llevamos incorporado este instinto natural de supervivencia.

Normalmente, si no adelgazamos ni engordamos con lo que comemos significa que la cantidad de calorías que ingerimos es igual a la que quemamos. Y la cantidad de calorías que quemamos está regida por el índice metabólico.

Cuando empezamos una dieta de restricción calórica baja en grasas, reducimos el número de calorías que consumimos, pero el metabolismo sigue funcionando al ritmo habitual y quema por tanto más calorías que las que ingieres. Para compensar las calorías que has eliminado de la dieta, tu organismo libera parte de la grasa almacenada y como consecuencia pierdes peso.

Sin embargo, tarde o temprano, el cuerpo se va a dar cuenta de que no está recibiendo suficientes calorías; va a interpretarlo como una situación de hambruna y va a empezar a ralentizar el metabolismo hasta equipararlo al número de calorías que ingieres. Cuando llega este momento, dejas de adelgazar; el peso se estabiliza. Para seguir perdiendo peso, tienes que volver a reducir el número de calorías que consumes, pero cuando lo haces, pronto el cuerpo dice: «¡Oye!, esta hambruna es peor de lo que pensaba. Tengo que decelerar el metabolismo todavía más». Y el metabolismo se ralentiza para equipararse al número de calorías que ingieres ahora, y una vez más dejas de perder peso.

Para seguir adelgazando, tienes que continuar reduciendo el número de calorías continuamente, pero llegará un momento en que el metabolismo se niegue a seguir adaptándose. Este es el motivo por el que una persona puede estar literalmente muriéndose de hambre y no adelgazar ni un gramo, o incluso engordar. Y en algún momento, inevitablemente empezarás a comer más. No puedes mantener eternamente una dieta que te mata de hambre; es perjudicial para la salud y es molesto.

Así que comienzas a comer más y aumenta la ingesta de calorías, pero el metabolismo sigue ralentizado. Ahora ingieres más calorías que las que tu cuerpo quema. Sigues aumentando la cantidad de comida y el metabolismo va a la zaga. Y engordas. Para cuando el metabolismo se equipara a la ingesta calórica, ya has recuperado todo el peso que habías perdido, y unos kilos más, por si las moscas.

Esto se denomina «obesidad inducida por la dieta», o «efecto yoyó»: cada vez que sigues una dieta baja en grasas, acabas recuperando todos los kilos y unos pocos más. Es una ironía que las dietas bajas en grasas se hayan promocionado como la forma de bajar de peso y tratar la obesidad, ¡cuando en realidad son una de las causas de obesidad principales! Generan aumento de peso y obesidad.

En cambio, cuando adoptas una dieta alta en grasas el proceso es diferente. Cuando la dieta incluye una cantidad abundante de grasas, el cuerpo recibe el mensaje de que hay comida en abundancia: la caza ha sido buena, no hay hambruna. En tal caso, aunque reduzcas el número de calorías que ingieres, si comes grasas en abundancia el metabolismo mantiene un ritmo rápido, de modo que con solo reducir ligeramente la ingesta calórica pierdes peso. Y pierdes peso una semana tras otra, y tras otra y tras otra. Mientras comas suficientes grasas, el metabolismo mantendrá el ritmo normal, y tú sigues adelgazando con solo reducir un poco la ingesta normal de calorías. Cuando llegas al peso que te has propuesto conseguir, aumentas la ingesta de calorías, es decir, vuelves a la ingesta calórica normal, pero no engordas; solo dejas de adelgazar. Esta es una forma inteligente de perder los kilos que te sobran, ¡y mucho más grata!

Activan las enzimas quemadoras de grasa

Una de las razones principales por las que las dietas bajas en grasas están abocadas al fracaso es que estimulan la producción y acumulación de grasa. Las dietas bajas en grasas activan una enzima productora de grasa, la lipoproteína lipasa. Nuestro cuerpo necesita grasa; es un material estructural imprescindible para fabricar hormonas y tejidos. Todas las células del cuerpo necesitan grasa para fabricar las membranas que las rodean. Por eso, cuantas menos grasas ingerimos, más grasa intenta producir el cuerpo y más grasa guarda como reserva.

Si el cuerpo no obtiene suficientes grasas de los alimentos que comes, producirá su propia grasa con lo que quiera que comas en tu dieta. Es decir, transformará el yogur y la leche desnatados, la carne magra y las hortalizas bajas en hidratos de carbono en grasa y la almacenará. Y obtendrás menos nutrición todavía de esos alimentos, ya que se convertirán en grasa y la grasa se quedará retenida en los tejidos adiposos.

Una dieta alta en grasas, por el contrario, desactiva las enzimas productoras de grasa. Si los alimentos que comes le aportan a tu cuerpo todas las grasas que necesita, no tendrá que hacer acopio de grasa y no engordarás, ni aunque comas una cantidad de grasas exagerada. Ten muy en cuenta esto: comer grasas en abundancia no te hará engordar, pero comer muy pocas grasas sí. Cuantas menos grasas comas, más fabricará el organismo y más acumulará.

Así lo demostró un estudio realizado en la Facultad de Medicina de la Universidad de Harvard. Se dividió a los sujetos del experimento en dos grupos; ambos consumieron el mismo número de calorías, pero uno siguió una dieta alta en grasas (el 35%) y el otro una dieta baja en grasas (el 20%). La finalidad de la dieta no era adelgazar, sino solo evaluar los resultados de ingerir diferentes cantidades de grasas. Al cabo de dieciocho meses, el grupo de la dieta baja en grasas había engordado una media de 2,7 kilos, mientras que el grupo de la dieta alta en grasas había adelgazado una media de 4 kilos; es decir, ¡la diferencia fue de 6,7 kilos!

Las ventajas del aceite de coco para perder peso

Todas las grasas dietéticas pueden ayudar a bajar de peso, pero el aceite de coco es particularmente eficaz por una serie de razones. En un estudio publicado en el *Journal of Nutrition*, los investigadores repasaron todos los estudios publicados hasta la fecha sobre la influencia de los triglicéridos de cadena media en el control del peso. Los estudios demostraban que las dietas que contenían TCM se traducían en aumento de energía, aceleración del metabolismo, mayor quema de calorías, menor ingesta de alimentos, menor acumulación de materia grasa y reducción del peso corporal.[8]

A la vista de los efectos, los autores del estudio recomendaban utilizar aceites que contuvieran triglicéridos de cadena media, por ejemplo aceite de coco, como forma de perder el exceso de grasa corporal, controlar el peso e incluso tratar la obesidad.

Los triglicéridos de cadena media presentes en el aceite de coco se digieren con mucha rapidez, y la vena porta los absorbe de inmediato y los envía directamente al hígado, donde o se queman o se convierten en cetonas para utilizarse como fuente de energía. Esta afluencia de energía tiene un efecto estimulante del metabolismo. Los estudios han mostrado que los TCM aceleran el metabolismo, e incrementan así el uso corporal de las calorías. Como consecuencia, las calorías que se obtienen de todos los alimentos que comemos se queman a un ritmo más rápido, por lo cual quedan menos calorías que puedan almacenarse en forma de grasa corporal; y el índice metabólico se mantiene elevado hasta veinticuatro horas después de una sola comida que contenga triglicéridos de cadena media.[9]

Cuando tomas aceite de coco o de TCM, tienes mucha más energía y sigues quemando calorías a ritmo acelerado durante muchas horas después de la comida. La aceleración del metabolismo produce además una subida de la temperatura corporal. La gente que tiene problemas debido a una baja actividad de la glándula tiroides asegura que después de tomar aceite de coco experimenta un ascenso de la temperatura corporal, con frecuencia hasta alcanzar niveles normales, que se mantiene durante muchas horas. Puede llegar a subir hasta uno o dos grados, dependiendo de la cantidad de aceite que tomen.[10]

El hipotiroidismo, o baja actividad tiroidea, es un grave problema en nuestra sociedad y uno de los factores que más contribuyen al aumento de peso. Su incidencia se ha disparado en las últimas décadas, y una de las causas fundamentales son las dietas bajas en grasas. Estas dietas ralentizan el metabolismo, que en algunos casos se queda atascado en esa marcha demasiado corta y nunca se recupera.

Dado que el aceite de coco activa el metabolismo, activa también la función de la tiroides, y esta, al estar más activa, estimula el metabolismo del cuerpo entero, lo cual a su vez impulsa la función tiroidea. En cierto modo, el aceite de coco reactiva a la tiroides perezosa para que funcione con más normalidad por sí sola.

Si tomas alguna medicación para problemas de tiroides, es recomendable que un médico supervise la actividad de esta glándula cuando empieces a tomar aceite de coco, ya que la combinación de ambos tiene un efecto estimulante. El aceite de coco contribuye a normalizar la función de la tiroides, y al empezar a funcionar mejor, es posible que los fármacos que antes la impulsaban ahora la sobreestimulen hasta el punto de producir hipertiroidismo. Por tanto, es importante que cuentes con la colaboración de tu médico a fin de reducir la medicación según sea necesario.

Otra característica importante del aceite de coco es que ayuda a reducir la ingesta total de alimentos y de calorías. El aceite de coco llena más que otras grasas. Cuando lo agregamos a los platos, tendemos a comer menos y a sentirnos llenos más tiempo, así que disminuye la tendencia a picar entre comidas o a comer más de la cuenta en la comida siguiente.

Por ejemplo, se hizo un estudio con mujeres a las que se les dio a beber un brebaje que contenía aceite, bien de TCM o bien de TCL. Al cabo de treinta minutos se les ofreció un almuerzo en el que podían comer lo que quisieran y tanto como quisieran. Las que habían tomado la bebida con aceite de TCM comieron menos y, según los autores del estudio, «su ingesta calórica en el almuerzo fue considerablemente menor».[11]

En otro estudio, a un grupo de hombres de peso normal se les preparó un desayuno en el que solo variaba el tipo de grasa. A continuación, se midió la ingesta de alimentos que ingirieron en el almuerzo y en la cena. Los que habían tomado el desayuno que contenía triglicéridos de cadena media comieron menos al mediodía. Para cenar, todos comieron la misma cantidad. El estudio demostró por tanto que tomar TCM en una comida mantiene el hambre a raya durante más tiempo y se come menos en la comida siguiente. También fue interesante que, aunque los sujetos que habían tomado TCM en el desayuno comieron menos al mediodía, no lo compensaron comiendo más a la hora de cenar, es decir, disminuyó la ingesta total de calorías diaria.[12]

Atenerse a una dieta de adelgazamiento estricta tiene sus dificultades. Por mucho que nos empeñemos, cuando nos ponen delante nuestros alimentos favoritos, dulces particularmente, es fácil que no podamos resistir la tentación. A veces el ansia de azúcar surge de repente y, para cuando queremos darnos cuenta, hemos sucumbido. Las ganas de mordisquear nuestro dulce favorito pueden llegar a ser arrolladoras. Sabemos que no deberíamos ceder, pero el ansia puede superar al más lógico de los razonamientos e incluso a la más férrea fuerza de voluntad. El ansia irrefrenable de azúcar es a menudo la perdición, que da al traste incluso con las más firmes intenciones de bajar de peso. Y aquí llega otro de los beneficios del aceite de coco. Cuando lo incorpores a tu dieta, el ansia de azúcar disminuirá. Uno de los comentarios que más oigo a aquellos que han empezado a usar aceite de coco es precisamente la disminución drástica de los antojos de dulce. Al parecer, el azúcar deja de dominar su vida. La mejor forma de lidiar con el ansia de azúcar es incorporar aceite de coco a la dieta diaria. Si de repente tienes antojo de dulce, come algo que lleve coco, y el ansia desaparecerá; da igual si es un filete, una loncha de queso, requesón, mantequilla de cacahuete o lo que sea, siempre que lo comas acompañado de una cucharada de aceite de coco.

Los estudios muestran que cuando se utilizan aceites que contienen TCM en lugar de otras grasas y aceites, quienes sufren de sobrepeso pueden llegar a adelgazar hasta 16 kilos al año, ¡incluso aunque el consumo total de calorías siga siendo exactamente el mismo![13] El simple hecho de cambiar el tipo de aceite cuando cocinas puede suponer una reducción drástica de la grasa y el peso corporales sin que cambies la forma de comer ni la cantidad que comes. Lo veo continuamente. Cuando la gente sustituye los aceites vegetales por aceite de coco, pierde los kilos de más sin ni siquiera estar a dieta.

Si quieres adelgazar, un paso muy fácil que puedes dar es cambiar el tipo de aceite que usas para preparar las comidas, y obtendrás resultados todavía mejores si combinas los efectos adelgazantes del aceite de coco con una dieta de bajo contenido en hidratos de carbono. Y si quieres que sean mejores aún, combina el aceite de coco con una dieta cetogénica muy baja en hidratos de carbono.

LA DIETA CETOGÉNICA QUEMA LA GRASA

La clave para bajar de peso no es simplemente añadir más grasas a tu dieta, sino la combinación de una cantidad abundante de grasas con una dieta baja en carbohidratos. Una dieta cetogénica de ligera restricción calórica, baja en hidratos de carbono y alta en grasas es la dieta de adelgazamiento que más eficaz le resulta a la mayoría de la gente.

Cuando te hallas en estado de cetosis nutricional, es señal de que tu cuerpo está movilizando la grasa almacenada y utilizándola para satisfacer sus necesidades energéticas. En otras palabras, tu cuerpo está quemando su propia grasa y tú estás perdiendo peso. Cuando estás en cetosis, has pasado de quemar glucosa a quemar grasa; te has convertido en una máquina quemagrasas.

Por el contrario, cuando sigues una dieta baja en grasas, comes sobre todo hidratos de carbono y, en lugar de grasa, quemas glucosa. Los carbohidratos que ingieres se convierten en glucosa y suben los niveles de azúcar en sangre. Como el cuerpo dispone de glucosa en abundancia para alimentar las células, no tiene necesidad de movilizar la grasa almacenada. Para bajar de peso con una dieta baja en grasas, tienes que recortar considerablemente la ingesta de calorías, de modo que, aunque suban los niveles de azúcar en sangre, el cuerpo no disponga de glucosa suficiente para satisfacer las constantes necesidades energéticas. Y para que esto ocurra, tienes que estar muriéndote de hambre, pues solo cuando el cuerpo perciba la necesidad de producir más energía empezará a movilizar la grasa almacenada.

Como se describe en este capítulo, comer grasas conlleva una ventaja metabólica para perder peso. Ahora bien, si junto con las grasas comes cantidades excesivas de hidratos de carbono, la ventaja deja de ser tal. Siempre que comes hidratos de carbono, sobre todo azúcar y almidones, suben los niveles de glucosa en sangre, lo cual estimula la secreción de insulina. La insulina promueve la conversión de la glucosa en grasa y la transporta al interior de los adipocitos. Cualquier grasa que haya en el torrente sanguíneo, incluidas las grasas de la dieta, será canalizada al interior de los adipocitos y contribuirá al aumento de peso. Comer proteínas y grasas no afecta prácticamente a los niveles de insulina, pero comer carbohidratos sí. Cuando comes grasas con una comida de alto contenido en hidratos de carbono, esas grasas se almacenan de inmediato. Por tanto, la pérdida de peso que acompaña a la ingesta de grasas ocurre solo cuando la ingesta de carbohidratos es reducida.

Lo que todas las dietas de adelgazamiento tienen en común es la reducción de la ingesta calórica total. Incluso la dieta cetogénica para adelgazar es más efectiva cuando el consumo calórico total es limitado; sin embargo, en una dieta cetogénica puedes consumir más calorías en total de las que consumirías en una dieta baja en grasas y aun así perder peso. La diferencia principal entre una dieta cetogénica de adelgazamiento y una cetogénica con otras finalidades terapéuticas es que si tu objetivo fundamental es adelgazar, tienes que limitar la cantidad de comida diaria. No necesitas morirte de hambre; puedes comer hasta quedarte satisfecho, pero no hasta reventar. Esto es lo que hace tan placentero adelgazar al estilo «ceto»: comes alimentos deliciosos, y no tienes una sensación constante de hambre como cuando sigues una dieta baja en grasas.

MENOS HAMBRE

¿Cuál es el mayor obstáculo para adelgazar? ¿Qué aspecto de estar a dieta es el más insoportable y el que más influye en que la dieta fracase? La respuesta es el hambre. Los retortijones constantes de hambre hacen que estar a dieta sea una tortura, y un esfuerzo condenado al fracaso. Si se pudiera eliminar esa sensación, estar a dieta sería mucho más fácil y mucho más eficaz.

La dieta cetogénica te ofrece la solución, ya que la cetosis suprime el apetito.[14] Si la interminable sensación de hambre que acompaña a la mayoría de las dietas deja de ser un problema, ya no tendrás la tentación de picar entre horas ni de atiborrarte a la hora de comer; es más, podrás incluso saltarte alguna comida sin echarla de menos. El efecto supresor del apetito que caracteriza a la dieta cetogénica es el arma secreta ultraeficaz para perder peso. Cuando entras en cetosis, el hambre disminuye notablemente incluso aunque ingieras menos calorías. Puedes reducir el consumo total de calorías y bajar esos kilos de más sin pasar hambre, sin que te falte la energía, sin nerviosismo, sin irritabilidad ni ninguno de los síntomas comúnmente asociados con las dietas de bajo contenido calórico y que en definitiva hacen que la mayoría de las dietas fracasen. A la vez, puedes comer carne, huevos, queso, nata, salsas y otras comidas de tu agrado ricas en ácidos grasos. Todo sabe tan bueno y te deja tan satisfecho que podrías comer así el resto de tu vida.

Un equipo de investigadores de la gran empresa de productos de alimentación Kraft Foods hizo un estudio sobre la dieta cetogénica y la consiguiente supresión del apetito que fue publicado en el *American Journal of Clinical Nutrition*.[15] Se dividió a los sujetos del estudio en dos grupos. Uno de ellos seguía una dieta típica de restricción calórica baja en grasas; la ingesta calórica total se redujo a entre 500 y 800 calorías diarias. El segundo grupo adoptó una dieta baja en carbohidratos y alta en grasas sin restricción del consumo calórico total. A este último grupo se le indicó que hiciera tres comidas al día, además de refrigerios entre comidas, y que comiera hasta quedarse satisfecho pero sin hartarse. En realidad, solo uno de los grupos «estaba a dieta» (el primero); el otro simplemente cambió el tipo de alimentos, pero podía comer básicamente la cantidad que le apeteciera de grasas, carne y hortalizas bajas en hidratos de carbono sin tener en cuenta las calorías. Al cabo de doce semanas, el grupo de la dieta baja en grasas había perdido una media de 2,5 kilos y el grupo de la dieta baja en carbohidratos una media de 4,9 kilos, es decir, el doble que el primero. Este segundo grupo había experimentado también una mayor reducción del contorno de cintura: 4,3 cm (frente a los 2,8 del otro grupo), lo cual indicaba que la mayor parte de los kilos que se habían adelgazado se habían debido a la pérdida de grasa, no de agua ni de proteína, como era el caso del grupo de la dieta baja en grasas.

A pesar de que el grupo de la dieta baja en hidratos de carbono podía comer cuanto quisiera, sus miembros se quedaban satisfechos con menos comida y, por consiguiente, ingerían menos calorías que el grupo de la dieta baja en grasas. Al comienzo del estudio, la ingesta calórica media del grupo bajo en hidratos de carbono era de 2.050 y la del grupo bajo en grasas, de 1.961. Pasadas doce semanas, el grupo bajo en hidratos de carbono ingería una media de 1.343 calorías, frente a las 1.500 del grupo bajo en grasas. La dieta baja en carbohidratos saciaba rápidamente el hambre de los participantes, lo cual hacía que no tuviesen la necesidad de recortar las calorías; lo hacían espontáneamente. Esta es una manera natural de adelgazar, y no una dieta que vaya acompañada de una sensación constante de hambre y el consiguiente malestar.

Varios estudios han demostrado que la cetosis reduce espontáneamente el hambre y por tanto la ingesta de calorías. En uno de ellos, se tuvo que reducir en 1.000 calorías la ingesta calórica de los sujetos que seguían la dieta cetogénica para que tuvieran la misma hambre que los que seguían la dieta baja en grasas.[16] Otro estudio, que evaluaba el hambre y la restricción cognitiva, reveló que, al cabo de una semana de seguir una dieta baja en hidratos de carbono, el hambre de los sujetos se había reducido en un 50%, en comparación con el hambre de los participantes que habían llevado la dieta baja en grasas.[17]

Algunos investigadores han sugerido que, en parte, el motivo de esa reducción del apetito asociada con las dietas bajas en hidratos de carbono es la menor concentración de insulina en sangre. Parece ser que la insulina da hambre. Se ha observado que los alimentos que provocan una fuerte respuesta insulínica sacian menos el apetito, y tener unos niveles altos de insulina en sangre aumenta la ingesta de alimentos. Suprimir la secreción de insulina mediante ciertos medicamentos se ha visto que también reduce el hambre y favorece la pérdida de peso.[18]

Estar en cetosis significa que la grasa sale de los adipocitos y se quema para producir energía. El nivel de insulina se mantiene bajo, aunque dentro de la normalidad, lo cual quiere decir que no hay un exceso de insulina que se vea obligada a echar grasa a paladas en los adipocitos. El cuerpo se transforma; pasa de un estado metabólico en el cual quema azúcar y almacena grasa a un estado en el que extrae grasa de las reservas adiposas y la quema. Y el resultado es la pérdida de peso.

Las cetonas proporcionan al cuerpo una fuente de combustible de alta calidad que produce una cantidad significativamente mayor de energía que la glucosa. Es como la diferencia entre quemar carbón y quemar papel. Cuando usas carbón, el fuego produce más calor y dura más. Incluso aunque se reduzca el consumo de calorías, el cuerpo no tiene la sensación de estar muriéndose de hambre, y, como consecuencia, los niveles de energía y el metabolismo se mantienen, o incluso se incrementan. Puedes prolongar una dieta así mucho tiempo seguido sin sufrir la reducción del metabolismo que acompaña a otras dietas de restricción calórica. Y dado que el metabolismo y los niveles de energía se mantienen normales, puedes perder más grasa con una dieta cetogénica que con un ayuno completo solo a base de agua.

Cuando adoptes una dieta cetogénica, sabrás cuándo estás en cetosis por la ausencia de hambre. Quizá tengan que pasar de cinco a siete días. Por extraño que parezca, si tienes hambre con una dieta cetogénica de adelgazamiento, significa que estás comiendo demasiado o que no comes suficientes grasas. Reducir la ingesta de alimentos o añadir más grasas a la dieta te llevará a un estado de cetosis más profundo y de hecho te quitará el hambre.

LA TERAPIA DE CETONAS

L a terapia de cetonas es el proceso de aumentar la cantidad de cetonas en sangre hasta alcanzar un nivel terapéutico. Puede conseguirse con el ayuno, con una dieta cetogénica o con aceite de coco, triglicéridos de cadena media o suplementos dietéticos productores de cetonas.

Hay quienes han deducido de esto que cuanto más altos sean los niveles de cetonas en sangre, mejor. De hecho, se están investigando medicamentos que tienen la capacidad de aumentar los niveles de cetonas diez veces más que la ingesta de los aceites de coco o de TCM. Ahora bien, aunque es cierto que tiene que haber un grado de cetosis para que sus efectos sean terapéuticos, no se ha demostrado que unos niveles de cetonas extremadamente altos sean más eficaces que unos niveles más bajos. La idea de que «cuantas más cetonas, mejor» no es necesariamente cierta. Aparentemente esto es lo que ocurre, por ejemplo, en el caso concreto de las crisis epilépticas: el grado de protección frente a las convulsiones y la incidencia de las crisis no se corresponde con los niveles de cetonas.[1] Y si esto es así en una afección grave como la epilepsia, probablemente ocurra lo mismo con otras afecciones que responden bien a la terapia de cetonas.

Acuérdate de los casos de Steve Newport y su reversión del alzhéimer, de Bruce Flett que superó la demencia provocada por una infección, de Homer Rosales que venció al autismo, de Julie Figueroa que consiguió deshacerse de un cáncer cerebral, de Edward K. que eliminó los síntomas de la neuropatía diabética, e incluso de mi propio caso de reversión del glaucoma. Todos estos resultados tan asombrosos se consiguieron usando las cetonas del coco sin combinarlas siquiera con una dieta cetogénica. El simple consumo de aceite de coco aportó suficientes cetonas para que su efecto fuera significativamente terapéutico. En la mayoría de estos casos, salvo por la incorporación del aceite de coco, la dieta no cambió; siguió incluyendo pan, copos de avena, fruta y otros alimentos ricos en hidratos de carbono, y aun así, la mejoría fue espectacular.

Tras una noche de ayuno, la concentración de betahidroxibutirato (BHB), la cetona principal, es por lo general de 0,1 mmol/l aproximadamente. Tras dos semanas de ayuno, sus niveles aumentan a entre 4 y 7 mmol/l. Una dieta cetogénica típica eleva el BHB a entre 0,4 y 2,0 mmol/l, y para conseguir un nivel terapéutico de cetosis bastan unos niveles en sangre de 0,5 mmol/l,[2] que se pueden alcanzar tomando una dosis de dos cucharadas (30 ml) de aceite de coco. Se ha observado que unos niveles de entre 1 y 2 mmol/l son prácticamente igual de eficaces que unos niveles mucho más altos.[3] Por tanto, no necesitas preocuparte de lograr unos niveles de cetonas muy elevados; no hacen falta.

Piensa en ello como si se tratara de llenar el depósito de gasolina del coche. Por muy lleno que esté el depósito, el motor solo puede quemar una pequeña cantidad de combustible en cada momento. La cantidad de gasolina que haya en el depósito no afecta al ritmo de la combustión. Mientras haya gasolina, el motor seguirá funcionando, da igual que el depósito esté o no a rebosar. Lo mismo sucede con las cetonas. Introducir en el cuerpo más cetonas de las que necesita no te reportará más beneficios. Además, el exceso de cetonas no se guarda, como queda guardada la gasolina en el depósito o como la glucosa, que se almacena en forma de glucógeno o grasa. Las cetonas tienen un tiempo de vida en la sangre bastante corto, y si no se usan en ese tiempo, se excretan en la orina. Por tanto, con una afluencia masiva de cetonas al torrente sanguíneo solo conseguirás que el cuerpo las acabe eliminando sin que hayan servido para nada.

De todos modos, aunque agregar a la dieta una fuente de cetonas puede ser muy beneficioso, no es la solución ideal. Incluso en presencia de un alto nivel de cetonas en sangre, al introducir hidratos de carbono en la dieta de una persona epiléptica pueden reaparecer las crisis convulsivas, lo cual demuestra que también la glucemia influye en la función celular. Añadir una fuente de cetonas a la dieta ayuda solo hasta cierto punto; es importante controlar además los niveles de glucosa limitando la ingesta de carbohidratos, para obtener los máximos beneficios.

Por otra parte, si bien no es necesario que los niveles de cetonas sean excesivamente altos, sí debemos mantener unos niveles terapéuticos continuos, día y noche. El efecto de los medicamentos o suplementos que elevan los niveles de cetonas dura solo unas horas, y por eso hay que tomarlos con bastante frecuencia. Esto quiere decir que durante la noche el efecto disminuye, y para la mañana ha desaparecido por completo.

Es como si solo pudieras respirar dieciséis horas al día y luego, por la noche, se te dejara sin oxígeno durante las ocho horas que estás dormido. Mientras dispusieras de oxígeno, estarías pletórico, pero en el momento en que se te privara de él te asfixiarías y morirías; necesitas oxígeno las veinticuatro horas del día, no solo dieciséis. Eso mismo les ocurre al cerebro y a los demás órganos y tejidos con respecto a los efectos terapéuticos de las cetonas. Necesitan energía —cetonas— las veinticuatro horas del día. Por eso es mejor optar por una dieta cetogénica que depender solo del aceite de TCM o de suplementos dietéticos cetogénicos.

DIRECTRICES BÁSICAS PARA LA DIETA CETOGÉNICA CON COCO

Con la dieta cetogénica se pueden conseguir muchas cosas. Además de los beneficios que se han mencionado hasta ahora, esta dieta hará que el cuerpo queme grasa en lugar de azúcar; cambiará los hábitos de alimentación poco saludables; pondrá fin al ansia incontrolable de ciertos alimentos; te ayudará a acabar con la adicción al azúcar, las bebidas carbonatadas, la cafeína, el pan blanco, el alcohol y la comida basura; te permitirá disfrutar comiendo alimentos con toda su grasa y todo su sabor sin sentirte culpable; te dará la oportunidad de descubrir el sabor tan delicioso de los productos naturales integrales; te cambiará los conceptos sobre la comida; estabilizará tus niveles de glucemia; le dará a tu cuerpo ocasión de curarse; te ayudará a abandonar la dependencia de los medicamentos, y te permitirá disfrutar tu vida mucho más.

No es imprescindible que cumplas los estrictos requisitos de la dieta cetogénica clásica y empieces a contar cada gramo de grasa, proteína y carbohidrato en cada comida y tentempié y a limitar a perpetuidad las calorías que ingieres. Hay una versión modificada, que puede tener unos efectos igual de buenos, en la que lo único importante es limitar la ingesta total de hidratos de carbono a entre 40 y 50 g al día. No es necesario que la proporción de grasas, proteínas y carbohidratos sea exactamente la misma en todas y cada una de las comidas o refrigerios.

Como digo, el paso primero y fundamental para conseguir un estado de cetosis nutricional es reducir la ingesta de carbohidratos a un máximo de 50 g diarios. Algunos somos más sensibles a ellos que otros, y, si tienes esa sensibilidad, quizá necesites reducir su consumo a 40 g, o incluso menos, para alcanzar una leve cetosis nutricional, es decir, un grado de cetosis que puede bastar para tratar problemas de salud moderados o para la prevención de enfermedades. Ahora bien, si lo que quieres es tratar una afección seria, como el alzhéimer, o revertir la diabetes, tendrías que plantearte reducir la ingesta total de carbohidratos a un máximo de 30 g al día para entrar en un estado de cetosis moderado.

¿Por qué unos somos más sensibles que otros a los hidratos de carbono? El problema está en el microbioma. Si tienes una población demasiado grande de bacterias no saludables, del tipo que fomenta el aumento de peso y la resistencia a la insulina, serás sensible a los carbohidratos.

La resistencia a la insulina y la sensibilidad a los hidratos de carbono suelen ir juntos. Si tienes unos niveles elevados de glucosa, de más de 90 mg/dl (5 mmol/l), eres resistente a la insulina. Y por lo general, cuanto más elevado sea el grado de resistencia a la insulina, mayor será la sensibilidad a los hidratos de carbono. Los niveles de glucosa en sangre en ayunas son un buen índice de la resistencia a la insulina, pero no son infalibles. Mucha gente es resistente a la insulina pese a presentar unos niveles de glucosa en sangre normales, debido posiblemente a que el páncreas se dedica sin respiro a secretar insulina para mantener los niveles de glucosa dentro de los límites de la normalidad. Como consecuencia, los niveles de glucosa estarán controlados, pero la cantidad de insulina en sangre será anormalmente alta. A estas personas se las consideraría también sensibles a los carbohidratos. Los análisis de sangre rutinarios no suelen medir los niveles de insulina, de modo que para conocerlos tendrías que hacerte un análisis especial. Como se describe en el capítulo 11, una dieta cetogénica puede corregir el microbioma y revertir la resistencia a la insulina y la sensibilidad a los hidratos de carbono, pero debes olvidarte de todos los edulcorantes artificiales para conseguirlo.

Por otra parte, hay quienes creen que en una dieta cetogénica basta con restringir la ingesta de carbohidratos, y lo que hacen es consumir cantidades excesivas de proteínas. Un filete de carne roja magra de 85 g aporta 26 g de proteínas; 85 g de pollo o pescado magros aportan 25 y 22 g, respectivamente. Si la carne no es magra sino que contiene una cantidad sustancial de grasa, el contenido de proteínas disminuye y el de grasas aumenta, lógicamente. Un trozo de carne de vacuno de 85 g tiene aproximadamente el tamaño de una baraja de cartas. Pero hay quien se come un entrecot inmenso o varias piezas de pollo en una comida, y luego vuelve a hacer lo mismo en la comida siguiente, con lo cual llega a ingerir 450 g de carne al día o más, el equivalente a 138 g de proteína. Esto equivaldría a 552 calorías, que en una dieta de 2.000 calorías representaría el 28% del total calórico diario, lo que significa que gran parte de esas proteínas acabarán convertidas en glucosa. Sustituir buena parte de la carne por hortalizas de bajo contenido en carbohidratos y alto contenido en fibra nos llenaría igual y produciría unos niveles de glucosa en sangre más bajos y unos niveles más altos de cetonas.

La dieta cetogénica, como decía, es una dieta con un contenido moderado en proteínas y alto en grasas, lo cual quiere decir que las grasas aportan el grueso de las calorías que necesita el cuerpo para funcionar adecuadamente. Además, aportan el material básico para la fabricación de cetonas. En esta dieta, no hay un límite establecido de grasas; puedes comer tantas como desees, pero sí debes comer las suficientes como para que aporten al menos el 60% de las calorías diarias. Por ejemplo, en una dieta típica de 2.000 calorías, el 60% significaría obtener 1.200 calorías de las grasas, lo que equivaldría a 133 g de grasa.

Las cantidades que indico a continuación corresponderían a una persona adulta de talla media con un peso ideal (no necesariamente el actual) de entre 54 y 82 kilos. La gente alta o baja tendrá que ajustar ligeramente las cantidades. Como regla general, debes limitar la ingesta total de hidratos de carbono a un máximo de 30 g, la de proteínas a entre 60 y 80 g y consumir al menos 133 g de grasas. Estos deben ser tus objetivos diarios. Las proporciones pueden variar en cada comida, siempre que te asegures de que el total diario está comprendido dentro de estos límites. Hay lugar para pequeñas variaciones dependiendo de la talla corporal y el grado de actividad física de cada persona, sobre todo en lo que respecta a la ingesta de proteínas y grasas, pero el límite de los carbohidratos debería observarse estrictamente, ya que son los que más influyen en los niveles de glucosa y la producción de cetonas.

En el Apéndice encontrarás una tabla con ejemplos del contenido en grasas, proteínas e hidratos de carbono de algunos alimentos de uso común. El total de hidratos de carbono incluye azúcares, almidones, fibra y otros carbohidratos. Los carbohidratos netos que aparecen en la tabla se refieren a la cantidad digerible de hidratos de carbono que contiene un alimento y que aporta calorías y eleva la glucemia. Es decir, carbohidratos netos significa el contenido total en carbohidratos exceptuando la fibra.

La fibra dietética puede contribuir a la ingesta calórica total del cuerpo porque las bacterias degradan parte de esa fibra en el colon. Quienes ingieran grandes cantidades de fibra pueden obtener de ella el 10% o más del total de calorías. Sin embargo, la cantidad de fibra ingerida en una dieta occidental típica podría aportar como mucho alrededor de un 5%. Las calorías que obtenemos de la fibra dietética provienen de la producción de ácidos grasos de cadena corta por la acción de las bacterias intestinales, ya que aunque buena parte de estos ácidos se utilizan directamente para nutrir el epitelio del colon, una pequeña porción de ellos pasan a la corriente sanguínea. Quizá oigas decir a algunos defensores de las dietas bajas en carbohidratos que esta fuente de calorías adicional influye en los niveles de glucosa en sangre y reduce por consiguiente la producción de cetonas, pero no es cierto. Los ácidos grasos de cadena corta son grasas, no hidratos de carbono, y por tanto no tienen ningún efecto en la glucemia ni en la fabricación de cetonas. Y cualquier fibra que no se convierta en AGCC se elimina en las heces.

Si te interesa tener una lista de alimentos más completa, te recomiendo que uses el contador de nutrientes que aparece en internet en la página http://cocoketodiet.com/?page_id=69 [en inglés]. De todos modos, en la tabla del Apéndice encontrarás un listado de frutas y hortalizas frescas, frutos secos, semillas, cereales/panes, carnes, huevos y lácteos, así como de algunos condimentos de uso común. No ofrece los valores nutricionales de las comidas de restaurante ni de platos precocinados y envasados; estos contienen la lista de nutrientes en la etiqueta.

Podrás encontrar los valores nutricionales de muchos platos populares servidos en los restaurantes, y también de alimentos envasados, en www.calorieking.com (en inglés). Si escribes en esta página web el nombre del alimento que te interesa, encontrarás el listado de todo lo que incluye la etiqueta estándar de información nutricional. Ten en cuenta que los valores corresponden a carbohidratos totales, y no a carbohidratos netos. Para conocer los valores netos, tendrás que seguir los mismos pasos que con la información nutricional de cualquier etiqueta, es decir, restar la fibra al valor de los carbohidratos totales.

Es importante, sobre todo al principio, que calcules cada gramo de carbohidrato y proteína que comes. Cuando vayas adquiriendo experiencia y te familiarices con el tamaño de cada ración, podrás preparar las comidas sin tener que calcular meticulosamente cada gramo de carbohidrato, grasa o proteína. Pero durante el primer mes aproximadamente, tienes que prestar particular atención a que la cantidad de hidratos de carbono se mantenga dentro de lo establecido, ya que solo así sabrás si tu alimentación está realmente dentro de los límites de la dieta cetogénica.

Para no superar el límite diario de hidratos de carbono, lo mejor es que empieces por eliminar o reducir drásticamente todos los alimentos que los contengan en abundancia. Por ejemplo, una rebanada de pan blanco contiene 12 g de hidratos de carbono, luego bastarán tres rebanadas de pan para que hayas superado el límite diario de 30 g. Y teniendo en cuenta que todas las hortalizas y frutas contienen hidratos de carbono, tendrías que limitarte a comer solo carnes y grasas el resto del día, lo cual no es nada aconsejable. Una sola patata asada de tamaño mediano contiene ya 33 g de carbohidratos, es decir, más de la dosis diaria. Una manzana tiene 18 g, una naranja 12 y un plátano mediano 24 g. Los panes y cereales son los que mayor cantidad de hidratos de carbono contienen. Una sola tortita de 10 cm de diámetro, sin sirope ni edulcorantes, tiene 13 g, una tortilla de maíz de 25 cm de diámetro 34 y un *bagel* (un panecillo de harina de trigo con forma de rosquilla) de 11 cm de diámetro 57. Los dulces y los postres tienen un contenido en carbohidratos todavía mayor, y carecen prácticamente de valor nutritivo, de modo que deberías eliminarlos totalmente de la dieta.

Las verduras tienen un contenido en carbohidratos mucho menor. Una taza de espárragos tiene 2 g, una taza de col cruda 2 y una taza de coliflor 3. Las lechugas de todo tipo son muy bajas en hidratos de carbono: una taza de lechuga en juliana tiene solo alrededor de 0,5 g. Esto quiere decir que puedes llenarte de ensalada verde y otras hortalizas de bajo contenido en carbohidratos sin demasiada preocupación por superar el límite.

La mayoría de las frutas contienen demasiados hidratos de carbono para comerlas con frecuencia, o en absoluto. Las de menor contenido en carbohidratos son las bayas, por ejemplo las zarzamoras (media taza: 3,5 g), las moras híbridas (media taza: 4,5 g), las frambuesas (media taza: 3 g) y las fresas (media taza, troceadas: 4,8 g). En realidad, puedes comer cualquier fruta, verdura o incluso cereal mientras la ración no sea tan grande que te haga superar el límite de carbohidratos diario; sin embargo, como la mayoría de las frutas, hortalizas feculentas y panes tienen un alto contenido en carbohidratos, lo mejor es evitarlos.

En la página siguiente encontrarás un ejemplo del que sería un menú diario típico. Los carbohidratos netos de cada alimento aparecen entre paréntesis.

DESAYUNO	Tortilla de 2 huevos (1 g), 28 g de queso cheddar (0,5 g), ½ taza de champiñones laminados (1 g), 50 g de dados de jamón cocido sin azúcar (0 g) y 1 cucharadita de cebollino picado (<0,1 g), cocinado todo en 1 o 2 cucharadas de aceite de coco (0 g). Cómputo de hidratos de carbono: 2,5 g.
ALMUERZO	Ensalada verde variada con 2 tazas de lechuga en juliana (1 g), ½ taza de zanahoria en juliana (4 g), ¼ de taza de pimiento rojo morrón troceado (1 g), ½ tomate (1,5 g), ¼ de aguacate (1 g), ½ taza de repollo en juliana (1,5 g), 85 g de pollo asado troceado fino (0 g), 1 cucharada de semillas de girasol tostadas (1 g), todo rociado con 2 cucharadas de vinagreta italiana sin azúcar (1,5 g). Cómputo de hidratos de carbono: 12,5 g.
CENA	Una chuleta de cerdo (0 g) a la plancha utilizando 1 cucharada de aceite de coco (0 g), 1 taza de espárragos salteados (2,5 g) con una cucharada de mantequilla (0 g), 2 tazas de coliflor cocida (3 g) aderezada con 28 g de queso Colby (0,5 g) y diversas hierbas aromáticas y especias (<0,1 g) para realzar su sabor. Aceite de coco o mantequilla adicional en la cantidad deseada (0 g). Cómputo de carbohidratos: 7 g.

El total de carbohidratos netos consumidos en las tres comidas anteriores es de 22 g, es decir, 8 g por debajo del límite diario. Como ves por el ejemplo, la dieta ofrece una diversidad de alimentos nutritivos.

No es muy recomendable abusar de los carbohidratos en una comida con la idea de eliminarlos por completo en las dos comidas siguientes para compensar. Por ejemplo, no es prudente tomar una comida que contenga 24 g de carbohidratos, ya que esto te dejaría solo 6 g para el resto del día; para compensarlo, tendrías que comer solo carne prácticamente en las dos comidas siguientes. Aunque lo consiguieras, no te lo recomiendo. Esos 24 g de carbohidratos ingeridos de una sola vez van a elevar la glucemia; y la razón fundamental de limitar el consumo de carbohidratos es precisamente evitar que el azúcar entre a raudales en el torrente sanguíneo, ya que es esto lo que desequilibra el cuerpo entero. Es mejor que dividas su consumo entre las tres comidas para que ninguna contenga más de la mitad del total de carbohidratos del día.

Los gustos pueden cambiar, y de hecho cambian. A medida que empieces a comer más verduras, sobre todo acompañadas de mantequilla, queso y salsas sabrosas, irás notando que te producen una satisfacción mucho mayor que la comida basura a la que estabas acostumbrado.

Es aconsejable que comas al menos una vez al día una ensalada fresca de productos crudos. Se pueden preparar ensaladas verdes muy variadas con solo cambiar el tipo de verduras, guarniciones y aliños. Prueba a mezclar diversos tipos de lechuga y otras hortalizas de hoja verde, o combina estas con una mezcla de hortalizas de otra clase.

Los aliños caseros son normalmente los mejores, pero si usas aliños y salsas envasados, evita los que tengan azúcar añadido. Lee la información nutricional en la etiqueta y comprueba el contenido en carbohidratos. Los aliños de aceite y vinagre van bien con una dieta cetogénica.

Puedes elaborar cenas muy sencillas de un solo plato fuerte de carne o pescado, el que más te guste: ternera asada, pollo asado, chuletillas de cordero, salmón al horno..., acompañado de una guarnición o dos de verduras crudas o cocinadas, por ejemplo brócoli al vapor aderezado con mantequilla o queso fundido.

Te recomiendo que uses alimentos enteros, ya sea mantequilla, nata o aceite de coco, y que comas la grasa de la carne y la piel del pollo. El aceite de coco es el tipo de grasa más aconsejable porque es cetogénico de por sí, y te elevará más el nivel de cetonas que otras grasas, pero puedes usar cualquier grasa que sea saludable. Las grasas son buenas para la salud; sacian de verdad el apetito y evitan el ansia de comida. Hacen que el deseo de dulces disminuya considerablemente. Y como las grasas llenan, no hace falta comer tanto, lo que significa que la ingesta calórica total disminuye en cierta medida. Es posible que quienes tienen sobrepeso adelgacen sin siquiera haberlo intentado; y a quienes tienen un peso normal, o sufren malnutrición, en cuyo caso no tendrán ningún interés en adelgazar, añadir grasas a su dieta los hará engordar un poco y alcanzar un peso más saludable.

Comer fuera de casa puede resultar algo más complicado, pero lo cierto es que con el paso de los años se ha ido volviendo cada vez más fácil. Debido a la popularidad de las dietas bajas en carbohidratos, muchos restaurantes tienen platos adecuados para ellas. La mayoría de los restaurantes que sirven hamburguesas, incluidas las cadenas de comida rápida más populares, ofrecen la posibilidad de prescindir del bollo de pan. Estas hamburguesas tienen lo mismo que una hamburguesa normal pero, en lugar del bollo, están envueltas en una base de lechuga. E incluso en el caso de que no aparezca esta posibilidad en el menú, la mayoría de los restaurantes no tendrán problema en preparártela si lo pides. En cuanto a los restaurantes de tipo más formal, siempre disponen de carne y verduras. Si no encuentras en el menú nada que te parezca adecuado, siempre puedes pedir un filete y unas hortalizas de bajo contenido en carbohidratos.

MONITORIZACIÓN DE LA CETOSIS

Mucha gente cree equivocadamente que si come una gran cantidad de proteínas y grasas y unas pocas verduras eso es una dieta «ceto». ¡Craso error! Quizá cuando lleven un tiempo comiendo de esa manera se pregunten por qué no experimentan ninguno de los beneficios de los que habla la gente que sigue una dieta cetogénica. Tal vez incluso cesen en su empeño, convencidos de que a ellos la dieta cetogénica no les aporta ningún beneficio.

El problema no era la dieta, era el no llevarla a cabo de la forma correcta. Si la dieta no te hace entrar en cetosis, no es una dieta cetogénica. Puede ser una dieta alta en proteínas o una dieta baja en carbohidratos, o lo que sea, pero una dieta cetogénica no.

Con frecuencia, alguien que ha leído un artículo o dos sobre la dieta cetogénica decide probarla, pero en lugar de dedicar un poco de tiempo y esfuerzo a contar de verdad la cantidad de carbohidratos que come, hace un cálculo aproximado y confía en que se ajuste más o menos a la cantidad indicada. Generalmente, las estimaciones aproximadas se aproximan muy poco. Tenemos tendencia a pensar que la cantidad de hidratos de carbono y proteínas que comemos es menor de la real y que la cantidad de grasas es mayor de la que realmente es. De todos modos, uno de los problemas de las grasas es que aportan el doble de calorías que las proteínas o los carbohidratos, luego no podemos calcular la cantidad a simple vista, a juzgar por su tamaño o volumen. Cuando empieces con la dieta cetogénica, debes calcular los gramos exactos de hidratos de carbono, proteínas y grasas que ingieres en cada comida. Es importante que sea así para que puedas hacerte una idea precisa del volumen de alimentos que puedes comer. Después de unas semanas, lo sabrás con más claridad y podrás hacer estimaciones más realistas. Pero sin esa experiencia, es prácticamente imposible.

Además, con el tiempo la gente tiende a ir desviándose de la norma y a aumentar poco a poco las proteínas y los hidratos de carbono y a reducir las grasas, hasta que deja de ser una dieta «ceto».

Una vez que empieces una dieta cetogénica, tendrán que transcurrir unos días hasta que suban los niveles de cetonas en sangre. Antes habrán de vaciarse las reservas de glucosa (glucógeno) almacenadas en el hígado; solo entonces se intensifica realmente la producción de cetonas. Al cabo de tres o cuatro días, podrás medir la cantidad relativa de cetonas en sangre utilizando tiras de papel reactivo para analizar la cetosis en la orina, también llamadas *tiras de prueba de la lipólisis*.

Basta con que sumerjas un extremo de la tira en una muestra de orina reciente. La tira cambiará de color dependiendo de la concentración de cetonas. El test de orina mide la cantidad presente de acetoacetato (o ácido acetoacético) y te permite saber si el nivel de cetonas en sangre es «nulo», «insignificante», «bajo», «moderado» o «alto». Es útil porque con él sabrás si los cambios de alimentación están produciendo cetonas y en qué grado. Cuantos más hidratos de carbono incorpores a la dieta, más descenderán los niveles de cetosis; si quieres elevarlos, prueba a reducir su consumo.

Es posible que por la noche, después de cenar, los niveles de cetonas indiquen que estás en cetosis moderada, y que sin embargo por la mañana cuando te levantas veas que las cetonas han descendido a un nivel bajo o insignificante. Si no has comido nada desde ayer, ¿qué ha motivado ese descenso? Lo mejor es que analices los niveles a media mañana, o incluso más tarde, ya que al empezar el día los niveles de cetonas son siempre bajos, algo a lo que se denomina «fenómeno del amanecer». Cuando estamos dormidos, poco antes del amanecer el cuerpo secreta una pequeña cantidad de glucosa en el torrente sanguíneo que es como una inyección de energía para empezar el día; y esta afluencia de glucosa retrasa la producción de cetonas, por lo cual los niveles de estas descienden ligeramente. Pero el efecto desaparece cuando llevas levantado una o dos horas.

Hay quien desaconseja el uso de las tiras reactivas por considerarlas poco precisas, o con el argumento de que, una vez que alguien se ha adaptado al estado de cetosis (al cabo de dos o tres semanas), deja de haber acetoacetato en la orina y las tiras no son ya capaces de medir las cetonas. En mi experiencia no ha sido así. Yo sé de gente que usa las tiras reactivas después de llevar varios meses en cetosis y sigue obteniendo lecturas muy útiles.

La explicación de que la tira de papel reactivo no es capaz de medir las cetonas una vez que la persona se ha adaptado a la cetosis porque todo el acetoacetato lo utiliza el cuerpo, y no queda nada que verter en la orina, es falsa. Si alguien ve que la tira de análisis no muestra ningún índice de cetonas, significa exactamente eso: que los niveles son demasiado bajos para poder medirlos. Y esto quiere decir que algo no se está haciendo bien en la dieta; contiene demasiados hidratos de carbono, demasiadas proteínas, se están tomando edulcorantes artificiales o se está haciendo cualquier otra cosa que está afectando a los niveles de cetonas.

Un estudio publicado en la revista *Diabetes Metabolism* en 2007 comparaba el análisis de orina y el de cetonas en sangre. Tras hacérseles ambos análisis a quinientos veintinueve pacientes adultos, se llegó a la conclusión de que había una correlación razonable entre el análisis de orina y el de cetonas a niveles bajos, los que normalmente corresponderían a una cetosis nutricional, pero una correlación muy poco precisa de valores altos, es decir, los necesarios para confirmar un estado de cetoacidosis, trastorno metabólico debido a un descontrol de la glucemia.[4] Teniendo en cuenta que lo que aquí intentamos medir es el nivel de cetosis nutricional, y no la cetoacidosis, las tiras reactivas para el análisis de cetonas en la orina cumplen perfectamente su función. Son la manera más fácil y barata de comprobar los niveles de cetonas y se venden en la mayoría de las farmacias. Algunas marcas conocidas son Ketostix y Uriscan.

Hay gente, sin embargo, que prefiere usar un monitor de cetonas en sangre porque ofrece un valor numérico. Estos monitores miden el betahidroxibutirato, la cetona que más abunda en el cuerpo. Miden directamente las cetonas presentes en la sangre, en lugar de en la orina, de modo que son más exactos y por tanto más fiables. Se utilizan normalmente para la investigación y en consultas médicas. La desventaja es que, pese a ser más precisos que las tiras de análisis de orina, son más caros, y para cada análisis tienes que darte un pinchazo en el dedo y extraer una gota de sangre. Además, las tiras de análisis que utiliza el monitor son caras. No se encuentran fácilmente, y lo mejor es comprarlas por Internet. En mi opinión, las ventajas que tienen sobre las tiras de análisis de orina no son tan importantes. Es cierto que ofrecen una lectura exacta, pero en realidad no es algo que necesites.

Las lecturas de cetonas en sangre son útiles en los estudios científicos en los que es necesario monitorizar meticulosamente las dietas y las actividades de los sujetos; pero en el mundo real, en la vida cotidiana, intervienen tantas variables que unas lecturas precisas no son tan significativas. Los niveles de cetonas variarán a lo largo del día dependiendo de cuánta agua bebas, el tipo de alimentos que comas, cuántas grasas ingieras y de qué tipo (el aceite de coco influirá más en los niveles de cetonas que otros aceites), el grado de actividad física, el clima, el uso de edulcorantes artificiales y ciertos suplementos dietéticos, etcétera. Esto significa que, por muy precisa que sea la medición, irá variando. Lo único que a ti te interesa saber es si estás en cetosis y si esta es baja, media o alta.

Un tercer método de análisis consiste en medir la acetona utilizando un analizador del aliento. Los niveles de acetona son mucho más bajos que los de los otros dos tipos de cetonas. Se excreta en la orina y se exhala en el aliento. La exhalación de acetona es la responsable del característico olor «afrutado» del aliento cuando una persona está en cetosis.

Su grado de precisión es similar al del análisis de sangre; la ventaja es que en este caso no necesitas ni tiras de análisis ni pincharte el dedo. Una marca conocida es Ketonix. Son un poco caros y difíciles de encontrar. Lo mejor es comprarlos por Internet.

EFECTOS SECUNDARIOS

Cuando entres en cetosis, quizá experimentes algunos efectos secundarios de poca importancia. Por lo general, no son síntomas dañinos, pero pueden ser molestos. No todo el mundo experimenta efectos secundarios, pero si los experimentas, conviene que sepas por qué ocurre y qué hacer al respecto.

El más común es la falta de energía o de resistencia al comenzar la dieta. La razón es que el cuerpo ha de aprender a quemar grasa, en lugar de glucosa, para obtener energía, y tarda un poco en adaptarse. Si tienes una vida más bien sedentaria, quizá te pase desapercibido el cambio de los niveles de energía. Quienes más lo notan son las personas activas, sobre todo aquellas que hacen ejercicio con regularidad. Si tú eres una de ellas, sentirás que te cansas antes de lo habitual o que no tienes la misma resistencia que antes. La fuerza física, sin embargo, no sufrirá ningún cambio. Si antes eras capaz de levantar una pesa de 90 kilos, podrás seguir haciéndolo, solo que te cansarás más deprisa. Este efecto no durará más de una o dos semanas; en cuanto tu cuerpo haya aprendido a quemar con eficacia las grasas, recuperarás los niveles de energía. No solo eso, sino que con el tiempo tal vez notes que tienes incluso más resistencia, ya que el organismo obtendrá más energía de las grasas que de la glucosa, y, cuando empiece a quemar la grasa acumulada, la cantidad de energía disponible será mucho mayor de la que jamás podrías obtener de la glucosa acumulada.

Una vez que te hayas adaptado al estado cetogénico, tu cuerpo estará preparado para entrar con más facilidad y rapidez en cetosis la próxima vez; y cuando lo haga, el tiempo de fatiga que lo sigue será más corto, quizá solo de unos días.

Otra de las quejas frecuentes son los calambres en las piernas, generalmente por la noche durante el sueño. Una dieta alta en carbohidratos propicia la retención de sal y electrolitos, y la dieta cetogénica tiende a excretarlos, lo cual puede provocar calambres. Puedes prevenir o reducir este riesgo de varias maneras: tomando más sal, un suplemento de magnesio o suplementos de electrolitos. Los calambres pueden ser también debidos a la deshidratación, de modo que deberías asegurarte de beber agua en abundancia a lo largo del día. Una dieta cetogénica no es una dieta baja en sal, de modo que añade abundante sal marina de buena calidad a las comidas. Te recomiendo que tomes a diario un suplemento de magnesio de liberación lenta. La razón de que deba ser de liberación lenta es que el magnesio tiene cierto efecto laxante, pero si va liberándose poco a poco dicho efecto se reduce.

Si te despiertas a mitad de la noche con calambres en las piernas, bebe agua con un octavo de cucharadita de sal o una medida de polvo de electrolito. También puedes utilizar un producto llamado «aceite de magnesio», un gel tópico con el que puedes frotarte la piel de la zona muscular en la que sientes la molestia. La piel absorbe el magnesio del gel y este pasa a la corriente sanguínea. Dada su aplicación tópica, el magnesio no entra en el tracto digestivo y no provoca problemas intestinales.

Hay quien se queja de que la dieta cetogénica le provoca diarrea. La razón es que el cuerpo todavía no se ha acostumbrado a procesar todas las grasas de la dieta. Durante varias décadas las grasas han estado desterradas, y llevamos tanto tiempo tomando productos bajos en grasas, o sin grasas, que el cuerpo no está habituado a digerir la cantidad que se incluye en la dieta cetogénica. Necesita tiempo para adaptarse. Ingerir una cantidad adecuada de alimentos ricos en fibra y bajos en carbohidratos puede reducir el malestar estomacal y la diarrea.

Por el contrario, hay quienes experimentan el efecto opuesto y tienen dificultades de eliminación intestinal. Generalmente, al empezar una dieta cetogénica, se tiende a comer menos de lo que se comía, de modo que es natural que haya menos materia que eliminar, así que no interpretes el hecho de no tener ganas de defecar como una señal inequívoca de estreñimiento. De todos modos, habrá quien sí esté estreñido, y uno de los principales motivos será la deshidratación. Con frecuencia, quienes siguen una dieta cetogénica no sienten la necesidad de beber, y por consiguiente beben menos de lo habitual y se deshidratan. Como decía antes, asegúrate de que bebes agua en abundancia a lo largo del día. Hay quien se pasa el día entero sin beber un vaso de agua; no lo hagas. Toma al menos de seis a ocho vasos (entre 1,5 y 2 litros) diarios.

El estreñimiento puede estar causado también por una ingesta excesiva de carne y una cantidad insuficiente de grasas y hortalizas ricas en fibra. La fibra de las verduras ayuda a la función digestiva y a la eliminación. También comer grasas en abundancia tiene un suave efecto laxante. Y si nada de esto surte efecto, prueba a tomar a diario un suplemento de magnesio de entre 250 y 300 mg, y añádele entre 2.000 y 5.000 mg de vitamina C en caso de que el magnesio solo no produzca ningún cambio.

Aunque el hambre se reduce drásticamente cuando estamos en cetosis, hay gente que se queja de pasar hambre. Por lo común, el hambre se debe a una falta de grasas en la dieta. Si bien es cierto que al empezar la dieta cetogénica aumentamos la ingesta de grasas, mucha gente no sabe cuántas grasas está ingiriendo en realidad, y a veces la cantidad es considerablemente menor de la debida. Recuerda que debes aumentar la ingesta total de grasas hasta que represente al menos el 60% del total calórico diario. En cuanto incorpores más grasas a la dieta dejarás de tener hambre.

También es posible que esa sensación que interpretas como hambre no sea hambre en realidad, sino sed. Tal vez tu cuerpo esté intentando decirte que bebas algo. En ese caso, tomarte un vaso de agua le dará el líquido que necesita y la sensación de hambre pasará.

Una razón más por la que podrías sentir hambre es que estés tomando algún tipo de sustituto del azúcar en las comidas o las bebidas. Los sustitutos del azúcar dan hambre y alimentan la adicción al azúcar. Elimínalos por completo. No solo no te hacen ningún bien, sino que pueden causarte mucho daño.

Otro síntoma que notarás cuando empieces la dieta es que la comida sabe mejor. Este, obviamente, es un efecto secundario muy deseable, ya que te permitirá disfrutar más con lo que comes. Las verduras, las carnes, los huevos…, parece que todo está mucho más rico cuando sigues una dieta cetogénica. Puede que incluso se te haga la boca agua solo de pensar en las verduras que te vas a comer. El estado de cetosis te sensibiliza el paladar y todo sabe más delicioso; notas que la comida tiene un dulzor sutil que no habías percibido nunca. A la vez, el ansia de azúcar desaparece (mientras no uses sustitutos del azúcar). Los dulces dejan de tener poder sobre ti. Tienes el control de lo que comes y puedes rechazarlos tranquilamente sin dudarlo ni un momento.

Entre los posibles efectos secundarios que se comentan, hay uno que para muchos es particularmente inquietante, y es que puedan formarse cálculos renales. La dieta cetogénica original, creada en los años veinte del pasado siglo, restringía la ingesta de líquidos alrededor de un 20%, con la idea de que así aumentaría el nivel de cetonas en sangre. Esto, sin embargo, provocaba una deshidratación permanente que en muchos casos provocaba la formación de piedras en los riñones, y en un principio este era un serio problema de la dieta. En cuanto los médicos se dieron cuenta de que no era necesario restringir el consumo de agua y se alentó a los pacientes a beber más, el problema de los cálculos renales desapareció. No obstante, como la dieta cetogénica hace que disminuyan el hambre y la sed, se tiende a beber menos de lo necesario, de modo que, repito, no olvides tomarte esos seis u ocho vasos de agua cada día para evitar que se formen piedras, además de para evitar los calambres en las piernas y el estreñimiento.

Debido a la alta ingesta de grasas, tal vez notes una subida del colesterol total. En realidad esto no es malo. Tanto el aceite de coco como otras grasas saturadas ocasionan que suba el colesterol HDL, lo que se llama *colesterol bueno*, que te protege de las enfermedades cardiovasculares. No te preocupes por ello. El colesterol total no es un indicador de riesgo cardiovascular, puesto que es la combinación del colesterol HDL, LDL y VLDL, y no sabes en realidad qué proporción hay de cada uno de ellos en el valor total. Por eso la mitad de los que sufren un ataque cardíaco tienen niveles de colesterol total normales o más bajos de lo normal, incluso niveles óptimos. El aumento de HDL puede hacer que suba el colesterol total. Es posible que el nivel total sea más bien alto y, sin embargo, tengas un riesgo muy bajo de sufrir una enfermedad coronaria porque la proporción de colesterol (colesterol total/HDL) ha mejorado, y por tanto el riesgo cardiovascular ha disminuido.

Podría ser que la dieta cetogénica elevara también ligeramente el colesterol LDL, el llamado colesterol «malo», el que causa problemas. De todos modos, en la actualidad sabemos que hay dos tipos de colesterol LDL: uno de partículas grandes y ligeras y otro pequeño y denso. El primero es un tipo más de colesterol «bueno»; es el LDL pequeño y denso el que está asociado con un mayor riesgo cardiovascular. En una dieta cetogénica, el LDL beneficioso aumenta, mientras que el LDL perjudicial disminuye. Esto significa que, aun en el caso de que el colesterol total aumente, el cambio en los niveles de colesterol es de hecho favorable, y constituye una protección contra las enfermedades cardiovasculares.

CUIDADO CON LOS AZÚCARES ESCONDIDOS

Cuando vayas a comprar comida para la dieta cetogénica, debes prestar mucha atención a los carbohidratos y azúcares ocultos. La mayoría de los productos que encontrarás en la sección de hortalizas y frutas frescas y en la carnicería de cualquier supermercado son productos «puros», es decir, sin aditivos; pero no puedes tener la absoluta certeza de que sea así. Si el producto en cuestión lleva etiqueta, léela antes de comprarlo. Algunos artículos que quizá piensas que no contienen hidratos de carbono tal vez sí los contengan. Por ejemplo, las carnes procesadas podrían llevar pan rallado o azúcar añadidos. Lee la etiqueta. Los condimentos envasados –aliños para ensaladas, kétchup, encurtidos agridulces o de verduras y frutas, salsa para barbacoa...– llevan todos azúcar añadido. Podría llevar azúcar incluso el agua embotellada. Leer las etiquetas debería ser para ti un acto reflejo a partir de ahora.

Luego, hay quienes entienden que no deben comer azúcar en la dieta cetogénica pero aun así preguntan si están permitidos el sirope de agave o la miel. Piensan que el problema es solo el azúcar blanco procesado, pero que otros endulzantes no importan. Todas las formas de azúcar son ricas en carbohidratos y es necesario evitarlas. Puede resultar un poco confuso, porque los fabricantes de productos alimenticios suelen usar muchos azúcares diferentes, algunos de ellos con nombres que no conocemos, como maltodextrina o dextrina. Muchas de esas formas de azúcar terminan con el sufijo -*osa*, como maltosa, lactosa y glucosa. Si ves una palabra que nunca has oído pero que termina en -*osa*, lo más probable es que sea un tipo de azúcar. He aquí una lista de algunos de los muchos nombres y tipos de azúcar diferentes a los que debes prestar atención en las etiquetas:

- agave
- azúcar de arce
- azúcar de coco
- azúcar de dátil
- azúcar de palma
- azúcar turbinado
- dextrina
- dextrosa
- dulcitol
- fructosa
- glucosa
- lactosa
- levulosa
- malta de cebada
- maltodextrina
- maltosa
- melaza
- melaza de caña
- miel
- sacarosa
- sirope de arce
- sirope de arroz integral
- sirope de maíz
- sirope de maíz alto en fructosa
- sorgo
- xilosa (azúcar de madera)
- zumo de fruta

El azúcar, en una u otra forma, puede ser un componente también de otros productos además de la comida, como los suplementos vitamínicos o herbales, medicamentos, productos de protección solar, chicles, pasta de dientes, colutorios... La mayoría de ellos están endulzados no con azúcar, sino con sustitutos, como alcoholes del azúcar y edulcorantes artificiales. Te guste o no oír esto, lo cierto es que los sustitutos del azúcar, pese a no contener azúcar propiamente dicho ni carbohidratos, pueden tener un efecto anticetogénico. Te sorprendería el efecto que puede llegar a tener una dosis casi insignificante de cualquiera de esos edulcorantes.

En el libro *The Ketonic Diet: A Treatment for Epilepsy* [La dieta cetogénica: un tratamiento para la epilepsia], el doctor John Freeman cuenta el caso de Michelle, una niña aquejada de epilepsia a la que estaba tratando con la dieta cetogénica. La dieta le sentaba muy bien y pasó un invierno y una primavera estupendos, pues habían disminuido notablemente las crisis convulsivas. Durante el verano, la familia pasaba muchos fines de semana en la casa de veraneo que tenían en la costa. Solían llegar el viernes, y, para el sábado, a Michelle le habían bajado los niveles de cetonas y reaparecían súbitamente las convulsiones. Sus padres comprobaban minuciosamente todo lo que habían comido y rebuscaban por toda la casa en busca de algo que pudiera estar afectando a Michelle hasta el punto de sacarla del estado de cetosis. Pero no encontraban nada.

Con la ayuda de una enfermera del hospital Johns Hopkins, repasaron todo lo que habían hecho el viernes y el sábado: «Cuando llegamos a la playa, le pusimos crema solar a Michelle...». ¡Un momento! Comprobaron la etiqueta de la loción de protección solar y contenía sorbitol, un alcohol del azúcar, en cantidad suficiente para que su piel la absorbiera y afectara al nivel de cetonas y al umbral de las crisis. Una vez que cambiaron de loción solar, se acabaron los problemas.

El doctor Robert Atkins contaba experiencias similares en su libro *La nueva revolución dietética del Dr. Atkins*. Decía que cuando la gente usaba pasta de dientes con xilitol, otro alcohol del azúcar, el estado de cetosis se acababa de inmediato. Los alcoholes del azúcar no tienen un sabor tan dulce como la sacarosa (azúcar blanco) pero contienen menos calorías y por tanto suelen utilizarse como sustitutos del azúcar. Hay una diversidad de ellos, de los cuales la mayoría, aunque no todos, terminan con el sufijo -*itol*, como el sorbitol y el manitol. He aquí una lista de los alcoholes del azúcar que debes evitar:

- eritritol
- hidrolizados de almidón hidrogenados
- isomaltosa
- lactitol
- maltitol
- manitol
- sorbitol
- xilitol

Aunque hay muchos alimentos, dulces y chicles que se anuncian y están etiquetados como productos «sin azúcar», eso no significa necesariamente que no contengan hidratos de carbono. Por lo general, llevan alcoholes del azúcar y edulcorantes artificiales, ninguno de los cuales tiene cabida en una dieta cetogénica.

Podrías pensar que unos edulcorantes que básicamente no contienen carbohidratos ni aportan calorías deberían ser aceptables en una dieta cetogénica, pero, desgraciadamente, no es así. Los edulcorantes sin calorías afectan a los niveles de insulina, glucosa y cetonas, aunque de por sí no aporten glucosa. Como se explicaba en el capítulo 11, tienen también una influencia significativa en el microbioma intestinal, pues fomentan la proliferación de bacterias que acaban dando lugar a un aumento de peso y trastornos metabólicos.

Hay quien asegura que los edulcorantes artificiales sí pueden usarse en una dieta cetogénica e incluso considera apropiado el consumo de refrescos *diet*. No hagas caso. No es más que una excusa para perpetuar los malos hábitos y no tener que hacer los cambios que son de verdad necesarios para mejorar la salud. Los refrescos sin azúcar no tienen cabida en una dieta cetogénica. No tienen ningún valor nutricional ni beneficioso. Los estudios han demostrado repetidamente que los refrescos que contienen edulcorantes artificiales son más dañinos que los endulzados con azúcar; aumentan el riesgo de obesidad, diabetes, embolia cerebral e incluso alzhéimer. En un estudio reciente llevado a cabo por un equipo de investigadores de la Facultad de Medicina de la Universidad de Boston, se ha visto que una persona que beba a diario uno o más refrescos sin azúcar tiene un riesgo tres veces mayor de sufrir una embolia o demencia senil que alguien que tome como máximo un refresco a la semana.[5]

Otro equipo de investigadores, de la Universidad de Texas, examinó en unos cinco mil sujetos la relación que había entre el consumo de bebidas carbonatadas sin azúcar y el aumento de peso a largo plazo. Descubrieron que, pasados siete u ocho años, aquellos que consumían una media de tres refrescos sin azúcar diarios tenían el doble de riesgo de desarrollar sobrepeso u obesidad que quienes bebían los refrescos azucarados regulares. Quizá pienses que aquellos sujetos que ya presentaban problemas de peso posiblemente fueran los más inclinados a tomar bebidas sin azúcar, pero no es así; todos los sujetos comenzaron el estudio con un peso normal.[6]

Los investigadores sintetizaron los resultados concluyendo que «a la vista de los hallazgos, debemos preguntarnos si el uso de edulcorantes artificiales no estará alimentando, en lugar de combatiendo, la creciente epidemia de obesidad».

En otro estudio con niños y adolescentes de seis a diecinueve años, se descubrió una correlación entre el sobrepeso y los refrescos sin azúcar. En cambio, la relación entre el peso y el consumo de refrescos era mucho menor en aquellos que bebían las versiones convencionales de los mismos o zumos de fruta y otras bebidas azucarados, lo cual demuestra una vez más que los refrescos *diet* son peores que las bebidas endulzadas con azúcar.[7]

El azúcar es muy adictivo, pero también lo son el aspartamo o cualquier otro edulcorante. Porque no es al azúcar ni al aspartamo a lo que la gente se hace adicta; como ya se ha explicado en el libro, se hace adicta al dulzor. Los estudios demuestran que el dulzor, independientemente de cuál sea la sustancia utilizada, provoca las mismas reacciones químicas en el cerebro, similares a las de la drogadicción. Una de las señales de adicción al azúcar es el ansia de comer dulces. Y los endulzantes denominados «naturales», como la miel, la melaza, el jugo de caña de azúcar deshidratado, etcétera, no son mejores que el azúcar blanco. Todos los endulzantes, incluidos los naturales, alimentan la adicción al azúcar. Cuando las papilas gustativas perciben el dulzor, les da igual que provenga del azúcar granulado o el azúcar de dátil, del eritritol o el aspartamo; cualquiera de ellos contribuye a mantener viva la necesidad de dulces. Cuando sientas la tentación, será el momento de poner a prueba tu fuerza de voluntad. Si claudicas y te comes el alimento prohibido, será más fácil que el acto se repita la próxima vez que surja la tentación, y para cuando quieras darte cuenta, estarás nueva e irremediablemente a merced de la adicción al azúcar.

Uno de los beneficios de la dieta cetogénica es que puede ayudarte a vencer la adicción mientras te abstengas de ingerir productos endulzados. Una vez que vences la adicción al azúcar, los dulces dejan de tener control sobre ti. Dejan de resultar tan tentadores. Puedes elegir si tomarlos o no. No te controlan; eres tú el que los controla a ellos. Si en cierto momento cedes, eres tú quien decide dónde y cuándo. Eres tú quien manda. Cuando comes un dulce es porque te gusta su sabor, no porque tienes que satisfacer un antojo irresistible.

La mayoría de la gente conoce algunos edulcorantes artificiales como el aspartamo y la sucralosa (Splenda), pero hay otros edulcorantes sin calorías que quizá sean menos conocidos. He aquí una lista de los más comunes:

- acesulfamo K
- advantamo
- aspartamo
- estevia
- neotame
- sacarina
- sucralosa

En una dieta cetogénica deben evitarse todos los edulcorantes artificiales y sustitutos del azúcar, incluida la estevia. Aunque la estevia se considera una alternativa más sana que otros edulcorantes, al igual que todos ellos alimenta la adicción al azúcar y el ansia de dulces e interfiere en la producción de cetonas. La estevia es de hecho anticetogénica.[8]

Lisa llevaba un tiempo a dieta cetogénica y había limitado la ingesta de carbohidratos a 25 g al día. Transcurridas varias semanas, su marido, que seguía la misma dieta, estaba en cetosis moderada, mientras que ella tenía un índice de cetosis entre insignificante y bajo. No entendía por qué a su marido le iba tan bien y a ella no. Pensó que tal vez su problema fuera la sensibilidad a los hidratos de carbono, y que quizá necesitara reducir la ingesta total a 20 g al día, o incluso menos, para entrar en cetosis moderada. Desde que había empezado la dieta, solía tomar a menudo un vaso de agua con unas gotas de estevia. Sabiendo esto, se le dijo que quizá no fuera sensible a los carbohidratos como pensaba, sino que la estevia fuera la causa del problema. Dejó de tomarla, e inmediatamente los niveles de cetonas subieron hasta un rango moderado, como el de su marido. He visto repetirse el mismo caso una y otra vez.

Otro aditivo alimentario con el que debes tener cuidado es el glutamato monosódico, del que ya hablé en un capítulo anterior. Este potenciador del sabor se utiliza en numerosos productos industriales, y muchos restaurantes lo añaden a las carnes, sopas y salsas que de entrada pensarías que tienen un bajo contenido en carbohidratos. El glutamato es un aminoácido que el cuerpo convierte rápidamente en glucosa, de modo que puede afectar a los niveles de azúcar y cetonas en sangre.

Los fabricantes acostumbran a cambiar la composición de sus artículos sin advertirlo, y así hay productos que antes no contenían azúcar ni carbohidratos pero que quizá ahora sí los contengan. Por eso, lee las etiquetas con frecuencia, incluso de productos que compres habitualmente. Además, ten en cuenta que los fabricantes no están obligados a desvelar aquellos ingredientes que no superen los 0,5 g por ración (y por «ración» se entiende algo tan pequeño como una unidad, por ejemplo una galleta o media taza). De ahí que sea mejor consumir principalmente carnes, pescados, huevos y hortalizas frescos, sin etiqueta de ingredientes. Solo entonces sabes exactamente lo que estás comprando.

RECETAS CETOGÉNICAS

La dieta cetogénica es una dieta terapéutica, pensada expresamente para remediar problemas de salud, y con los años ha demostrado ser un tratamiento muy eficaz para toda una diversidad de dolencias. Es lo bastante potente para producir una mejoría sustancial de la salud en solo unos meses, y a la vez inocua y lo bastante nutritiva para poder continuar con ella toda la vida.

He escrito varios libros en los que describía cómo usar una dieta cetogénica para resolver problemas de salud diversos, y aunque en todos ellos explico con claridad lo que es una dieta cetogénica y he incluido como ejemplo muchas recetas para darle al lector una idea de cómo empezar, siempre es útil contar con más recetas de eficacia probada entre las que elegir.

Antes solía recomendarle a la gente que buscara más recetas en Internet o que comprara alguno de los libros de cocina cetogénica que hay a la venta, ya que, gracias a la popularidad que ha adquirido la dieta en los últimos años, ha habido una explosión de recetas y libros cetogénicos. Pero, desgraciadamente, muchos de los autores que han ido confeccionando y publicando recetas en serie no saben lo que es en realidad una dieta cetogénica. Creen que consiste simplemente en una dieta baja en hidratos de carbono y alta en proteínas y con un abundante contenido en grasas. Algunos ni siquiera saben lo que significa una dieta de bajo contenido en carbohidratos, y crean recetas cetogénicas repletas de cereales, legumbres y miel. Otros no entienden que las grasas saturadas, por ejemplo la mantequilla y la manteca de cerdo, son grasas saludables, y confeccionan sus platos con aceite de canola o de soja. Lamentablemente, demasiadas de esas recetas denominadas cetogénicas contienen una cantidad excesiva de carbohidratos, grasas nada saludables, edulcorantes y otros ingredientes bastante cuestionables, y la gente que se adentra en una dieta cetogénica por primera vez quizá no sepa lo suficiente como para detectar lo que está fuera de lugar. En realidad, incluso a muchos practicantes veteranos de la dieta «ceto» les resulta difícil saberlo.

Si buscas recetas cetogénicas en Internet o en libros de cocina, encontrarás una plétora de postres y dulces cetogénicos: pasteles, bizcochos, galletas, tortitas, flanes, helados..., o sea, ¡el mismo tipo de comidas que causan obesidad y problemas metabólicos! Hay varios libros dedicados por entero a los postres cetogénicos ¡con seductoras fotos de pasteles y galletas de aspecto irresistible en la cubierta! ¡Vaya fraude! ¿De verdad crees que cambiar algún que otro ingrediente de estos tipos de alimentos va a hacerlos saludables? Tal vez no lleven cereales ni azúcar, pero tampoco son exactamente lo que llamaríamos comida sana. Todos ellos están endulzados con sustitutos del azúcar, entre ellos edulcorantes artificiales sin calorías.

Confieso que antes de conocer los peligros de los sustitutos del azúcar hice algunos experimentos de postres «respetuosos con las cetonas» utilizando frutas y especias, pero para hacerlos lo bastante dulces y gratos al paladar tenía que añadirles algún tipo de edulcorante. Y lo que descubrí trabajando con estas recetas es que el simple hecho de añadir unas gotas de estevia u otro edulcorante bajo en calorías las convertía en anticetogénicas, es decir, obstaculizaban la producción de cetonas y bajaban su nivel en sangre. Me quedó claro que no podía usarse ningún sustituto del azúcar en una dieta cetogénica sin que anulara en buena medida sus efectos.

Todos los endulzantes, sea cual sea su origen, fomentan la adicción a los dulces, la glotonería y el aumento de peso. Contribuyen también a que se desarrollen problemas metabólicos. Ingerir alimentos que contienen edulcorantes bajos en calorías destruye todos los beneficios potenciales de la dieta. Es lamentable que a la gente que busca ayuda se la incite a comer platos que no son sino comida cetogénica basura.

Uno de los peligros de esta comida es que ni cambia los malos hábitos de alimentación ni acaba con la adicción al azúcar. Y nunca conseguirás nada con ninguna dieta, cetogénica o no, si no puedes poner fin a esa adicción al azúcar y a los dulces.

La adicción al azúcar es una de las principales causas de obesidad y trastornos metabólicos. Como explicaba en otro apartado, los estudios han demostrado que es igual de fuerte que la adicción a la cocaína.[9] Y no es una adicción al azúcar concretamente, sino a cualquier alimento dulce; es, con más exactitud, una adicción al dulzor, más que al azúcar. Cualquier producto de sabor dulce alimentará la adicción, incluidos los edulcorantes de bajo contenido calórico. Puedes hacerte adicto al eritritol y a la estevia tanto como al azúcar.

Los productos dietéticos endulzados con azúcares falsos, ya se los llame cetogénicos, bajos en carbohidratos o bajos en grasas, hacen que la adicción al dulce siga viva y activa. Se encargarán de que fracases, sigas la dieta que sigas.

Por eso la comida basura «ceto» es tan perjudicial y contraproducente. Y también por eso no existen en realidad los postres cetogénicos ni nada que se les parezca. Incluso aunque el postre en cuestión concuerde con la definición de *cetogénico* (muy bajo en carbohidratos, alto en grasas y moderado en proteínas), si contiene edulcorantes bajos en calorías, no solo no es verdaderamente cetogénico, sino que es anticetogénico.

Si encuentras una receta de postre «ceto», pasa de largo. Céntrate en comer comida de verdad, no comida basura. Una de las razones por las que comer «ceto» favorece la buena salud es porque se comen alimentos naturales integrales, llenos de nutrientes que contribuyen al buen estado general.

Esto no significa que en una dieta cetogénica no pueda haber nada ni remotamente dulce. Se puede consumir una cantidad modesta de algunas frutas y hortalizas dulces sin que la dieta deje de ser cetogénica. Pero debes llevar la cuenta de la cantidad de carbohidratos que contienen y asegurarte de no rebasar la cantidad diaria.

Cuidado, repito, con las recetas que se anuncian como «cetogénicas» o «bajas en carbohidratos». Muchas de ellas no podrían estar más lejos de serlo. La denominación *baja en carbohidratos* es relativa. Por ejemplo, una porción de pastel de chocolate normal puede aportar 50 g de hidratos de carbono, y una porción del mismo tamaño de pastel de chocolate bajo en carbohidratos puede aportar 40. Pero 40 g son muchos, cuando estás siguiendo una dieta cetogénica en la que la ingesta total de hidratos de carbono diaria no debe superar los 20 o 30 g; sin embargo, como 40 g es menos que 50, al pastel lo llaman «bajo en carbohidratos». ¡Y muchos de sus consumidores se preguntan cómo es que no adelgazan, si solo comen pseudoalimentos bajos en hidratos de carbono!

He consultado muchos libros de cocina en busca de ideas para nuevas recetas y siempre me quedo sorprendido de la cantidad de recetas que podrían considerarse bajas en hidratos de carbono pero que no son cetogénicas. Es un poco inquietante, porque utilizarlas echará por tierra todos los esfuerzos que alguien haga por alcanzar un grado de cetosis nutricional y le impedirá progresar. Si optas por una dieta cetogénica con fines terapéuticos, necesitas asegurarte de que las recetas son de verdad cetogénicas; de lo contrario, los resultados serán decepcionantes, y si se trata de combatir una enfermedad seria, como la diabetes o el cáncer, pueden ser incluso perjudiciales.

Si quieres adoptar una dieta cetogénica para bajar de peso, regular la diabetes, controlar las crisis epilépticas, detener o revertir el alzhéimer o el párkinson, evitar la progresión del glaucoma o conseguir cualquiera de los beneficios documentados que puede reportar una dieta cetogénica, debes preparar comidas que sean de verdad cetogénicas, no comidas bajas en carbohidratos que se anuncian como cetogénicas. Si te resulta un fastidio calcular la proporción exacta de grasas, proteínas e hidratos de carbono de cada comida, el problema es que no sabrás realmente si las recetas son de verdad cetogénicas o no.

Creo que si al empezar una dieta cetogénica hay quienes no adelgazan al ritmo que deberían, o no ven que su salud mejore como esperaban, es porque muchas de las recetas que cocinan no son en realidad cetogénicas. Como consecuencia, se desaniman y abandonan la dieta. Pero el fracaso no es debido a que la dieta cetogénica no surta efecto, sino a haber utilizado recetas inadecuadas.

Desgraciadamente, la mayoría de los libros de cocina cetogénicos contienen muchas recetas que no son cetogénicas, y en caso de que utilicen cualquier sustituto del azúcar, como decía, no solo no son cetogénicas sino que se vuelven anticetogénicas y, por tanto, potencialmente dañinas; en el mejor de los casos, no producirán la cantidad de cetonas que el cuerpo necesita cuando intentamos tratar una afección grave.

Fue frustrante la exploración en busca de buenos libros de cocina cetogénica, porque no encontré ninguno en el que todas las recetas fueran realmente cetogénicas. Y me di cuenta de que a mucha gente le ocurriría lo mismo que a mí. Esto fue lo que me animó a escribir *Dr. Fife's Keto Cookery* [La cocina ceto del doctor Fife]. Quería ofrecer a quien lo necesitara recetas cetogénicas *de verdad* utilizando ingredientes saludables. Quería hacer una compilación de recetas que pudieran usarse para obtener todas las propiedades curativas de la cetosis que he expuesto en mis libros.

Dr. Fife's Keto Cookery contiene todas mis recetas cetogénicas preferidas, que he recopilado y desarrollado a lo largo de los años; casi cuatrocientas cincuenta en total, muchas más de las que he visto en ningún otro libro de cocina «ceto». Son recetas elaboradas con productos frescos, integrales, naturales, sin aditivos químicos, grasas poco saludables ni edulcorantes sintéticos. Ninguna de ellas contiene gluten ni cereales. También la sencillez era uno de mis objetivos, después de haber visto en algunos libros recetas que requerían horas de preparación. En este no. Las recetas son por lo general sencillas y rápidas de preparar, y sin embargo extraordinariamente deliciosas. Todos los ingredientes son de uso común y fáciles de encontrar. Resulta muy frustrante dar con un plato fantástico y, cuando te decides a elaborarlo, ver que lleva galanga, hojas de lima *kaffir* o *prik kee noo* (¿qué es eso?). Posiblemente sean ingredientes muy comunes en Tailandia, pero en el resto del mundo no. Hay muchas hierbas aromáticas y especias que pueden conseguirse en Internet, pero ¿quién está dispuesto a pagar 12 euros por los gastos de envío de una especia que cuesta 4? Los ingredientes de este libro se encuentran con facilidad en la mayoría de los supermercados y tiendas de alimentación.

Casi todas las recetas llevan productos *de verdad*, no enlatados, embotellados, congelados, envasados ni empaquetados, salvo en el caso de algún condimento, como los encurtidos o la mostaza. Todas tienen un máximo de 15 g de carbohidratos por comida, aunque generalmente son bastante menos, y cada una de ellas va acompañada de un desglose detallado de los gramos de grasas, hidratos de carbono y proteínas, así como del total calórico de cada ración, para que sepas exactamente lo que estás comiendo. Si vas a seguir la dieta cetogénica en serio, te recomiendo encarecidamente que utilices este recetario.

CÓMO INTENSIFICAR EL PODER CURATIVO DE LA CETOSIS
Ciclos «ceto»

La dieta cetogénica no es una práctica que adoptamos durante unas semanas o unos meses con el fin de curar nuestros males y de la que luego nos despedimos para volver a los mismos hábitos de alimentación que antes nos enfermaron. Es un cambio de estilo de vida que incorporamos a nuestra vida para siempre. Esto no significa que tengas que estar necesariamente en estado constante de cetosis hasta el fin de tus días, pero puedes aprovechar al máximo los beneficios de la dieta cetogénica haciendo ciclos de cetosis.

La dieta cetogénica es una forma de comer saludable. No implica ningún déficit de nutrientes, si la realizas como es debido y comes hortalizas y frutas variadas bajas en carbohidratos, carnes, lácteos, huevos y frutos secos. La mayor parte de la gente que pasa de la dieta típica occidental a una dieta cetogénica come de un modo mucho más sano que antes, ya que sustituye todo el azúcar, las harinas refinadas, los dulces y la comida basura que solía comer por alimentos mucho más saludables. La comida basura «ceto», es decir, los postres, bizcochos, bebidas y barritas dulces de proteínas llamados «ceto», no tiene cabida en una dieta cetogénica, puesto que te obligaría a reducir la cantidad de productos verdaderamente sanos que comerías en su lugar.

Para tratar numerosos problemas de salud, con adoptar la dieta cetogénica durante un tiempo obtendrás ciertos resultados. Por ejemplo, si tu prioridad es adelgazar, quizá la dieta cetogénica sea para ti algo temporal, hasta que consigas tu objetivo. Pero para tratar afecciones más serias, a veces tendrá que durar años. Quienes padecen alzhéimer, párkinson o diabetes tipo 1 tal vez necesiten seguir continuamente a dieta el resto de su vida para mantener la enfermedad bajo control. No obstante, incluso en estos casos, hay quien padece una enfermedad grave pero llega a experimentar tal mejoría que, al cabo de un tiempo, puede pasar a una dieta cetogénica modificada o baja en carbohidratos y aun así mantener un buen estado de salud. He visto a personas a las que se les había diagnosticado alzhéimer mejorar hasta tal punto que los resultados en los exámenes cognitivo y de memoria de pronto eran normales. Esto significa que, clínicamente, ya no estaban enfermas. Ahora bien, esto no implica que puedan empezar a atracarse otra vez de comida basura y dulces y esperar que la demencia no vuelva a aparecer, pero sí pueden ampliar un poco la dieta.

Como ya he explicado, la primera vez que sigas una dieta cetogénica tu cuerpo tardará algo de tiempo en adaptarse a quemar grasa en lugar de glucosa. Normalmente la transición dura entre dos y tres semanas, dependiendo de la dieta y de tu sensibilidad a los hidratos de carbono. Una vez que tu cuerpo se ha adaptado a la cetosis, si dejas la dieta y luego vuelves a ella al cabo de un tiempo, entrarás en cetosis con más rapidez. El cuerpo tiene memoria de haber estado adaptado a la cetosis, y la transformación se agiliza.

Si, por el motivo que sea, vas a empezar una dieta cetogénica, te recomiendo que la mantengas durante un periodo de entre al menos tres y seis meses sin interrupción. Esto le dará a tu cuerpo tiempo suficiente para adaptarse totalmente a la cetosis, y a ti para aprender a preparar comidas cetogénicas apetitosas y sabrosas, desarrollar el gusto por los platos de alto contenido en grasas, romper los malos hábitos alimentarios y las adicciones y ver algunos cambios de salud positivos.

Una vez transcurrida esa fase inicial de cetosis, es aconsejable que establezcas un ciclo de entrada y salida periódicas de la dieta, a fin de seguir progresando y mejorando tu salud sin tener que estar en cetosis constantemente. Cada ciclo debería durar al menos un mes, aunque puedes prolongarlo hasta dos o tres meses o más, si lo deseas; depende de ti y de lo que quieras conseguir. Los ciclos estarían separados por periodos de alimentación normal, o baja en carbohidratos, de entre uno y seis meses de duración. Por ejemplo, podrías hacer un ciclo de un mes de cetosis y otro no, y establecer este ciclo como un hábito de por vida.

Otra posibilidad sería estar un mes en cetosis y dos o tres meses no, o un ciclo de dos meses de dieta cetogénica y dos meses de dieta normal. Cómo lo organices es decisión tuya. Lo importante es que, tras la fase inicial de entre tres y seis meses, vuelvas a entrar periódicamente en cetosis para mantener todos los beneficios que hayas obtenido con la dieta cetogénica y sigas progresando. Si haces una planificación realista, cuidarás de que los periodos de descanso coincidan con los cumpleaños, las vacaciones y otras ocasiones especiales, ya que serán los momentos en que más probabilidades habrá de que te desvíes de la dieta. De este modo, podrás estar luego un mes entero en cetosis sin interrupción.

Ayuno intermitente

Si bien la dieta cetogénica es muy efectiva para reducir los niveles de glucosa e insulina en sangre y mejorar espectacularmente la salud, sus efectos terapéuticos serán todavía mayores si se combina con un ayuno periódico.

Como te explicaba en el capítulo 9, el ayuno inicia la autofagia, es decir, la descomposición y eliminación de tejidos envejecidos y deteriorados. Una de las razones de practicarlo es acceder a las proteínas para sintetizar glucosa con la que alimentar al cerebro, pues, aunque las cetonas pueden satisfacer la mayor parte de sus necesidades energéticas, son incapaces de cubrirlas por entero. Hay células cerebrales que necesitan glucosa independientemente de la cantidad de cetonas que haya en el cuerpo; y el hígado y los glóbulos rojos precisan un suministro constante de glucosa, ya que no pueden utilizar cetonas. El ayuno y el ayuno modificado (la restricción calórica) inician la autofagia para suministrar la glucosa que estos órganos y tejidos necesitan; las dietas bajas en calorías que incluyen proteínas dietéticas y carbohidratos, no. Y las dietas bajas en hidratos de carbono y altas en proteínas tampoco. La proteína de la dieta impide la autofagia, y por eso las dietas cetogénicas que contienen demasiada proteína o demasiadas calorías tampoco sirven. Por el contrario, una dieta cetogénica que incluya ayunos modificados periódicos sí surtirá ese efecto.

El beneficio de la autofagia es que cuando, después de ayunar, se reinicia la ingesta calórica normal, se activan las células madre para reemplazar aquellas células y tejidos desmantelados durante el ayuno. De este modo, las células inmunitarias, las células beta del páncreas, las del intestino y de otros órganos y tejidos se sustituyen por células nuevas y sanas. Recuerda que solo podrás tener la salud que tengan tus células. Si todas ellas están fuertes y sanas, tú también lo estarás. Ayunar es la manera de eliminar las células viejas y reemplazarlas por otras nuevas plenamente funcionales en un plazo relativamente corto; y combinar periódicamente la dieta cetogénica con ayunos modificados puede intensificar considerablemente los efectos terapéuticos de la dieta.

Los beneficios del ayuno y la restricción calórica están sobradamente documentados. De todos modos, tenemos diversas maneras de conseguir resultados igual de efectivos sin necesidad de abstenernos de ingerir ningún alimento durante días o semanas seguidos. El ayuno intermitente es un método que te permite dividir el ayuno en periodos más breves separados por periodos de alimentación. Hay distintas maneras de practicar un ayuno intermitente. Una es ayunar, solo ingiriendo agua, un día sí y otro no: ayunas un día (veinticuatro horas) y comes cuanto quieras al día siguiente, sin atiborrarte, se entiende. Si estás siguiendo una dieta cetogénica, lo que harás será volver a ella, pero puedes emplear este método de ayunar en días alternos sea cual sea tu tipo de dieta. Al igual que un ayuno de varios días, este ayuno alterno mejora los marcadores de salud y reduce la ingesta total de alimentos. Cabría pensar que si estás un día entero sin comer al día siguiente intentarás compensarlo comiendo el doble de lo habitual, pero no es así. La realidad es que cuando a alguien se le permite comer cuanto quiera al día siguiente, solo toma un 10% más de lo que suele comer habitualmente. La media de la ingesta calórica total en ese ciclo de dos días se reduce aproximadamente en un 45%.

Cuando ayunas un día (veinticuatro horas) y otro no, en realidad comes todos los días. Deja que te explique. Ayunar durante veinticuatro horas significa saltarte dos comidas consecutivas en un periodo de veinticuatro horas. Normalmente, empezarías el periodo de ayuno justo después de la cena del día en que te has dado un festín. Te saltarías el desayuno y el almuerzo del día siguiente (el día de ayuno) y romperías el ayuno a la hora de la cena. De este modo, conseguirías veinticuatro horas seguidas de ayuno. Así que no te saltas la cena ningún día. Los días de ayuno solo te saltas el desayuno y el almuerzo.

Puedes ayunar de forma alterna –comer un día y ayunar al siguiente– durante una semana, un mes o el tiempo que quieras. Te recomiendo que mientras estés a dieta cetogénica lo hagas al menos durante siete días al mes: cuatro días de ayuno y tres de alimentación normal.

Otro método que mucha gente prefiere es el de dieciocho horas de ayuno. Se trata de ayunar, solo ingiriendo agua, durante dieciocho horas seguidas y luego comer cuanto quieras durante seis horas, todos los días. Es decir, en cada periodo de veinticuatro horas, limitas la ingesta de alimentos a un espacio de seis horas. Este tipo de ayuno no es difícil de realizar, ya que gran parte de esas dieciocho horas las pasarás durmiendo. Puedes elegir a qué horas ayunar y a qué horas comer. Por ejemplo, puedes empezar el periodo de alimentación tomándote el desayuno a las diez y terminarlo después del almuerzo, a las cuatro. Ese día no cenarías, y así ayunarías hasta el desayuno del día siguiente. Por supuesto, puedes cambiar las horas como más te convenga; por ejemplo, empezar con un desayuno a las doce y terminar con una merienda-cena a las seis. Entre esas dos comidas, puedes tomar un pequeño tentempié si tienes hambre, pero generalmente dos comidas al día son suficiente. El objetivo es recortar al menos una tercera parte la ingesta calórica diaria.

Cualquiera de estos dos tipos de ayuno intermitente, el de veinticuatro horas o el de dieciocho, se puede incorporar con facilidad a una dieta cetogénica. Te recomiendo que hagas un ciclo de siete días de ayuno intermitente por cada mes que estés en cetosis. Hazlo la cuarta semana del mes mientras estás a dieta cetogénica, ya que tres semanas después de haber iniciado una dieta cetogénica lo normal es que te encuentres en plena cetosis y tengas mucha menos hambre, por lo cual ayunar no te resultará un problema. Pero independientemente de cuánto tiempo lleves con la dieta cetogénica, te beneficiará mucho este tipo de ayuno la cuarta semana mientras estés a dieta.

A menos que tu prioridad absoluta sea perder peso, no te recomiendo que ayunes intermitentemente todo el tiempo que estés en cetosis. El propósito del ayuno es que el cuerpo, privado de calorías, entre en estado de autofagia, y degradar y eliminar así las células dañadas o enfermas. Luego, retomar la ingesta calórica normal estimula la actividad de las células madre y la producción de nuevas células sanas con las que reemplazar las que se han eliminado. De este modo, se potencian los efectos de la dieta cetogénica.

En realidad, es un proceso natural que el cuerpo humano ha experimentado a lo largo de los tiempos y para el que está genéticamente preparado. Nuestros antepasados no hacían tres comidas en regla todos los días. La caza y la recolección a veces no eran fáciles, sobre todo durante los meses de invierno, en que escaseaba la comida. A menudo pasaban días enteros sin comer nada, y, cuando disponían de alimento, por lo general comían solo una vez al día, dos como mucho. A consecuencia de ello, entraban con frecuencia en estado de cetosis y practicaban como lo más natural el ayuno intermitente según lo dictara la disponibilidad de comida.

Los estudios de sociedades cazadoras y recolectoras modernas que pasan por ciclos regulares de cetosis y ayuno revelan que las enfermedades crónicas comunes en nuestra sociedad, como las cardiopatías, la diabetes, el alzhéimer, la enfermedad de Crohn o el cáncer, entre muchas otras, son prácticamente desconocidas en ellas. Su salud excepcional se debe también en parte al consumo de alimentos naturales integrales, libres de pesticidas y aditivos químicos; pero la cetosis y el ayuno influyen sobremanera en su estado general de bienestar.

Nosotros podemos aprovecharnos de los mismos procesos que protegieron a nuestros antepasados con ciclos de cetosis y ayuno intermitente y comiendo productos naturales, integrales, orgánicos. Evita los alimentos de baja calidad y la comida basura «ceto». Procura que lo que comes sean siempre productos que habrían podido identificar sin problema nuestros antepasados. Ellos sabían lo que eran los huevos, la nata, la carne fresca de vacuno y las hortalizas y frutas frescas porque era lo que comían. Nunca vieron flanes, helados o barritas de caramelo bajos en calorías. Si es un producto que tus ancestros no habrían sabido reconocer, mejor que no lo comas.

COMPOSICIÓN NUTRICIONAL DE ALIMENTOS SELECCIONADOS

Puedes acceder a una lista de alimentos más extensa en http://cocoketodiet.com/?page_id=69 (en inglés).

ALIMENTO	CANTIDAD*	CARB. NETOS (G)	GRASAS (G)	PROTEÍNAS (G)	CALORÍAS (KCAL)
Hortalizas y verduras					
Aguacate (Haas)	por persona/173 g	3,5	28	4	282
Ajo crudo	1 diente	1	0	0	4
Alcachofa, cocida	1 mediana/120 g	6,5	5,5	0,5	86
Apio crudo troceado	1 taza/120 g	2	0	0,5	10
Berenjena cruda	1 taza/82 g	2	0	1	12
Boniato, asado	1 mediano / 114 g	25	0	2,5	110
Brócoli crudo troceado	1 taza/88 g	2	0	3	20
Brotes de alfalfa	1 taza/33 g	0,5	1	0	11

* La cantidad indicada corresponde a la parte comestible, sin piel, hueso, semillas, etcétera.

ALIMENTO	CANTIDAD*	CARB. NETOS (G)	GRASAS (G)	PROTEÍNAS (G)	CALORÍAS (KCAL)
Calabacín crudo en rodajas	1 taza/180 g	3	0	1	16
Calabaza en conserva	1 taza/245 g	15	0,5	2,5	75
Calabaza, variedades de verano					
de bellota, asada o en puré	1 taza/245 g	29	0	3	128
de cacahuete, en puré	1 taza/245 g	19	0	2	84
espagueti, asada	1 taza/155	6	0	1	28
Cardo, cocido	1 taza/175 g	3,5	0	3	26
Cebolla					
cruda en láminas	1 taza/115 g	8	0	1	36
cruda picada	1 taza/160 g	11	0	2	52
Cebolletas crudas enteras	10 cm longitud	1	0	0	5
Chalotas crudas picadas	1 cucharada/ 10 g	1	0	0	7
Champiñones (botón) crudos	3 champiñones	1	0	1	9
Col fermentada en conserva, con su jugo	1 taza/236 g	6	0	2	32
Col rizada (kale) cocida troceada	1 taza/130 g	3	1	3	33
Coles de Bruselas cocidas	1 taza/156 g	8	1	6	65
Coliflor cruda picada	1 taza/100 g	2,5	0	2	18
Colinabo picado cocido	1 taza/170 g	12	0	2	58
Colirrábano crudo en rodajas	1 taza/165 g	9	0	3	48
Espárrago, crudo	4 puntas/1 taza/60 g	2	0	2	15
Espinacas crudas troceadas	1 taza/56 g	1	0	2	13

* La cantidad indicada corresponde a la parte comestible, sin piel, hueso, semillas, etcétera.

ALIMENTO	CANTIDAD*	CARB. NETOS (G)	GRASAS (G)	PROTEÍNAS (G)	CALORÍAS (KCAL)
Guisantes					
con vaina comestible cocidos	1 taza/160 g	7	0,5	5,5	54
verdes hervidos	1 taza/160 g	7	0	4	44
secos partidos, cocidos	1 taza/196 g	31	1	16	197
Kelp, alga, cruda	28 g	2	0	1	12
Lechuga					
iceberg en juliana	1 taza/56 g	0,5	0	0,5	4
Batavia o trocadero troceada	1 taza/56 g	0,5	0	0,5	4
romana troceada	1 taza/56 g	0,5	0	0,5	4
Nabo *daikon* crudo	de 10 cm de longitud	6	0	2	33
Nabos, crudos	1 mediano	6	0	1	28
Ñame, asado	1 taza/150 g	36	0	2	152
Ocra (quingombó) cruda en rodajas	1 taza/184 g	12	0	4	64
Patatas asadas, con piel	1 mediana/ 202 g	46	0	5	204
Pepino en rodajas finas crudo y con piel	1 taza/119 g	3	0	0	14
Pimientos					
guindilla picante cruda	½ taza/68 g	3	0	1	17
jalapeño en conserva	½ taza/68 g	1	0	1	8
dulce (de bola) crudo	1 taza/50 g	2	0	1	10
dulce (de bola) crudo	1 mediano	4	0	1	20
Puerros crudos	1 taza/104 g	13	0	2	60
Rabanitos crudos	10 rabanitos/ 45 g	1	0	0	7
Remolacha (en rodajas finas) cruda	1 taza/170 g	8	0	1	36
Repollo en juliana					
cocido	1 taza/150 g	3	0,5	1	20
crudo	1 taza/70 g	2	0	0,5	10

* La cantidad indicada corresponde a la parte comestible, sin piel, hueso, semillas, etcétera.

ALIMENTO	CANTIDAD*	CARB. NETOS (G)	GRASAS (G)	PROTEÍNAS (G)	CALORÍAS (KCAL)
Ruibarbo crudo troceado	1 taza/122 g	3,5	0	1	18
Tomate					
cocido/estofado	1 taza/240 g	10	1	3	61
crudo troceado	1 taza/180 g	5	0	2	28
en salsa	½ taza/122 g	7	0	3	40
Zanahoria					
cocida, picada	1 taza/156 g	10	0	1,5	46
cruda entera	1 mediana/ 72 g	5	0	0,5	22
cruda en juliana	1 taza/110 g	8	0	2	40
Frutas					
Albaricoques	1 por persona/ 56 g	3	0	0,5	16
Arándanos frescos	1 taza/145 g	17	1	1	83
Cerezas dulces crudas	10 por ración/ 68 g	9,5	0	0,5	40
Ciruelas crudas	1 por ración/66 g	7,5	0	0,5	34
Frambuesas crudas	1 taza/123 g	6	0,5	1	33
Fresas					
enteras crudas	la unidad	1	0	0	3
mitades crudas	1 taza/153 g	8	0	1	36
crudas en láminas	1 taza/167 g	9	0	1	41
Kiwi crudo	1 por ración/ 76 g	8	0,5	1	38
Lima cruda	1 por ración	3	0	0	12
Limón crudo	1 por ración	4	0	0,5	18
Mandarinas crudas	1 por ración/ 84 g	7,5	0	0,5	32
Mango crudo	1 por ración/ 207 g	28	1	1	125
Manzanas crudas	1 por persona/ 138 g	18	0	0,5	76

* La cantidad indicada corresponde a la parte comestible, sin piel, hueso, semillas, etcétera.

ALIMENTO	CANTIDAD*	CARB. NETOS (G)	GRASAS (G)	PROTEÍNAS (G)	CALORÍAS (KCAL)
Melocotones					
enteros crudos	1 por ración/ 87 g	8	0	1	37
en conserva, en almíbar	1 taza/256 g	48	0	1	196
Melón cantalupo	½ por ración/ 267 g	19	1	2	94
Melón de invierno	1 taza/170 g	14	0	1	60
Moras *boysenberry* congeladas	1 taza/132 g	9	0	1	40
Moras frescas	1 taza/144 g	8	1	1	45
Naranjas crudas	1 por ración/ 248 g	12	0	1	52
Nectarinas crudas	1 por ración/ 136 g	13	0,5	1,5	63
Peras					
crudas	1 por ración/ 87 g	8	0	1	89
en conserva, en almíbar	1 taza/255 g	45	0	1	184
Piña					
fresca en trozos	1 taza/155 g	17	1	1	81
en conserva, en trozos o en puré, en almíbar	1 taza/255 g	50	0	1	204
Pomelo crudo	1 mitad /91 g	7	0	1	34
Sandía en rodajas	2,5 cm	33	0,5	3	149
Uvas sin semillas	10 por ración/ 50 g	8	0	0	35
Frutos secos					
Almendras					
fileteadas o en bastones	1 taza /95 g	9	47	20	539
enteras	28 g	3	15	6	171
crema de almendra	1 cucharada/ 16 g	2	9	2	97
Anacardos enteros	28 g	6	14	5	170

* La cantidad indicada corresponde a la parte comestible, sin piel, hueso, semillas, etcétera.

ALIMENTO	CANTIDAD*	CARB. NETOS (G)	GRASAS (G)	PROTEÍNAS (G)	CALORÍAS (KCAL)
Cacahuetes					
tostados con aceite	1 taza/144 g	14	71	38	846
tostados con aceite	28 g	3	14	7	164
mantequilla de cacahuete	1 cucharada/ 16 g	2	8	4	94
Coco					
fresco	5x5 cm	2	15	2	153
fresco rallado	1 taza/80 g	3	27	3	267
seco sin endulzar	1 taza/78 g	7	50	5	498
Nueces	28 g	3	18	4	190
Nueces de Brasil	28 g	1,5	19	4	193
Nueces de macadamia					
enteras	28 g	1,5	22	2	212
enteras o mitades	1 taza/134 g	7	102	10,5	988
Pacanas o nueces de pecán					
mitades crudas	1 taza/108 g	5	73	8	709
mitades crudas	28 g	3	19	2	191
Pistachos tostados	28 g	6	14	6	174
Lácteos					
Leche entera con 3,3% de materia grasa	1 taza/236 ml	11	8	8	148
Nata agria	1 cucharada/ 28 g	0,5	2,5	0,5	26
Nata montada	1 taza/236 ml	6,5	89	5	847
Queso (blando)					
requesón con 2% de materia grasa	1 taza/226 g	8	4	31	192
crema de queso natural	1 cucharada/14 g	0,5	5	1	51
feta desmigado	28 g	1	6	4	75
ricota de leche entera	28 g	1	3,5	3	44

* La cantidad indicada corresponde a la parte comestible, sin piel, hueso, semillas, etcétera.

ALIMENTO	CANTIDAD*	CARB. NETOS (G)	GRASAS (G)	PROTEÍNAS (G)	CALORÍAS (KCAL)
Queso (curado)					
tipo americano o de barra	28 g	0,5	9	6	107
cheddar en lonchas	28 g	0,5	9	7	111
colby en lonchas	28 g	0,5	9	7	111
colby rallado	1 taza/113 g	3	36	27	444
Suero lácteo	1 taza/236 ml	12	8	8	152
Yogur					
natural desnatado	1 taza/227 g	16	3	12	139
natural entero	1 taza/227 g	12	8,5	9	160
Carnes y huevos					
Cerdo, chuletas	85 g	0	19	24	167
Huevos	1 grande	0,5	5	6	71
Pescado, bacalao	85 g	0	1	10	87
Pollo					
carne clara	85 g	0	4	26	140
carne oscura	85 g	0	8	23	164
Ternera	85 g	0	18	21	246

* La cantidad indicada corresponde a la parte comestible, sin piel, hueso, semillas, etcétera.

NOTAS

Capítulo 2

1. Liu, Y. M. *et al.* «A prospective study: growth and nutritional status of children treated with the ketogenic diet». *Journal of the American Dietetic Association* 2003, n.º 103, pp. 707-712.

2. Sharman, M. J. *et al.* «A ketogenic diet favorably affects serum biomarkers for cardiovascular disease in normal-weight men». *Journal of Nutrition* 2002, n.º 132, pp. 1879-1885.

3. Dashti, H. M. *et al.* «Long term effects of ketogenic diet in obese subjects with high cholesterol level». *Molecular and Cellular Biochemistry* 2006, n.º 286, pp. 1-9.

4. Suárez, E. C. «Relations of trait depression and anxiety to low lipid and lipoprotein concentrations in healthy young adult women». *Psychosomatic Medicine* 1999, n.º 61, pp. 273-279.

5. Glueck, C. J. *et al.* «Hypocholesterolemia, hypertriglyceridemia, suicide, and suicide ideation in children hospitalized for psychiatric diseases». *Pediatric Research* 1994, n.º 35, pp. 602-610.

6. Modal, I. *et al.* «Serum cholesterol levels and suicidal tendencies in psychiatric inpatients». *Journal of Clinical Psychiatry* 1994, n.º 55, pp. 252-254.

7. King, D. S. *et al.* «Cognitive impairment associated with atorvastatin and simvastatin». *Pharmacotherapy* 2003, n.º 23, pp. 1663-1667.

8. Wagstaff, L. R. *et al.* «Statin-associated memory loss: analysis of 60 case reports and review of the literature». *Pharmacotherapy* 2003, n.º 23, pp. 871-880.

9. Orsi, A. *et al.* «Simvastatin-associated memory loss». *Pharmacotherapy* 2001, n.º 21, pp. 767-769.

10. Ciacci, C. *et al.* «Low plasma cholesterol: a correlate of nondiagnosed celiac disease in adults with hypochromic anemia». *American Journal of Gastroenterology* 1999, n.º 94 (7), pp. 1888-1891.

11. Ciampolini, M. y Bini, S. «Serum lipids in celiac children». *Journal of Pediatric Gastroenterology and Nutrition* 1991, n.º 12 (4), pp. 459-460.

12. Rosenthal, E. *et al.* «Serum lipoprotein profile in children with celiac disease». *Journal of Pediatric Gastroenterology and Nutrition* 1990, n.º 11 (1), pp. 58-62.

13. Abad-Rodríguez, J. *et al.* «Neuronal membrane cholesterol loss enhances amyloid peptide generation». *Journal of Cell Biology* 2004, n.º 167, pp. 953-960.

14. Lepara, O. *et al.* «Decreased serum lipids in patients with probable Alzheimer's disease». *Bosnian Journal of Basic Medical Science* 2009, n.º 9, pp. 215-220.

15. Huang, X. *et al.* «Lower low-density lipoprotein cholesterol levels are associated with Parkinson's disease». *Movement Disorders Journal* 2007, n.º 22, pp. 377-381.

16. Huang, X. *et al.* «Low LDL cholesterol and increased risk of Parkinson's disease: prospective results from Honolulu-Asia Aging Study». *Movement Disorders Journal* 2008, n.º 23, pp. 1013-1018.

17. Dupuis, L. *et al.* «Dyslipidemia is a protective factor in amyotrophic lateral sclerosis». *Neurology* 2008, n.º 70, pp. 1004-1009.

18. Aneja, A. y Tierney, E. «Autism: The role of cholesterol in treatment». *International Review of Psychiatry* 2008, n.º 20, pp. 165-170.

19. Patel, A. *et al.* «Long-term outcomes of children treated with the ketogenic diet in the past». *Epilepsia* 2010, n.º 51, pp. 1277-1282.

20. VanItalie, T. B. y Nufert, T. H. «Ketones: metabolism's ugly duckling». *Nutrition Review* 2003, n.º 61, pp. 327-341.

21. Leiter, L. A. y Martiss, E. B. «Survival during fasting may depend on fat as well as protein stores». *JAMA (Journal of the American Medical Association)* 1982, n.º 248, pp. 2306-2307.

22. Cahill, G. F. *et al.* «Hormone-fuel interrelationships during fasting». *Journal of Clinical Investigation* 1966, n.º 45, pp. 1751-1769.

23. Veech, R. L. «The therapeutic implications of ketone bodies: the effects of ketone bodies in pathological conditions: ketosis, ketogenic diet, redox states, insulin resistance, and mitochondrial metabolism». *Prostaglandins, Leukotrienes and Essential Fatty Acids* 2004, n.º 70, pp. 309-319.

24. Maalouf, M. *et al.* «Ketones inhibit mitochondrial production of reactive oxygen species production following glutamate excitotoxicity by increasing NADH oxidation». *Neuroscience* 2007, n.º 145, pp. 256-264.

25. VanItallie, T. B. y Nufert, T. H. «Ketones: metabolism's ugly duckling». *Nutrition Reviews* 2003, n.º 61, pp. 327-341.

26. Kashiwaya, Y. *et al.* «A ketone ester diet increased brain malonyl CoA and uncoupling protein 4 and 5 while decreasing food intake in the normal Wistar rat». *Journal of Biological Chemistry* 2010, n.º 285, pp. 25950-25956.

27. Kashiwaya, Y. *et al.* «Substrate signaling by insulin: a ketone bodies ratio mimics insulin action in heart». *American Journal of Cardiology* 1997, n.º 80, pp. 50A-64A.

28. Youm, Y. H. *et al.* «The ketone metabolite beta-hydroxybutyrate blocks NLRP3 inflammasome-mediated inflammatory disease». *Natural Medicine* 2015, n.º 21, pp. 263-266.

29. Veech, R. L. «The therapeutic implications of ketone bodies: the effects of ketone bodies in pathologic conditions: ketosis, ketogenic diet, redox states, insulin resistance, and mitochondrial metabolism». *Prostaglandins, Leukotrienes and Essential Fatty Acids* 2004, n.º 70, pp. 309-319.

30. Shimazu, T. *et al.* «Suppression of oxidative stress by beta-hydroxybutyrate, an endogenous histone deacetylase inhibitor». *Science* 2013, n.º 339, pp. 211-214.

31. Hasselbalch, S. G. *et al.* «Changes in cerebral blood flow and carbohydrate metabolism during acute hyperketonemia». *American Journal of Physiology* 1996, n.º 270, pp. E746-751.

32. Marie, C. *et al.* «Fasting prior to transient cerebral ischemia reduces delayed neuronal necrosis». *Metabolic Brain Disease Journal* 1990, n.º 5, pp. 65-75.

33. Prins, M. L. *et al.* «Increased cerebral uptake and oxidation of exogenous βHB improves ATP following traumatic brain injury in adult rats». *Journal of Neurochemistry* 2004, n.º 90, pp. 666-672.

34. Suzuki, M. *et al.* «Effect of β-hydroxybutyrate, a cerebral function improving agent, on cerebral hypoxia, anoxia and ischemia in mice and rats». *Japonese Journal of Pharmacology* 2001, n.º 87, pp. 143-150.

35. Maalouf, M. *et al.* «The neuroprotective properties of calorie restriction, the ketogenic diet, and ketone bodies». *Brain Research Reviews* 2009, n.º 59, pp. 293-315.

36. Koper, J. W. *et al.* «Acetoacetate and glucose as substrates for lipid synthesis for rat brain oligodendrocytes and astrocytes in serum-free culture». *Biochimica et Biophysica Acta* 1984, n.º 796, pp. 20-26.

37. Kashiwaya, Y. *et al.* «A ketone ester diet exhibits anxiolytic and cognition-sparing properties, and lessens amyloid and tau pathologies in a mouse model of Alzheimer's disease». *Neurobiology of Aging* 2013, n.º 34, pp. 1530-1539.

38. Hemderson, S. T. «Ketone bodies as a therapeutic for Alzheimer's disease». *Neurotherapeutics* 2008, n.º 5, pp. 470-480.

39. Henderson S. T. *et al.* «Study of the ketogenic agent AC-1202 in mild to moderate Alzheimer's disease: a randomized, double-blind, placebo-controlled, multicenter trial». *Nutrition and Metabolismolism* (Londres) 2009, n.º 6, p. 31. DOI:10.1186/1743-7075-6-31.

40. Veech, R. L. «Ketone ester effects on metabolism and transcription». *Journal of Lipid Research* 2014, n.º 55, pp. 2004-2006.

41. Poff, A. M. *et al.* «Ketone supplementation decreases tumor cell viability and prolongs survival of mice with metastatic cancer». *International Journal of Cancer* 2014, n.º 135, pp. 1711-1720.

42. Shukla, S. K. *et al.* «Metabolic reprogramming induced by ketone bodies diminishes pancreatic cancer cachexia». *Cancer and Metabolism* 2014, n.º 2, p. 18.

43. Rossi, A. P. *et al.* «Abstract 3346; the ketone body beta-hydroxybutyrate increases radiosensitivity in glioma cell lines in vitro». *Cancer Research* 2015, n.º 75, p. 3346. DOI:10.1158/1538-7445.am2015-3346.

44. Scheck, A. C. *et al.* «The ketogenic diet for the treatment of glioma: insights from genetic profiling». *Epilepsy Research* 2012, n.º 100, pp. 327-337.

45. Newman, J. C. y Verdin, E. «Ketone bodies as signaling metabolites». *Trends in Endocrinology and Metabolism* 2014, n.º 25, pp. 42-52.

46. Stafford, P. *et al.* «The ketogenic diet reverses gene expression patterns and reduces reactive oxygen species levels when used as an adjuvant therapy for glioma». *Nutrition and Metabolism* (Londres) 2010, n.º 7, p. 74. DOI:10.1186/1743-7075-7-74.

47. Siddalingaswamy, M. *et al.* «Anti-diabetic effects of cold and heat extracted virgin coconut oil». *JDM (Journal of Diabetes Mellitus)* 2011, n.º 1, pp. 118-123.

48. Intahphuak, S. *et al.* «Anti-inflammatory, analgesic, and antipyretic activities of virgin coconut oil». *Pharmaceutical Biology* 2010, n.º 48, pp. 151-157.

49. Nafar, F. y Mearow, K. M. «Coconut oil attenuates the effects of amyloid-beta on cortical neurons in vitro». *Journal of Alzheimer's Disease* 2014, n.º 39, pp. 233-237.

50. Newport, M. T. *et al.* «A new way to produce hyperketonemia: use of ketone ester in a case of Alzheimer's disease». *Alzheimers Dementia* 2015, n.º 11, pp. 99-103.

51. Kimoto, Y. *et al.* «Antitumor effect of medium-chain triglyceride and its influence on the self-defense system of the body». *Cancer Detection and Prevention* 1998, n.º 22, pp. 219-224.

52. Montgomery, M. K. *et al.* «Contrasting metabolic effects of medium- versus long-chain fatty acids in skeletal muscle». *Journal of Lipid Research* 2013, n.º 54, pp. 3322-3333.

53. Wein, S. *et al.* «Medium-chain fatty acids ameliorate insulin resistance caused by high-fat diets in rats». *Diabetes Metabolism Research and Reviews* 2009, n.º 25, pp. 185-194.

54. Parfene, G. *et al.* «Production of medium chain saturated fatty acids with enhanced antimicrobial activity from crude coconut fat by solid state cultivation of Yarrowia lipolytica». *Food Chemistry* 2013, n.º 136, pp. 1345-1349.

55. Shino, B. *et al.* «Comparison of antimicrobial activity of chlorhexidine, coconut oil, probiotics, and ketoconazole on Candida albicans isolated in children with early childhood caries: an in vitro study». *Scientifica* 2016, ID 7061587.

56. Huang, W. C. *et al.* «Anti-bacterial and anti-inflammatory properties of capric acid against Propionibacterium acnes: a comparative study with lauric acid». *Journal of Dermatological Science* 2014, n.º 73, pp. 232-240.

57. Bergsson, G. *et al.* «In vitro susceptibilities of Neisseria gonorrhoeae to fatty acids and monoglycerides». *Antimicrobial Agents and Chemotherapy* 1999, n.º 43, pp. 2790-2792.

58. Conlon, L. E. *et al.* «Coconut oil enhances tomato carotenoid tissue accumulation compared to safflower oil in the Mongolian gerbil (Meriones unguiculatus)». *Journal of Agricultural and Food Chemistry* 2012, n.º 60, pp. 8386-8394.

59. Nidhi, B. *et al.* «Dietary fatty acid determines the intestinal absorption of lutein in lutein deficient mice». *Foods Research International* 2014, n.º 64, pp. 256-263.

60. Papamandiaris, A. A. *et al.* «Medium chain fatty acid metabolism and energy expenditure: obesity treatment implications». *Life Sciences* 1998, n.º 62, pp. 1203-1215.

61. Intengan, C. L. I. *et al.* «Structured lipid of coconut and corn oils vs. soybean oil in the rehabilitation of malnourished children: a field study». *Philipp Journal of Internal Medicine* 1992, n.º 30, pp. 159-164.

62. Hayatullina, Z. *et al.* «Virgin coconut oil supplementation prevents bone loss in osteoporosis rat model». *Evidence-Based Complementary and Alternative Medicine* 2012, n.° 2010, p. 237236.

63. Abuiazia, M. A. *et al.* «The effects of virgin coconut oil on bone oxidative status in ovariectomised rat». *Evidence-Based Complementary and Alternative Medicine* 2012, n.° 2012, p. 525079.

64. Assuncao, M. L. *et al.* «Effects of dietary coconut oil on the biochemical and anthropometric profiles of women presenting abdominal obesity». *Lipids* 2009, n.° 44, pp. 593-601.

65. Nagao, K. y Yanagita, T. «Medium-chain fatty acids: functional lipids for the prevention and treatment of the metabolic syndrome». *Pharmacological Research* 2010, n.° 61, pp. 208-212.

66. Han, J. R. *et al.* «Effects of dietary medium-chain triglyceride on weight loss and insulin sensitivity in a group of moderately overweight free-living type 2 diabetic Chinese subjects». *Metabolism* 2007, n.° 56, pp. 985-991.

67. Nneli, R. O. y Woyike, O. A. «Antiulcerogenic effects of coconut (Cocos nucifera) extract in rats». *Phytotherapy Research* 2008, n.° 22, pp. 970-972.

68. Papada, E. *et al.* «Anti-inflammatory effect of elemental diets with different fat composition in experimental colitis». *British Journal of Nutrition* 2014, n.° 111, pp. 1213-1220.

69. Kono, H. *et al.* «Dietary medium-chain triglycerides prevent chemically induced experimental colitis in rats». *Translational Research* 2010, n.° 155, pp. 131-141.

70. Ronis, M. J. *et al.* «Medium chain triglycerides dose-dependently prevent liver pathology in a rat model of non-alcoholic fatty liver disease». *Experimental Biology and Medicine* (Maywood) 2013, n.° 238, pp. 151-162.

71. Ronis, M. J. *et al.* «Dietary saturated fat reduces alcoholic hepatotoxicity in rats by altering fatty acid metabolism and membrane composition». *Journal of Nutrition* 2004, n.° 134, pp. 904-912.

72. Nanji, A. A. *et al.* «Dietary saturated fatty acids reverse inflammatory and fibrotic changes in rat liver despite continued ethanol administration». *Journal of Pharmacological and Experimental Therapeutics* 2001, n.° 299, pp. 638-644.

73. Zakaria, A. A. *et al.* «Hepatoprotective activity of dried-and fermented-processed virgin coconut oil». *Evidence-Based Complementary and Alternative Medicine* 2011, ID. 142739.

74. Kono, H. *et al.* «Protective effects of medium-chain triglycerides on the liver and gut in rats administered endotoxin». *Annals of Surgery* 2003, n.º 237, pp. 246-255.

75. Veeresh Babu, S. V. *et al.* «Lauric acid and myristic acid prevent testosterone induced prostatic hyperplasia in rats». *European Journal of Pharmacology* 2010, n.º 626, pp. 262-265.

76. De Lourdes Amuzazabala, M. *et al.* «Effects of coconut oil on testosterone-induced prostatic hyperplasia in Sprague-Dawley rats». *Journal of Pharmacy and Pharmacology* 2007, n.º 59, pp. 995-999.

77. Vysakh, A. *et al.* «Polyphenolics isolated from virgin coconut oil inhibits adjuvant induced arthritis in rats through antioxidant and antiinflammatory action». *International Immunopharmacology* 2014, n.º 20, pp. 124-130.

78. Fife, B. *Cómo curar la artritis: curación natural de la artritis, la artrosis, la gota y la fibromialgia.* Editorial Sirio: Málaga, 2015.

79. Huang, C. B. *et al.* «Short- and medium-chain fatty acids exhibit antimicrobial activity for oral microorganisms». *Archives of Oral Biology* 2011, n.º 56, pp. 650-654.

80. Fife, B. *Oil Pulling: enjuagues con aceite para desintoxicar y sanar el cuerpo.* Editorial Sirio: Málaga, 2015.

Capítulo 3

1. Prior, I. A. «Cholesterol, coconuts, and diet on Polynesian atolls: a natural experiment: the Pukapuka and Tokelau island studies». *American Journal of Clinical Nutrition* 1981, n.º 34, pp. 1552-1561.

2. Mendis, S. *et al.* «Cardiovascular risk factors in a Melanesian population apparently free from stroke and ischaemic heart disease: the Kitava study». *Journal of Internal Medicine* 1994, n.º 236, pp. 331-340.

3. Mendis, S. «Coronary heart disease and coronary risk profile in a primitive population». *Tropical and Geographical Medicine* 1991, n.º 43, pp. 199-202.

4. Davis, G. P. y Park, E. *The Heart: The Living Pump* [El corazón: la bomba viva]. Torstar Books: Nueva York, 1983, p. 81.

5. Kramer, J. K. *et al.* «Reduction of myocardial necrosis in male albino rats by manipulation of dietary fatty acid levels». *Lipids* 1982, n.º 17, pp. 372-382.

6. Lamers, J. M. *et al.* «Dietary fatty acids and myocardial function». *Basic Research in Cardiology* 1987, n.º 82 (supl. 1), pp. 209-221.

7. Aruoma, O. I. y Halliwell, B. (eds.), *Free Radicals and Food Additives* [Radicales libres y aditivos alimentarios]. Taylor and Francis: Londres, 1991.

8. Hurtado de Catalfo, G. E. *et al.* «Dietary lipids modify redox homeostasis and steroidogenic status in rat testis». *Nutrition* 2008, n.º 24, pp. 717-726.

9. Harman, D. *et al.* «Free radical theory of aging: effect of dietary fat on central nervous system function». *Journal of the American Geriatrics Society* 1976, n.º 24 (7), pp. 301-307.

10. Seddon, J. M. *et al.* «Dietary fat and risk for advanced age-related macular degeneration». *Archives of Ophthalmology* 2001, n.º 119, pp. 1191-1199.

11. Ouchi, M. *et al.* «A novel relation of fatty acid with age-related macular degeneration». *Ophthalmologica* 2002, n.º 216, pp. 363-367.

12. Sheddon, J. M. *et al.* «Progression of age-related macular degeneration: association with dietary fat, transunsaturated fat, nuts, and fish intake». *Archives of Ophthalmology* 2003, n.º 121, pp. 1728-1737.

13. Tewfik, I. H. *et al.* «The effect of intermittent heating on some chemical parameters of refined oils used in Egypt. A public health nutrition concern». *International Journal of Food Sciences and Nutrition* 1998, n.º 49, pp. 339-342.

14. Jurgens, G. *et al.* «Immunostaining of human autopsy aortas with antibodies to modified apolipoprotein B and apoprotein(a)». *Arteriosclerosis, Thrombosis and Vascular Biology* 1993, n.º 13, pp. 1689-1699.

15. Srivastava, S. *et al.* «Identification of cardiac oxidoreductase(s) involved in the metabolism of the lipid peroxidation-derived aldehyde-4- hydroxynonenal». *Biochemical Journal* 1998, n.º 329, pp. 469-475.

16. Nakamura, K. *et al.* «Carvedilol decreases elevated oxidative stress in human failing myocardium». *Circulation* 2002, n.º 105, pp. 2867-2871.

17. Pratico, D. y Delanty, N. «Oxidative injury in diseases of the central nervous system: focus on Alzheimer's disease». *JAMA (Journal of the American Medical Association)* 2000, n.º 109, pp. 577-585.

18. Markesbery, W. R. y Carney, J. M. «Oxidative alterations in Alzheimer's disease». *Brain Pathology* 1999, n.º 9, pp. 133-146.

19. Kritchevsky, D. y Tepper, S. A. «Cholesterol vehicle in experimental atherosclerosis. 9. Comparison of heated corn oil and heated olive oil». *Journal of Atherosclerosis Research* 1967, n.º 7, pp. 647-651.

20. Raloff, J. «Unusual fats lose heart-friendly image». *Science News* 1996, n.º 150, p. 87.

21. Mensink, R. P. y Katan, M. B. «Effect of dietary trans fatty acids on high-density and low-density lipoprotein cholesterol levels in healthy subjects». *The New England Journal of Medicine,* 1990, n.º 323 (7), p. 439.

22. Willett, W. C. *et al.* «Intake of trans fatty acids and risk of coronary heart disease among women». *Lancet,* 1993, n.º 341 (8845), p. 581.

23. Booyens, J. y Louwrens, C. C. «The Eskimo diet. Prophylactic effects ascribed to the balanced presence of natural cis unsaturated fatty acids and to the absence of unnatural trans and cis isomers of unsaturated fatty acids». *Medicine Hypothesis* 1986, n.º 21, p. 387.

24. Grandgirard, A. *et al.* «Incorporation of trans long-chain n-3 polyunsaturated fatty acids in rat brain structures and retina». *Lipids* 1994, n.º 29, pp. 251-258.

25. Carroll, K. K. y Khor, H. T. «Effects of level and type of dietary fat on incidence of mammary tumors induced in female Sprague-Dawley rats by 7,12-dimethylbenzanthracene». *Lipids* 1971, n.º 6, pp. 415-420.

26. Carroll, K. K. «Dietary fats and cáncer». *American Journal of Clinical Nutrition* 1991, n.º 53, pp. 1064S-1067S.

27. Mascioli, E. A. *et al.* «Medium chain triglycerides and structured lipids as unique nonglucose energy sources in hyperalimentation». *Lipids* 1987, n.º 22, pp. 421-423.

28. Uldall, P. R. *et al.* «Letter: unsaturated fatty acids and renal transplantation». *Lancet* 1974, n.º 2, p. 514.

29. Meade, C. J. y Martin, J. «Fatty acids and immunity». *Advances in Lipid Research* 1978, n.º 16, pp. 127-165.

30. Ip, C. *et al.* «Requirement of essential fatty acid for mammary tumorigenesis in the rat». *Cancer Research* 1985, n.º 45, pp. 1997-2001.

31. Watkins, B. A. y Seifert, M. F. «Food Lipids and Bone Health», en R. E. McDonald y D. B. Min (eds.), *Food Lipids and Health* [Los lípidos alimentarios y la salud]. Marcel Dekker, Inc.: Nueva York, 1996, p. 101.

32. Nanji, A. A. *et al.* «Dietary saturated fatty acids: a novel treatment for alcoholic liver disease». *Gastroenterology* 1995, n.º 109, pp. 547-554.

33. Abel, E. D. «Glucosse transport in the heart». *Front Bioscience* 2004, n.º 9, pp. 201- 215.

34. Lawson, I. D. y Kummerow, F. «Beta-Oxidation of the coenzyme A esters of vaccenic, elaidic, and petroselaidic acids by rat heart mitochondria». *Lipids* 1979, n.º 14, pp. 501-503.

35. Pamplona, R. *et al.* «Low fatty acid unsaturation: a mechanism for lowered lipoperoxidative modification of tissue proteins in mammalian species with long life spans». *The Journals of Gerontology. Series A, Biological Sciences and Medical Sciences* 2000, n.º 55, pp. B286-B291.

36. Cha, Y. S. y Sachan, D. S. «Opposite effects of dietary saturated and unsaturated fatty acids on ethanol-pharmacokinetics, triglycerides and carnitines». *Journal of American College Nutrition* 1994, n.º 13, pp. 338-343.

37. Siri-Tarino, P. W. *et al.* «Meta-analysis of prospective cohort studies evaluating the association of saturated fat with cardiovascular disease». *American Journal of Clinical Nutrition* 2010, n.º 91, pp. 535-546.

38. Chowdhury, R. *et al.* «Association of dietary, circulating, and supplement fatty acids with coronary risk: A systematic review and meta-analysis». *Annals of Internal Medicine* 2014, n.º 160, pp. 398-406.

39. Ramsden, C. E. «Re-evaluation of the traditional diet-heart hypothesis: analysis of recovered data for Minnesota Coronary Experiment (1968-73)». *BMJ* 2016, n.º 353, p. 1246.

40. Ramsden, C. E. *et al.* «Use of dietary linoleic acid for secondary prevention of coronary heart disease and death: evaluation of recovered data from the Sydney Diet Heart Study and updated meta-analysis». *BMJ* 2013, n.º 346, p. e8707.

41. Lim-Sylianco, C. Y. *et al.* «Antigenotoxic activity of coconut oil in bone marrow cells of mice given azaserine, benzo(a)pyrene, dimethylnitrosamine, dimethylhydrazine, methylmethanesulfonate and tetracycline. 7th Asian Symposium on Medicinal Plants, Spices, and Other Natural Products (ASOMPS VII): Programme and Abstracts 1992 Feb 2.7, PTO-12».

42. Veeresh Babu, S. V. *et al.* «Lauric acid and myristic acid prevent testosterone induced prostatic hyperplasia in rats». *European Journal of Pharmacology* 2010, n.º 626, pp. 262-265.

43. Nonaka, Y. *et al.* «Lauric acid stimulates ketone body production in the KT-5 astrocyte cell line». *Journal of Oleo Science* 2016, n.º 65, pp. 693-699.

Capítulo 4

1. Walford, R. L. *La dieta de los 120 años: comience a vivir los años más saludables de su vida*. Editorial Selector: Ciudad de México, 1988.

2. Passwater, R. A. *The Antioxidants* [Los antioxidantes]. Keats Publishing: New Canaan, Connecticut, 1985.

3. Gutteridge, J. M. C. y Halliwell, B. *Antioxidants in Nutrition, Health, and Disease* [Los antioxidantes en la nutrición, la salud y la enfermedad]. Oxford University Press: Oxford, 1994, n.º 14.

4. Sasaki, N. *et al.* «Advanced glycation end products in Alzheimer's disease and other neurodegenerative diseases». *American Journal of Pathology* 1998, n.º 153, pp. 1149-1155.

5. Catellani, R. *et al.* «Glycooxidation and oxidative stress in Parkinson's disease and diffuse Lewy body disease». *Brain Research* 1996, n.º 737, pp. 195-200.

6. Kato, S. *et al.* «Astrocytic hyaline inclusions contain advanced glycation endproducts in familial amyotrophic lateral sclerosis with superoxide dismutase 1 gene mutation: immunohistochemical and immunoelectron microscopical analysis». *Acta Neuropathologica* 1999, n.º 97, pp. 260-266.

7. Uribarri, J. *et al.* «Circulating glycotoxins and dietary advanced glycation endproducts: two links to inflammatory response, oxidative stress, and aging». *The Journals of Gerontology. Series A, Biological Sciences and Medical Sciences* 2007, n.º 62, pp. 427-433.

8. Rudman, D. *et al.* «Effects of human growth hormone in men over 60 years old». *The New England Journal of Medicine* 1990, n.º 323, pp. 1-6.

9. Weindruch, R. *et al.* «The retardation of aging by dietary restriction in mice: longevity, cancer, immunity and lifetime energy intake». *Journal of Nutrition* 1986, n.º 116, pp. 641-654.

10. Rosedale, R. *et al.* «Clinical experience of a diet designed to reduce aging». *Journal of Applied Research* 2009, n.º 9, pp. 159-165.

11. Mavropoulos, C. J. *et al.* «The effects of a low-carbohydrate, ketogenic diet on the polycystic ovary syndrome: A pilot Study». *Nutrition and Metabolism* (Londres) 2005, n.º 2, p. 35.

12. Sharman, M. J. *et al.* «Very low-carbohydrate and low-fat diets affect fasting lipids and postprandial lipemia differently in overweight men». *Journal of Nutrition* 2004, n.º 134, pp. 880-885.

13. Yancy, W. S., Jr. *et al.* «A low-carbohydrate, ketogenic diet versus a low-fat diet to treat obesity and hyperlipidemia: a randomized, controlled trial». *Annals of Internal Medicine* 2004, n.º 140, pp. 769-777.

14. Westman, E. C. *et al.* «Low-carbohydrate nutrition and metabolism». *American Journal of Clinical Nutrition* 2007, n.º 86, pp. 276-284.

15. Westman, E. C. *et al.* «A review of low-carbohydrate ketogenic diets». *Current Atherosclerosis Reports* 2003, n.º 5, pp. 476-483.

16. Westman, E. C. *et al.* «The effect of a low-carbohydrate, ketogenic diet versus a low-glycemic index diet on glycemic control in type 2 diabetes mellitus». *Nutrition and Metabolism* (Londres) 2008, n.º 5, p. 36.

17. Sharman, M. J. *et al.* «Very low-carbohydrate and low-fat diets affect fasting lipids and postprandial lipemia differently in overweight men». *Journal of Nutrition* 2004, n.º 134, pp. 880-885.

18. Gardner, C. D. *et al.* «Comparison of the Atkins, Zone, Ornish, and LEARN diets for change in weight and related risk factors among overweight premenopausal women: The A to Z Weight Loss Study: A randomized trial». *JAMA (Journal of the American Medical Association)* 2007, n.º 297, pp. 969-977.

19. Volek, J. S. y Sharman, M. J. «Cardiovascular and hormonal aspects of very-low-carbohydrate ketogenic diets». *Obesity Research* 2004, n.° 12, supl. 2, pp. 115S-123S.

20. Sherman, M. J. *et al.* «A ketogenic diet favorably affects serum biomarkers for cardiovascular disease in normal-weight men». *Journal of Nutrition* 2002, n.° 132, pp. 1879-1885.

21. Foster, G. D. *et al.* «Weight and metabolic outcomes after 2 years on a low-carbohydrate versus low-fat diet: A randomized trial». *Annals of Internal Medicine* 2010, n.° 153, pp. 147-157.

22. Stafford, P. *et al.* «The ketogenic diet reverses gene expression patterns and reduces reactive oxygen species levels when used as an adjuvant therapy for glioma». *Nutrition & Metabolism* 2010, n.° 7, p. 74.

Capítulo 5

1. Vanltallie, T. B. *et al.* «Ketones: Metabolism's Ugly Duckling». *Nutrition Reviews* 2003, n.° 61, pp. 327-341.

2. Shields, W. D. «Infantile spasms: little seizures, big consequences». *Epilepsy Currents* 2006, n.° 6, pp. 63-69.

3. Kossoff, E. H. *et al.* «Efficacy of the ketogenic diet for infantile spasms». *Pediatrics* 2002, n.° 109, pp. 780-783.

4. Numis, A. L. *et al.* «The relationship of ketosis and growth to the efficacy of the ketogenic diet in infantile spasms». *Epilepsy Research* 2011, n.° 96 (1-2), pp. 172-175.

5. Pulsifer, M. B. *et al.* «Effects of ketogenic diet on development and behavior: preliminary report of a prospective study». *Developmental Medicine & Child Neurology* 2001, n.° 43, pp. 301-306.

6. Datos y estadísticas. http://www.autism-society.org/about-autism/facts-and-statistics.html.

7. Vargas, D. L. *et al.* «Neuroglial activation and neuroinflammation in the brain of patients with autism». *Annals of Neurology* 2005, n.° 57, pp. 67-81.

8. Zimmerman, A. W. *et al.* «Cerebrospinal fluid and serum markers of inflammation in autism». *Pediatric Neurology* 2005, n.° 33, pp. 195-201.

9. Chez, M. G. *et al.* «Elevation of tumor necrosis factor-alpha in cerebrospinal fluid of autistic children». *Pediatric Neurology* 2007, n.° 36, pp. 361-365.

10. Li, X. *et al.* «Elevated immune response in the brain of autistic patients». *Journal of Neuroimmunology* 2009, n.° 207, pp. 111-116.

11. Sajdel-Sulkowska, E. M. *et al.* «Increase in cerebellar neurotropin-3 and oxidative stress markers in autism». *Cerebellum* 2009, n.º 8, pp. 366-372.

12. Molloy, C. A. *et al.* «Elevated cytokine levels in children with autism spectrum disorder». *Journal of Neuroimmunology* 2006, n.º 172, pp. 198-205.

13. Hass, R. H. *et al.* «Therapeutic effects of a ketogenic diet in Rett syndrome». *American Journal of Medical Genetics. Supplement* 1986, n.º 1, pp. 225-246.

14. Evangeliou, A. *et al.* «Application of a ketogenic diet in children with autistic behavior: pilot study». *Journal of Child Neurology* 2003, n.º 18, pp. 113-118.

15. Boyle, C. A. *et al.* «Trends in the prevalence of developmental disabilities in US children, 1997-2008». *Pediatrics* 2011, n.º 127, pp. 1034-1042.

16. Murphy, P. *et al.* «The antidepressant properties of the ketogenic diet». *Biological Psychiatry* 2004, n.º 56, pp. 981-983.

17. Packer, R. M. *et al.* «Effects of a ketogenic diet on ADHD-like behavior in dogs with idiopathic epilepsy». *Epilepsy Behavior* 2016, n.º 55, pp. 62-68.

18. Overweg-Plandsoen, W. C. G. *et al.* «GLUT-1 deficiency without epilepsy —an exceptional case». *Journal of Inherited Metabolic Disease* 2003, n.º 26, pp. 559-563.

19. Klepper, J. *et al.* «Introduction of a ketogenic diet in young infants». *Journal of Inherites Metabolic Disease* 2002, n.º 25, pp. 449-460.

20. Van Hove, J. L. K. *et al.* «D,L-3-hydroxybutyrate treatment of multiple acyl-CoA dehydrogenase deficiency (MADD)». *Lancet* 2003, n.º 361, pp. 1433-1435.

21. Wijburg, F. A. *et al.* «Leigh syndrome associated with a deficiency of the pyruvate dehydrogenase complex: results of treatment with a ketogenic diet». *Neuropediatrics* 1992, n.º 23, pp. 147-152.

22. Wesler, I. D. *et al.* «Outcome of pyruvate dehydrogenase deficiency treated with ketogenic diets». Estudios en pacientes con idénticas mutaciones. *Neurology* 1997, n.º 49, pp. 1655-1661.

23. Edison, R. J. y Muenke, M. «Central nervous system and limb anomalies in case reports of first-trimester statin exposure». *The New England Journal of Medicine* 2004, n.º 350, pp. 1579-1582.

24. Wu, P. Y. et al. «Medium-chain triglycerides in infant formulas and their relation to plasma ketone body concentrations». *Pediatric Research* 1986, n.º 20, pp. 338-341.

25. Koper, J. W. *et al.* «Acetoacetate and glucose as substrates for lipid synthesis by rat brain oligodendrocytes and astrocytes in serum-free culture». *Biochimica et Biophysica Acta* 1984, n.º 796, pp. 20-26.

26. Rubaltelli, F. F. *et al.* «Effect of lipid loading on fetal uptake of free fatty acids, glycerol and beta-hydroxybutyrate». *Biology of the Neonate* 1978, n.º 33, pp. 320-326.

27. Jensen, R. G. «Lipids in human milk». *Lipids* 1999, n.º 34, pp. 1243-1271.

28. Taha, A. Y. «Dietary enrichment with medium chain triglycerides (AC-1203) elevates polyunsaturated fatty acids in the parietal cortex of aged dogs: implications for treating age-related cognitive decline». *Neurochemical Research* 2009, n.º 34, pp. 1619-1625.

29. Francois, C. A. *et al.* «Acute effects of dietary fatty acids on the fatty acids of human milk». *American Journal of Clinical Nutrition*, 1998, n.º 67, p. 301.

30. Geliebter, A. *et al.* «Overfeeding with medium-chain triglyceride diet results in diminished deposition of fat». *American Journal of Clinical Nutrition* 1983, n.º 37, pp. 1-4.

31. St-Onge, M. P. y Jones, P. J. H. «Physiological effects of medium-chain triglycerides: potential agents in the prevention of obesity». *Journal of Nutrition* 2002, n.º 132, pp. 329-332.

32. St-Onge, M. P. y Bosarge, A. «Weight-loss diet that includes consumption of medium-chain triacylglycerol oil leads to a greater rate of weight and fat mass loss than does olive oil». *American Journal of Clinical Nutrition* 2008, n.º 87, pp. 621-626.

33. Cahill, G. F. y Veech, R. L. «Ketoacids: Good Medicine?». *Transactions of the American Clinical and Climatological Association* 2003, n.º 114, pp. 149-163.

Capítulo 6

1. Roan, S. «Dementia in one spouse increases risk in the other». *Los Angeles Times,* 5 de mayo del 2010.

2. Eriksson, P. S. *et al.* «Neurogenesis in the adult human hippocampus». *Natural Medicine* 1998, n.º 4, pp. 1313-1317.

3. Veech, R. L. «The therapeutic implications of ketone bodies: the effects of ketone bodies in pathological conditions: ketosis, ketogenic diet, redox states, insulin resistance, and mitochondrial metabolism». *Prostaglandins, Leukotrienes and Essential Fatty Acids* 2004, n.º 70, pp. 309-319.

4. Maalouf, M. *et al.* «The neuroprotective properties of caloric restriction, the ketogenic diet, and ketone bodies». *Brain Research and Reviews* 2009, n.º 59, pp. 293-315.

5. Koper, J. W. *et al.* «Acetoacetate and glucose as substrates for lipid synthesis for rat brain oligodendrocytes and astrocytes in serum-free culture». *Biochimica et Biophysica Acta* 1984, n.° 796, pp. 20-26.

6. Reger, M. A. *et al.* «Effects of beta-hydroxybutyrate on cognition in memory-impaired adults». *Neurobiology of Aging* 2004, n.° 25, pp. 311-314.

7. Hu Yang, I. *et al.* «El aceite de coco: tratamiento alternativo no farmacológico para la enfermedad de Alzheimer». *Nutrición Hospitalaria* 2015, n.° 32, pp. 2822-2827.

8. Kashiwaya, Y. *et al.* «D-beta-hydroxybutyrate protects neurons in models of Alzheimer's and Parkinson's disease». *Proceedings of the National Academy of Sciences USA* 2000, n.° 97, pp. 5440-5444.

9. Tieu, K. *et al.* «D-beta-hydroxybutyrate rescues mitochondrial respiration and mitigates features of Parkinson disease». *Journal of Clinical Investigation* 2003, n.° 112, pp. 892-901.

10. VanItallie, T. B. *et al.* «Treatment of Parkinson disease with diet-induced hyperketonemia: a feasibility study». *Neurology* 2005, n.° 64, pp. 728-730.

11. Veech, R. L. «The therapeutic implications of ketone bodies: the effects of ketone bodies in pathological conditions: ketosis, ketogenic diet, redox states, insulin resistance, and mitochondrial metabolism». *Prostaglandins, Leukotrienes and Essential Fatty Acids* 2004, n.° 70, pp. 309-319.

12. Silva, N. «Can ketogenic diet slow progression of ALS?». *The Lancet Neurology* 2006, n.° 5, p. 476.

13. Zhao, Z. *et al.* «A ketogenic diet as a potential novel therapeutic intervention in amyotrophic lateral sclerosis». *BMC Neuroscience* 2006, n.° 7, p. 29.

14. Zhao, W. *et al.* «Caprylic triglyceride as a novel therapeutic approach to effectively improve the performance and attenuate the symptoms due to the motor neuron loss in ALS disease». *PLoS One* 2012, n.° 7 (11), p. e49191.

15. Kirsch, J. R. *et al.* «Butanediol induced ketosis increases tolerance to hypoxia in the mouse». *Stroke* 1980, n.° 11, pp. 506-513.

16. Suzuki, M. *et al.* «Effect of beta-hydroxybutyrate, a cerebral function improving agent, on cerebral hypoxia, anoxia, and ischemia in mice and rats». *Japanese Journal of Pharmacology* 2001, n.° 87, pp. 143-150.

17. Koper, J. W. *et al.* «Acetoacetate and glucose as substrates for lipid synthesis by rat brain oligodendrocytes and astrocytes in serum-free culture». *Biochimica et Biophysica Acta* 1984, n.° 796, pp. 20-26.

18. Smith, S. L. et al. «KTX 0101: A potential metabolic approach to cyto-protection in major surgery and neurological disorders». *CNS Drug Reviews* 2005, n.º 11, pp. 113-140.

19. Appleberg, S. *et al.* «Ketogenic diet improves recovery of function after traumatic brain injury in juvenile rats». *Journal of Neurotrauma* 2007, n.º 24, p. 1267.

20. Prins, M. L. «Cerebral metabolic adaptation and ketone metabolism after brain injury». *Journal of Cerebral Blood Flow and Metabolism* 2008, n.º 28, pp. 1-16.

21. Twyman, D. «Nutritional management of the critically ill neurologic patient». *Critical Care Clinics* 1997, n.º 13, pp. 39-49.

22. Ruskin, D. N. *et al.* «A ketogenic diet delays weight loss and does not impair working memory or motor function in the R6/2 1J mouse model of Huntington's disease». *Physiological Behavior* 2011, n.º 103 (5), pp. 501-507.

23. Maggioni, F *et al.* «Ketogenic diet in migraine treatment: a brief but ancient history». *Cephalalgia* 2011, n.º 31, pp. 1150-1151.

24. Kossoff, E. H. *et al.* «Use of the modified Atkins diet for adolescents with chronic daily headache». *Cephalalgia* 2010, n.º 30, pp. 1014-1016.

25. de Almeida Rabello Oliveira, M. *et al.* «Effects of short-term and long-term treatment with medium- and long-chain triglycerides ketogenic diet on cortical spreading depression in young rats». *Neuroscience Letters* 2008, n.º 434, pp. 66-70.

26. Husain, A. M. *et al.* «Diet therapy for narcolepsy». *Neurology* 2004, n.º 62, pp. 2300-2302.

27. Kim, D. Y. *et al.* «Inflammation-mediated memory dysfunction and effects of a ketogenic diet in a murine model of multiple sclerosis». *PLoS One* 1012, n.º 7, p. e35476.

28. https://www.researchgate.net/publication/282323583_Ketogenic_diet_and_prolonged_fasting_improve_health-related_quality_of_life_and_lipid_profiles_in_multiple_sclerosis_-A_randomized_controlled_trial.

29. Murphy, P. *et al.* «The antidepressant properties of the ketogenic diet». *Biological Psychiatry* 2004, n.º 56, pp. 981-983.

30. Shinohara, H. *et al.* «Medium-chain fatty acid-containing dietary oil alleviates the depression-like behavior in mice exposed to stress due to chronic forced swimming». *Journal of Functional Foods* 2013, n.º 5, pp. 601-606.

31. Yeap, S. W. *et al.* «Antistress and antioxidant effects of virgin coconut oil in vivo». *Experimental and Therapeutic Medicine* 2015, n.º 9, pp. 39-42.

32. Dwyer, D. S. *et al.* «Glucose metabolism in relation to schizophrenia and antipsychotic drug treatment». *Annals of Clinical Psychiatry* 2001, n.º 13, pp. 241-242.

Capítulo 7

1. Pavlovic, D. M. y Pavlovic, A. M. «Dementia and diabetes mellitus». *Srpski Arhiv Za Celokupno Lekarstvo* 2008, n.º 136, pp. 170-175.
2. Ristow, M. «Neurodegenerative disorders associated with diabetes mellitus». *Journal of Molecular Medicine* 2004, n.º 82, pp. 510-529.
3. Craft, S. y Watson, G. S. «Insulin and neurodegenerative disease: shared and specific mechanisms». *The Lancet Neurology* 2004, n.º 3, pp. 169-178.
4. Morris, J. K. *et al.* «Measures of striatal insulin resistance in a 6-hydroxydopamine model of Parkinson's disease». *Brain Research* 2008, n.º 1240, pp. 185-195.
5. Moroo, I. *et al.* «Loss of insulin receptor immunoreactivity from the substantia nigra pars compacta neurons in Parkinson's disease». *Acta Neuropathologica* 1994, n.º 87, pp. 343-348.
6. Sandyk, R. «The relationship between diabetes mellitus and Parkinson's disease». *International Journal of Neuroscience* 1993, n.º 69, pp. 125-130.
7. Hu, G. *et al.* «Type 2 diabetes and the risk of Parkinson's disease». *Diabetes Care* 2007, n.º 30, pp. 842-847.
8. Farrer, L. A. «Diabetes mellitus in Huntington's disease». *Clinical Genetics* 1985, n.º 27, pp. 62-67.
9. Podolsky, S. *et al.* «Increased frequency of diabetes mellitus in patients with Huntington's chorea». *Lancet* 1972, n.º 1, pp. 1356-1358.
10. Warram, J. H. *et al.* «Slow glucose removal rate and hyperinsulinemia precede the development of type 2 diabetes in the offspring of diabetic parents». *Annals of Internal Medicine* 1990, n.º 113, pp. 909-915.
11. Assuncao, M. L. *et al.* «Effects of dietary coconut oil on the biochemical and anthropometric profiles of women presenting abdominal obesity». *Lipids* 2009, n.º 44, pp. 593-601.
12. Liau, K. M. *et al.* «An open-label pilot study to assess the efficacy and safety of virgin coconut oil in reducing visceral adiposity». *SRN Pharmacology* 2011, pp. 949686.
13. Liui, Y. *et al.* «A good response to oil with medium- and long-chain fatty acids in body fat and blood lipid profiles of male hypertriglyceridemic subjects». *Asia Pacific Journal of Clinical Nutrition* 2009, n.º 18, pp. 351-358.

14. Zhang,Y. *et al.* «Medium and long-chain fatty acid triacylglycerol reduce body fat and serum triglyceride in overweight hypertriacylglycerolemic subjects». *Zhonghua Yu Fang Yi Xue Za Zhi* 2009, n.º 43, pp. 765-771.

15. Alyes, N. E. *et al.* «Acute treatment with lauric acid reduces blood pressure and oxidative stress in spontaneously hypertensive rats». *Basic and Clinical Pharmacology and Toxicology* 2017, n.º 120, pp. 348-353.

16. Cardoso, D. A. *et al.* «El aceite de coco virgen extra rico en ácidos grasos incrementa el colesterol HDL y disminuye la circunferencia de la cintura y la masa corporal en pacientes con enfermedades de la arteria coronaria». *Nutrición Hospitalaria* 2015, n.º 32 (5), pp. 2144-2152.

17. Han, J. R. *et al.* «Effects of dietary medium-chain triglyceride on weight loss and insulin sensitivity in a group of moderately overweight free-living type 2 diabetic Chinese subjects». *Metabolism* 2007, n.º 56, pp. 985-991.

18. Accurso, A. et al. «Dietary carbohydrate restriction in type 2 diabetes mellitus and metabolic syndrome: time for a critical appraisal». *Nutrition and Metabolism* (Londres) 2008, n.º 5, p. 9.

Capítulo 8

1. Rodríguez, R. R. y Krehal, W. A. «The influence of diet and insulin on the incidence of cataracts in diabetic rats». *Yale Journal of Biology and Medicine* 1951, n.º 24, pp. 103-108.

2. «The effect of intensive treatment of diabetes on the development and progression of long-term complications in insulin-dependent diabetes mellitus». *New England Journal of Medicine* 1993, n.º 329, pp. 977-986.

3. Chiu, C. J. *et al.* «Carbohydrate intake and glycemic index in relation to the odds of early cortical and nuclear lens opacities». *American Journal of Clinical Nutrition* 2005, n.º 81, pp. 1411-1416.

4. Stratton, I. M. *et al.* «Association of glycaemia with macrovascular and microvascular complications of type 2 diabetes (UKPDS 35): prospective observational study». *BMJ* 2000, n.º 321, pp. 405-412.

5. Chiu, C. J. *et al.* «Association between dietary glycemic index and age-related macular degeneration in nondiabetic participants in the Age-Related Eye Disease Study». *American Journal of Clinical Nutrition* 2007, n.º 86, pp. 180-188.

6. Warram, J. H. *et al.* «Slow glucose removal rate and hyperinsulinemia precede the development of type 2 diabetes in the offspring of diabetic parents». *Annals of Internal Medicine* 1990, n.º 113, pp. 909-915.

7. Chang, E. E. y Goldberg, J. L. «Glaucoma 2.0: neuroprotection, neuro-regeneration, neuroenhancement». *Ophthalmology* 2012, n.° 119, pp. 979-986.

8. Bayer, A. U. *et al.* «High occurrence rate of glaucoma among patients with Alzheimer's disease». *European Neurology* 2002, n.° 47 (3), pp. 165-168.

9. Tamura, H. *et al.* «High frequency of open-angle glaucoma in Japanese patients with Alzheimer's disease». *Journal of Neurological Sciences*, 15 de julio del 2006, n.° 246 (1-2), pp. 79-83.

10. Helmer, C. *et al.* «Is there a link between open-angle glaucoma and de-mentia?: The Three-City –Alienor Cohort». *Annals of Neurology* 2013, n.° 74, pp. 171-179.

11. Duan, W. y Mattson, M. P. «Dietary restriction and 2-deoxyglucose administration improve behavioral outcome and reduce degeneration of dopaminergic neurons in models of Parkinson's disease». *Journal of Neuroscience Research* 1999, n.° 57, pp. 195-206.

12. Mattson, M. P. «Neuroprotective signaling and the aging brain: take away my food and let me run». *Brain Research* 2000, n.° 886, pp. 47-53.

13. Ko, M. L. *et al.* «Patterns of retinal ganglion cell survival after brain-de-rived neurotrophic factor administration in hypertensive eyes of rats». *Neuroscience Letters* 2001, n.° 305, pp. 139-142.

14. Bergen, S. S. Jr. *et al.* «Hyperketonemia induced in man by medium-chain triglyceride». *Diabetes* 1966, n.° 15, pp. 723-725.

15. Weibel, D. *et al.* «Brain-derived neurotrophic factor (BDNF) prevents lesion-induced axonal die-back in young rat optic nerve». *Brain Research* 1995, n.° 679, pp. 249-254.

Capítulo 9

1. Walford, R. L. «Calorie restriction: eat less, eat better, live longer». *Life Extension*, febrero de 1988, pp. 19-22.

2. Bruce-Keller, A. J. *et al.* «Food restriction reduces brain damage and improves behavioral outcome following excitotoxic and metabolic in-sults». *Annals of Neurology* 1999, n.° 45, pp. 8-15.

3. Dubey, A. *et al.* «Effect of age and caloric intake on protein oxidation in different brain regions and on behavioral functions of the mouse». *Archives of Biochemistry and Biophysics* 1996, n.° 333, pp. 189-197.

4. Duan, W. y Mattson, M. P. «Dietary restriction and 2-deoxyglucose administration improve behavioral outcome and reduce degeneration of dopaminergic neurons in models of Parkinson's disease». *Journal of Neuroscience Research* 1999, n.° 57, pp. 195-206.

5. Mattson, M. P. «Neuroprotective signaling and the aging brain: take away my food and let me run». *Brain Research* 2000, n.° 886, pp. 47-53.

6. Rosedale, R. *et al.* «Clinical experience of a diet designed to reduce aging». *Journal of Applied Research* 2009, n.° 9, pp. 159-165.

7. Gaziano, J. M. *et al.* «Fasting triglycerides, high-density lipoprotein, and risk of myocardial infarction». *Circulation* 1997, n.° 96, pp. 2520-2525.

8. Accurso, A. *et al.* «Dietary carbohydrate restriction in type 2 diabetes mellitus and metabolic syndrome: time for a critical appraisal». *Nutrition and Metabolism* (Londres) 2008, n.° 5, p. 9.

9. Neilsen, J. V. y Joensson, E. A. «Low-carbohydrate diet in type 2 diabetes: stable improvement of bodyweight and glycemic control during 44 months follow-up». *Nutrition and Metabolism* (Londres) 2008, n.° 5, p. 14.

10. Volek, J. S. y Feinman, R. D. «Carbohydrate restriction improves the features of metabolic syndrome. Metabolic syndrome may be defined by the response to carbohydrate restriction». *Nutrition and Metabolism* (Londres) 2005, n.° 2, p. 31.

11. Forsythe, C. E. *et al.* «Comparison of low fat and low carbohydrate diets on circulating fatty acid composition and markers of inflammation». *Lipids* 2008, n.° 43, pp. 65-77.

12. Volek, J. S. *et al.* «Modification of lipoproteins by very low-carbohydrate diets». *Journal of Nutrition* 2005, n.° 135, pp. 1339-1342.

13. Craft, S. y Watson, G. S. «Insulin and neurodegenerative disease: shared and specific mechanisms». *Lancet Neurology* 2004, n.° 3, pp. 169-178.

14. Shadnia, S. *et al.* «Successful treatment of acute aluminium phosphide poisoning: possible benefit of coconut oil». *Human & Experimental Toxicology* 2005, n.° 24, pp. 215-218.

15. Singh Baiwa, S. J. *et al.* «Management of celphos poisoning with a novel intervention: a ray of hope in the darkest of clouds». *Anesthesia: Essays and Researches* 2010, n.° 4, pp. 20-24.

16. Agrawal, V. K. *et al.* «Aluminum phosphide poisoning: possible role of supportive measures in the absence of specific antidote». *Indian Journal of Critical Care Medicine* 2015, n.° 19, pp. 109-113.

17. Nolasco, N. A. *et al.* «Effect of Coconut oil, trilaurin and tripalmitin on the promotion stage of carcinogenesis». *The Philippine Journal of Science* 1994, n.° 123 (1), pp. 161-169.

18. Reddy, B. S. y Maeura, Y. «Tumor promotion by dietary fat in azoxymethane-induced colon carcinogenesis in female F344 rats: influence

of amount and source of dietary fat». *Journal of the National Cancer Institute* 1984, n.º 72 (3), pp. 745-750.

19. Cohen, L. A. y Thompson, D. O. «The influence of dietary medium chain triglycerides on rat mammary tumor development». *Lipids* 1987, n.º 22 (6), pp. 455-461.

20. Lim-Sylianco, C. Y. *et al.* «A comparison of germ cell antigenotoxic activity of non-dietary and dietary coconut oil and soybean oil». *Philippine Journal of Coconut Studies* 1992, n.º 2, pp. 1-5.

21. Lim-Sylianco, C. Y. *et al.* «Antigenotoxic effects of bone marrow cells of coconut oil versus soybean oil». *Philippine Journal of Coconut Studies* 1992, n.º 2, pp. 6-10.

22. Nair, S. S. *et al.* «Virgin coconut oil supplementation ameliorates cyclophosphamide-induced systemic toxicity in mice». *Human and Experimental Toxicology* 2016, n.º 35, pp. 205-212.

23. Bulatao-Jayme, J. *et al.* «Epdemiology of primary liver cancer in the Philippines with special consideration of a possible aflatoxin factor». *Journal of the Philippine Medical Association* 1976, n.º 52, pp. 129-150.

24. Witcher, K. J. et al. «Modulation of immune cell proliferation by glycerol monolaurate». *Clinical and Diagnostic Laboratory Immunology* 1996, n.º 3, pp. 10-13.

25. Projan, S. J. *et al.* «Glyceryl monolaurate inhibits the production of ß-lactamase, toxic shock syndrome toxin-1 and other Staphylococcal exoproteins by interfering with signal transduction». *Journal of Bacteriology* 1994, n.º 176, pp. 4204-4209.

26. Teo, T. C. *et al.* «Long-term feeding with structured lipid composed of medium-chain and N-3 fatty acids ameliorates endotoxic shock in guinea pigs». *Metabolism* 1991, n.º 40 (1), pp. 1152-1159.

27. Lim-Navarro, P. R. T. «Protection effect of coconut oil against E coli endotoxin shock in rats». *Coconuts Today* 1994, n.º 11, pp. 90-91.

28. Smirniotis, V. *et al.* «Long chain versus medium chain lipids in patients with ARDS: effects on pulmonary haemodynamics and gas exchange». *Intensive Care Medicine* 1998, n.º 24, pp. 1029-1033.

29. «Medium-chain length fatty acids, glycerides and analogues as stimulators of erythropoiesis». http://www.wipo.int/patentscope/search/en/WO2004069237. Consultado el 2 de marzo del 2017.

30. Anson, R. M. *et al.* «Intermittent fasting dissociates beneficial effects of dietary restriction on glucose metabolism and neuronal resistance to injury from calorie intake». *Proceedings of the National Academy of Sciences USA* 2003, n.º 100, pp. 6216-6220.

31. Tanner, C. M. *et al.* «Rotenone, paraquat and Parkinson's disease». *Environmental Health Perspectives* 2011, n.º 119, pp. 2-14.

32. Fathalla, A. M. *et al.* «Selective A2A receptors blockade reduces degeneration of substantia nigra dopamine neurons in rotenone-induced rat model of Parkinson's disease: A histological study». *Neuroscience Letters* 2017, n.º 643, pp. 89-96.

33. Kashiwaya, Y. *et al.* «D-beta-hydroxybutyrate protects neurons in models of Alzheimer's and Parkinson's disease». *Proceedings of the National Academy of Sciences USA* 2000, n.º 97, pp. 5440-5444.

34. Tieu, K. *et al.* «D-beta-hydroxybutyrate rescues mitochondrial respiration and mitigates features of Parkinson disease». *Journal of Clinical Investigation* 2003, n.º 112, pp. 892-901.

35. Patentes: http://www.google.ch/patents/US20100279959.

36. Raffaghello, L. *et al.* «Starvation-dependent differential stress resistance protects normal but not cancer cells against high-dose chemotherapy». *Proceedings of the National Academy of Sciences USA* 2008, n.º 105, pp. 8215-8220.

37. Raffaghello, L. *et al.* «Fasting and differential chemotherapy protection in patients». *Cell Cycle* 2010, n.º 9, pp. 4474-4476.

38. Starokadomskyy, P. y Dmytruk, K. V. «A bird's-eye view of autophagy». *Autophagy* 2013, n.º 9, pp. 1121-1126.

39. Cheng, C. W. *et al.* «Prolonged fasting reduces IGF-1/PKA to promote hematopoietic-stem-cell-based regeneration and reverse immunosuppression». *Cell Stem Cell* 2014, n.º 14, pp. 810-823.

40. «Medium-chain length fatty acids, glycerides and analogues as neutrophil survival and activation factors». https://patentscope.wipo.int/search/en/detail.jsf?docId=US43454871&redirectedID=true. Consultado el 2 de marzo del 2017.

41. Russell, J. «Fasting transformed me after medicine failed». *The Times*, 23 de abril del 2015.

42. Muraro, P. A. et al. *JAMA Neurology*, 20 de febrero del 2017. DOI: 10.1001/jamaneurol.2016.5867.

43. Choi, I. Y. *et al.* «Diet mimicking fasting promotes regeneration and reduces autoimmunity and multiple sclerosis symptoms». *Cell Reports* 2016, n.º 15, pp. 2136-2146.

44. Kim, D. Y. *et al.* «Inflammation-mediated memory dysfunction and effects of a ketogenic diet in a murine model of multiple sclerosis». *PloS One* 7 (5): e35476. DOI:10.1371/journal.pone.0035476.

45. Cheng, C. W. *et al.* «Fasting-mimicking diet promotes Ngn3-driven beta-cell regeneration to reverse diabetes». *Cell* 2017, n.º 168, pp. 775-788.

Capítulo 10

1. Stupp, R. *et al.* «Radiotherapy plus concomitant and adjuvant temozolomide for glioblastoma». *The New England Journal of Medicine* 2005, n.° 352, pp. 987-996.

2. Lim-Sylianco, C. Y. et al. «Antigenotoxic activity of coconut oil in bone marrow cells of mice given azaserine, benzo(a)pyrene, dimethylnitrosamine, dimethylhydrazine, methylmethanesulfonate and tetracycline. 7th Asian Symposium on Medicinal Plants, Spices, and Other Natural Products (AS)MPS VII): Programme and Abstracts 1992 Feb 2.7, PTO-12».

3. Lim-Sylianco, C. Y. *et al.* «Antigenotoxic effects on bone marrow cells of coconut oil versus soybean oil». *The Philippine Journal of Coconut Studies* 1992, n.° 17 (2), pp. 6-10.

4. Reddy, B. S. «Dietary fat and colon cancer: animal model studies». *Lipids* 1992, n.° 27, pp. 807-813.

5. Ling, P. R. *et al.* «Structured lipid made from fish oil and medium-chain triglycerides alters tumor and host metabolism in Yoshida-sarcoma-bearing rats». *American Journal of Clinical Nutrition* 1991, n.° 53, pp. 117-1184.

6. Burns, C. P. *et al.* «Effect of dietary fat saturation on survival of mice with L1210 leukemia». *Journal of the National Cancer Institute* 1978, n.° 61, pp. 513-515.

7. Wolters, U. *et al.* «Influence of various fatty acids on tumour growth in total parenteral nutrition». *European Surgery Research* 1994, n.° 26, pp. 288-297.

8. Tisdale, M. J. y Brennan, R. A. «A comparison of long-chain triglycerides and medium-chain triglycerides on weight loss and tumour size in a cachexia model». *British Journal of Cancer* 1988, n.° 58, pp. 580-583.

9. Ling, P. R. *et al.* «Structured lipid made from fish oil and medium-chain triglycerides alters tumor and host metabolism in Yoshida-sarcoma-bearing rats». *American Journal of Clinical Nutrition* 1991, n.° 53, pp. 1177-1184.

10. de Martel, C. *et al.* «Global burden of cancers attributable to infections in 2008: a review and synthetic analysis». *The Lancet Oncology* 2012, n.° 13, pp. 607-615.

11. Kabara, J. J. *The Pharmacological Effect of Lipids* [El efecto farmacológico de los lípidos]. The American Oil Chemists' Society: Champaign, Illinois, 1978.

12. Loft, S. y Poulsen, H. E. «Cancer risk and oxidative DNA damage in man». *Journal of Molecular Medicine* (Berlín) 1996, n.° 74, pp. 297-312.

13. Calle, E. E. y Kaaks R. «Overweight, obesity and cancer: epidemiological evidence and proposed mechanisms». *Nature Reviews Cancer* 2004, n.º 4, pp. 579-591.

14. Holleb, A. I. *The American Cancer Society Cancer Book* [El libro de la Sociedad Estadounidense del Cáncer]. Doubleday & Company: Nueva York, 1986.

15. Lussier, D. M. *et al.* «Enhanced immunity in a mouse model of malignant glioma is mediated by a therapeutic ketogenic diet». *BMC Cancer* 2016, n.º 16, p. 310.

16. Smith, U. y Gale, E. M. «Cancer and diabetes: are we ready for prime time?». *Diabetologia* 2010, n.º 53, pp. 1541-1544.

17. Smith, U. y Gale, E. M. «Does diabetes therapy influence the risk of cancer?». *Diabetologia* 2009, n.º 52, pp. 1699-1708.

18. Hajjar, J. *et al.* «Metformin: an old drug with new potential». *Expert Opinion on Investigational Drugs* 2013, n.º 22, pp. 1511-1517.

19. Stafford, P. *et al.* «The ketogenic diet reverses gene expression patterns and reduces reactive oxygen species levels when used as an adjuvant therapy for glioma». *Nutrition and Metabolism* (Londres) 2010, n.º 7, p. 74.

20. Sobolewski, C. *et al.* «The role of cyclooxygenase-2 in cell proliferation and cell death in human malignancies». *International Journal of Cell Biology* 2010, n.º 2010, p. 215158. DOI:10.1155/2010/215158.

21. Otto, C. *et al.* «Growth of human gastric cancer cells in nude mice is delayed by a ketogenic diet supplemented with omega-3 fatty acids and medium-chain triglycerides». *BMC Cancer* 2008, n.º 8, p. 122.

22. Zhou, W. *et al.* «The calorically restricted ketogenic diet, an effective alternative therapy for malignant brain cancer». *Nutrition and Metabolism* (Londres) 2007, n.º 4, p. 5.

23. Seyfried, T. N. *et al.* «Role of glucose and ketone bodies in the metabolic control of experimental brain cancer». *British Journal of Cancer* 2003, n.º 89, pp. 1375-1382.

24. Nebeling, L. C. *et al.* «Effects of a ketogenic diet on tumor metabolism and nutritional status in pediatric oncology patients: two case reports». *Journal of the American College of Nutrition* 1995, n.º 14, pp. 202-208.

25. Zuccoli, G. *et al.* «Metabolic management of glioblastoma multiforme using standard therapy together with a restricted ketogenic diet: case report». *Nutrition and Metabolism* (Londres) 2010, n.º 7, p. 33.

26. Seyfried, T. N. *et al.* «Role of glucose and ketone bodies in the metabolic control of experimental brain cancer». *British Journal of Cancer* 2003, n.º 89, pp. 1375-1382.

27. Famurewa, A. C. *et al.* «Virgin coconut oil supplementation attenuates acute chemotherapy hepatotoxicity induced by anticancer drug methotrexate via inhibition of oxidative stress in rats». *Biomedicine Pharmacotherapy* 2017, n.º 87, pp. 437-442.

28. Law, K. S. *et al.* «The effects of virgin coconut oil (VCO) as supplementation on quality of life (QOL) among breast cancer patients». *Lipids in Health and Disease* 2014, n.º 13, p. 139.

29. Yano, Y. *et al.* «Induction of cytotoxicity in human lung adenocarinoma cells by 6-0-carboxypropyl, a redox-silent derivative of alpha-tocotrienol». *International Journal of Cancer* 2005, n.º 115, pp. 839-846.

30. Gurhrie, N. *et al.* «Palm oil tocotrienols and plant avonoids act synergistically with each other and with Tamoxifen in inhibiting proliferation and growth of estrogen receptor-negative MDA-MB-435 and -positive MCF-7 human breast cancer cells in culture». *Asia Pacific Journal of Clinical Nutrition* 1997, n.º 6, pp. 41-45.

31. Fife, B. *El milagro del aceite de coco.* Editorial Sirio: Málaga, 2013. 5.ª ed.

Capítulo 11

1. Fu, S. P. *et al.* «Anti-inflammatory effects of BHBA in both in vivo and in vitro Parkinson's disease models are mediated by GPR109A-dependent mechanisms». *Journal of Neuroinflammation* 2015, n.º 12, p. 9.

2. Yang, H *et al.* «Energy metabolism in intestinal epithelial cells during maturation along the crypt-villus axis». *Scientific Reports* 2016, n.º DOI:10.1038/srep31917.

3. Hamer, H. M. *et al.* «Review article: the role of butyrate on colonic function». *Alimentary Pharmacology and Therapeutics,* 2008, n.º 27, pp. 104-119.

4. Hu, G. X. *et al.* «Activation of the AMP activated protein kinase by short-chain fatty acids is the main mechanism underlying the beneficial effect of a high fiber diet on the metabolic syndrome». *Medicine Hypotheses* 2010, n.º 74, pp. 123-126.

5. Gao, Z. *et al.* «Butyrate improves insulin sensitivity and increases energy expenditure in mice». *Diabetes* 2009, n.º 58, pp. 1509-1517.

6. Blouin, J. M. *et al.* «Butyrate elicits a metabolic switch in human colon cancer cells by targeting the pyruvate dehydrogenase complex». *International Journal of Cancer* 2011, n.º 128, pp. 2591-2601.

7. Harig, J. M. *et al.* «Treatment of diversion colitis with short-chain-fatty acid irrigation». *The New England Journal of Medicine* 1989, n.º 320, pp. 23-28.

8. Di Sabatino, A. *et al.* «Oral butyrate for mildly to moderately active Crohn's disease». *Alimentary Pharmacology and Therapeutics* 2005, n.º 22, pp. 789-794.

9. Binder, H. J. «Role of colonic short-chain fatty acid transport in diarrhea». *Annual Review of Physiology* 2010, n.º 72, pp. 297-313.

10. Jorgensen, J. R. *et al.* «In vivo absorption of medium-chain fatty acids by the rat colon exceeds that of short-chain fatty acids». *Gastroenterology* 2001, n.º 120, pp. 1152-1161.

11. Kono, H. *et al.* «Dietary medium-chain triglycerides prevent chemically induced experimental colitis in rats». *Translational Research* 2010, n.º 155, pp. 131-141.

12. Kono, H. *et al.* «Enteral diets enriched with medium-chain triglycerides and N-3 fatty acids prevent chemically induced experimental colitis in rats». *Translational Research* 2010, n.º 156, pp. 282-291.

13. Mane, J. *et al.* «Partial replacement of dietary (n-6) fatty acids with medium-chain triglycerides decreases the incidence of spontaneous colitis in interleukin-10-deficient mice». *Journal of Nutrition* 2009, n.º 139, pp. 603-610.

14. Borrelli, O. *et al.* «Polymeric diet alone versus corticosteroids in the treatment of active pediatric Crohn's disease: a randomized controlled open-label trial». *Clinical Gastroenterology and Hepatology* 2006, n.º 4, pp. 744-753.

15. Khoshoo, V. *et al.* «Effect of low- and high-fat, peptide-based diets on body composition and disease activity in adolescents with active Crohn's disease». *JPEN (Journal of Parenteral and Enteral Nutrition)* 1996, n.º 20, pp. 401-405.

16. Tao, R. C. *et al.* «Glycerol: Its metabolism and use as an intravenous energy source». *Journal of Parenteral and Enteral Nutrition* 1983, n.º 7, pp. 479-488.

17. Snell, T. W. y Johnston, R. K. «Glycerol extends lifespan of Brachionus manjavacas (Rotifera) and protects against stressors». *Experimental Gerontology* 201, n.º 57, pp. 47-56.

18. Tjonneland, A. *et al.* «Linoleic acid, a dietary n-6 polyunsaturated fatty acid, and the aetiology of ulcerative colitis: a nested case-control study within a European prospective cohort study». *Gut* 2009, n.º 58 (12), pp. 1606-1611.

19. Koropatkin, N. M. *et al.* «How glycan metabolism shapes the human gut microbiota». *Nature Reviews Microbiology* 2012, n.º 10, pp. 323-335.

20. Fuhrer, A et al. «Milk sialyllactose influences colitis in mice through selective intestinal bacterial colonization». Journal of Experimental Medicine 2010, n.º 207, pp. 2843-2854.

21. German, J. B. et al. «Human milk oligosaccharides: evolution, structures and bioselectivity as substrates for intestinal bacteria». Nestlé Nutrition Workshop Series: Pediatric Program. 2008, n.º 62, pp. 205-218.

22. De Filippo, C. et al. «Impact of diet in shaping gut microbiota revealed by a comparative study in children from Europe and rural Africa». Proceedings of the National Academy of Sciences USA. 2010, n.º 107, pp. 14691-14696.

23. Yatsunenko, T. et al. «Human gut microbiome viewed across age and geography». Nature 2012, n.º 486, pp. 222-227.

24. Ley, R. E. et al. «Microbial ecology: human gut microbes associated with obesity». Nature 2006, n.º 444, pp. 1022-1023.

25. Turnbaugh, P. J. et al. «The effect of diet on the human gut microbiome: a metagenomic analysis in humanized gnotobiotic mice». Science Translational Medicine 2009, n.º 1 (6): 6ra14.

26. Wu, G. D. et al. «Linking long-term dietary patterns with gut microbial enterotypes». Science 2011, n.º 334, pp. 105-108.

27. Abou-Donia, M. B. et al. «Splenda alters gut microbiota and increases intestinal p-glycoprotein and cytochrome p-450 in male rats». Journal of Toxicology and Environmental Health, Part A 2008, n.º 71, pp. 1415-1429.

28. Suez, J et al. «Artificial sweeteners induce glucose intolerance by altering the gut microbiota». Nature 2014, n.º 514, pp. 181-186.

29. Fife, B. El engaño de los edulcorantes con estevia y otros edulcorantes bajos en calorías. Editorial Sirio: Málaga, 2017.

30. Heinbecker, P. «Studies on the metabolism of Eskimos». Journal of Biological Chemistry 1928, n.º 80, pp. 461-475.

31. Jungas, R. L. et al. «Quantitative analysis of amino acid oxidation and related gluconeogenesis in humans». Physiological Reviews 1992, n.º 72, pp. 419-448.

32. Stefansson, V. Human Nutrition Historic and Scientific, Monograph III [La nutrición humana histórica y científica. Monografía III]. International Universities Press: Nueva York, 1960.

Capítulo 12

1. Pennington, A. W. «Obesity». Times 1952, n.º 80, pp. 389-398.

2. Kekwick, A. y Pawan, G. L. S. «Calorie intake in relation to body weight changes in the obese». Lancet 1956, n.º 2, p. 155.

3. Kekwick, A. y Pawan, G. L. S. «Metabolic study in human obesity with isocaloric diets high in fat, protein or carbohydrate». *Metabolism* 1957, n.º 6, pp. 447-460.

4. Benoit, F. *et al.* «Changes in body composition during weight reduction in obesity». *Archives of Internal Medicine* 1965, n.º 63, pp. 604-612.

5. Swithers, S. E. y Davidson, T. L. «A role for sweet taste: calorie predictive relations in energy regulation by rats». *Behavioral Neuroscience* 2008, n.º 122, pp. 161-173.

6. Magalle, L. *et al.* «Intense sweetness surpasses cocaine reward». *PLoS One* 2007, n.º 8, p. e698.

7. McMannus, K. *et al.* «A randomized controlled trial of a moderate-fat low-energy diet compared with a low-fat, low-energy diet for weight loss in overweight adults». *International Journal of Obesity and Related Metabolic Disorders* 2001, n.º 25 (10), pp. 1503-1511.

8. St-Onge, M. P. y Jones, P. J. H. «Physiological effects of medium-chain triglycerides: potential agents in the prevention of obesity». *Journal of Nutrition,* 2002 n.º 132 (3), pp. 329-332.

9. Dulloo, A. G. *et al.* «Twenty-four-hour energy expenditure and urinary catecholamines of humans consuming low-to-moderate amounts of medium-chain triglycerides: a dose-response study in a human respiratory chamber». *European Journal of Clinical Nutrition,* 1996, n.º 50 (3), pp. 152-158.

10. Fife, B. *La dieta cetogénica del coco.* Editorial Sirio: Málaga, 2015.

11. Rolls, B. J. et al. «Food intake in dieters and nondieters after a liquid meal containing medium-chain triglycerides». *American Journal of Clinical Nutrition,* 1988, n.º 48 (1), p. 66.

12. Van Wymelbeke, V. *et al.* «Influence of medium-chain and long- chain triacylglycerols on the control of food intake in men». *American Journal of Clinical Nutrition,* 1998, n.º 68, pp. 226-234.

13. St-Onge, M. P. y Jones, P. J. H. «Physiological effects of medium-chain triglycerides: potential agents in the prevention of obesity». *Journal of Nutrition,* 2002, n.º 132 (3), pp. 329-332.

14. Westman, E. C. *et al.* «Low-carbohydrate nutrition and metabolism». *American Journal of Clinical Nutrition* 2007, n.º 86, pp. 276-284.

15. Maki, K. C. *et al.* «Effects of a reduced-glycemic-load diet on body weight, body composition, and cardiovascular disease risk markers in overweight and obese adults». *American Journal of Clinical Nutrition* 2007, n.º 85, pp. 724-734.

16. Boden, G. *et al.* «Effect of a low-carbohydrate diet on appetite, blood glucose levels, and insulin resistance in obese patients with type 2 diabetes». *Annals of Internal Medicine* 2005, n.º 142, pp. 403-411.

17. Nickols-Richardson, S. M. *et al.* «Perceived hunger is lower and weight loss is greater in overweight premenopausal women consuming a low-carbohydrate/high-protein vs high-carbohydrate/low-fat diet». *Journal of the American Dietetic Association* 2005, n.º 105, p. 1433-1437.

18. Velasquez-Mieyer, P. A. *et al.* «Suppression of insulin secretion is associated with weight loss and altered macronutrient intake and preference in a subset of obese adults». *International Journal of Obesity and Related Metabolic Disorders* 2003, n.º 27, pp. 219-226.

Capítulo 13

1. Dell, C. A. *et al.* «Lipid and fatty acid profiles in rats consuming different high-fat ketogenic diets». *Lipids* 2001, n.º 36, pp. 373-374.

2. Reger, M. A. *et al.* «Effects of beta-hydroxybutyrate on cognition in memory-impaired adults». *Neurobiological Aging* 2004, n.º 25, pp. 311-314.

3. Likhodii, S. S. *et al.* «Dietary fat, ketosis, and seizure resistance in rats on the ketogenic diet». *Epilepsia* 2000, n.º 41, pp. 1400-1410.

4. Taboulet, P. et al. «Correlation between urine ketones (acetoacetate) and capillary blood ketones (3-beta-hydroxybutyrate) in hyperglycaemic patients». *Diabetes & Metabolism* 2007, n.º 33, p. 135-139.

5. http://stroke.ahajournals.org/content/early/2017/04/20/STROKEAHA.116.016027.

6. Fowler, S. P. *et al.* «Fueling the obesity epidemic? Artificially sweetened beverage use and long-term weight gain». *Obesity* (Silver Spring, Maryland) 2008, n.º 16, pp. 1894-1900.

7. Forshee, R. A. y Storey, M. L. «Total beverage consumption and beverage choices among children and adolescents». *International Journal of Food Sciences and Nutrition* 2003, n.º 54, pp. 297-307.

8. Fife, B. *El engaño de los edulcorantes con estevia y otros edulcorantes bajos en calorías.* Editorial Sirio: Málaga, 2017.

9. Magalle, L. *et al.* «Intense sweetness surpasses cocaine reward». *PLoS One* 2007, n.º 8e698.

ÍNDICE TEMÁTICO